Sack – Von der Neuropathologie zur Phänomenologie

BEITRÄGE ZUR MEDIZINISCHEN ANTHROPOLOGIE

BAND 4

Im Auftrag der
Viktor von Weizsäcker Gesellschaft
besorgt von

Friedrich Cramer (†)

Dieter Janz, Berlin

Reiner Wiehl, Heidelberg

Martin Sack

Von der Neuropathologie zur Phänomenologie

Alfred Prinz Auersperg und die
Geschichte der Heidelberger Schule

Königshausen & Neumann

Bibliografische Information der Deutschen Bibliothek

Die Deutsche Bibliothek verzeichnet diese Publikation in der Deutschen
Nationalbibliografie; detaillierte bibliografische Daten sind im Internet
über <http://dnb.ddb.de> abrufbar.

© Verlag Königshausen & Neumann GmbH, Würzburg 2005
Gedruckt auf säurefreiem, alterungsbeständigem Papier
Umschlag: Erika Blunert, Thalheim
Redaktion: Rainer-M.E. Jacobi, Bonn
Bindung: Buchbinderei Diehl+Co. GmbH, Wiesbaden
Printed in Germany
ISBN 3-8260-2379-X
www.koenigshausen-neumann.de
www.buchhandel.de

Inhalt

Einleitung: Von der Neuropathologie zur Phänomenologie.................................... 7

ERSTER TEIL
ZUR BIOGRAPHIE ALFRED AUERSPERGS

1   Lebensweg und Person Alfred Auerspergs.................................... 11

1.1 Vorbemerkung zur Quellenlage 11

1.2 Herkunft, Studium und beruflicher Werdegang 12

1.3 Lehrjahre in Wien, Innsbruck, Heidelberg:
     Assistentenzeit und Habilitation 16

1.4 Auersperg im Wien der NS-Zeit (1938–1945) 23

1.5 Auerspergs Verhältnis zum Nationalsozialismus.................................... 32

1.6 Emigration und Wirken in Chile.................................... 37

1.7 Wirken im deutschsprachigen Raum nach 1945.................................... 40

ZWEITER TEIL
DAS WERK ALFRED AUERSPERGS

2   Neurologische und neuropathologische Arbeiten 43

2.1 Einführung: Lokalisationslehre und Reflextheorie 43

2.2 Frühe neuropathologische Arbeiten 46

2.3 Elektrophysiologische Arbeiten.................................... 47

2.4 Weitere Arbeiten zur Neurologie und Neuropathologie 50

3   Arbeiten zur Sinnesphysiologie und Gestaltkreislehre.................................... 56

3.1 Einführung: Sinnesphysiologie und Gestaltkreislehre.................................... 56

3.2 Heidelberger Arbeiten: „Koinzidentialparallelismus" 61

3.3 „Landschaft und Gegenstand" (Wien bis 1945) 74

4	Arbeiten zur Physiologie der Motorik	78
4.1	Einführung: Physiologie der Motorik und Körperschema	78
4.2	Unveröffentlichte Experimentaluntersuchungen zur Motorik	82
4.3	Auerspergs Arbeiten zur Motorik und zum Schema	84
5	Phänomenologische Biologie	92
5.1	Einführung: Phänomenologische Biologie	92
5.2	Arbeiten zur „Koinzidentialkorrespondenz"	95
5.3	Auseinandersetzung mit der Kybernetik	106
5.4	Biologie und Kosmogenese (Teilhard de Chardin)	111
5.5	Die Monographie „Poesie und Forschung"	116
6	Arbeiten zum Schmerz	125
6.1	Einführung: Schmerztheorien	125
6.2	Auerspergs Arbeiten zur Schmerzthematik	126
6.3	Die Monographie: „Schmerz und Schmerzhaftigkeit"	134
7	Arbeiten zur Psychiatrie	140
7.1	Einführung: Transkulturelle Psychiatrie und anthropologische Psychiatrie	140
7.2	Auerspergs Arbeiten zur vergleichenden Psychiatrie	141
7.3	Arbeiten zur anthropologischen Psychiatrie	147
8	Zusammenfassung	155
Danksagungen		161
Archivalien		163
Werkverzeichnis Alfred Auersperg		165
Zitierte Arbeiten Viktor von Weizsäckers		171
Literaturverzeichnis		175
Personenverzeichnis		187

Einleitung

Von der Neuropathologie zur Phänomenologie

„Es folgt eben gar nicht, daß der Jäger, der das Wild erlegt, auch zugleich
der Koch sein müsse, der es zubereitet (...)"
Goethe: Sprüche in Prosa

Der Forscher Alfred Auersperg wurde von Viktor von Weizsäcker in seiner Autobiographie „Natur und Geist" als ein ausgeprägter Jäger charakterisiert, der
sich mit Leichtigkeit dem Spiel mit dem wissenschaftlichen Gegenstand hinge-
geben habe[1]. Die Vielseitigkeit des Werkes Auerspergs springt schon beim Studieren der Liste seiner Publikationen ins Auge. Zeitzeugen, die Auersperg per-
sönlich gekannt haben berichten, daß er durch ein besonders vielseitiges
Interesse und durch einen beweglichen, fast rastlos auf der Suche befindlichen,
wachen Geist beeindruckt habe. Der Heidelberger Internist Herbert Plügge beschrieb in seinem Nachruf auf Auersperg mit dem französischen Begriff „desinvolture" eine besondere Unbefangenheit und Unbekümmertheit Auerspergs im
Umgang mit der Wissenschaft als charakterisierend für seine Person.

Das vielseitige und facettenreiche Werk Auerspergs umfaßt immerhin 83 in
Fachzeitschriften und Sammelbänden erschienene Aufsätze und 2 Monogra-
phien. Seine Publikationen sind durchweg originell und reich an eigenständigen
Gedanken und Ideen. Auerspergs Arbeiten lassen sich den Disziplinen der Neu-
rologie und Neuropathologie, der Sinnesphysiologie und Psychophysiologie der
Motorik, der Schmerzforschung, der transkulturellen und der anthropologischen
Psychiatrie und schließlich der Erkenntnis- und Wissenschaftstheorie zuordnen.
Daneben beschäftigte sich Alfred Auersperg besonders mit der Frage der zeitli-
chen Strukturierung biologischer Vorgänge und mit der Phänomenologie des
Wahrnehmungs- und Bewegungsaktes. Besonders in seinen späten Arbeiten
wendete sich Alfred Auersperg auch allgemeinen wissenschaftsphilosophischen
und erkenntnistheoretischen Fragen zu. Er fühlte sich geistig verwandt mit der
Gestaltkreislehre Viktor von Weizsäckers, mit Goethes naturwissenschaftlichen
Untersuchungen und mit Gedanken des Evolutionsbiologen und Jesuitenpaters
Teilhard de Chardin.

Obwohl Auersperg eine bedeutende Rolle in der Entwicklung der Gestaltkreistheorie zukommt und seinem Ideenreichtum wichtige Ansätze zur Weiter-

---

[1] Vgl. Weizsäcker (1954, 88).

entwicklung der Heidelberger Schule der anthropologischen Medizin zu verdanken sind, blieb seinem Werk eine breite Wirkung versagt. Seine Arbeiten fanden vorwiegend Resonanz bei ihm befreundeten Forschern und bei seinen Schülern.

Sein Schülerkreis in Chile war es auch, der in den Jahren 1983 und 1986 verschiedene Symposien ausrichtete, die den Namen Auerspergs trugen und seinem Werk gewidmet waren. 1989 wurde auf Initiative von Therese zu Oettingen-Spielberg ein Symposium unter namhafter Beteiligung von der Heidelberger Schule nahestehenden Forschern veranstaltet, mit dem Ziel Auerspergs Werk für eine eventuelle Werkausgabe zu sichten und hinsichtlich seiner Aktualität zu befragen. Ein Tagungsband der die Beiträge zu dem Oettinger Symposium zusammenfaßt, ist erschienen.

Das vorliegende Buch setzt sich zum Ziel, das vielseitige Werk Auerspergs vor seinem zeitgeschichtlichen Hintergrund und vor dem Hintergrund der Biographie Auerspergs zu sichten und vorzustellen. Dies geschieht mit dem Wunsch, die Grundlage für eine weitere fruchtbare Auseinandersetzung mit der Gedankenwelt Alfred Auerspergs zu schaffen.

In einem ersten Abschnitt wird der berufliche Werdegang und die Biographie Auerspergs, hauptsächlich anhand von zugänglichen Archivmaterialien, nachgezeichnet und vorgestellt. Dabei wurde auch auf Auerspergs Verhältnis zum Nationalsozialismus und auf die besondere zeitgeschichtliche Situation im Wien der Vorkriegszeit eingegangen.

Der zweite Abschnitt ist dem Werk Auerspergs gewidmet. Besonderer Wert wird hierbei auf ein ausführliches Referat der bisweilen schwer zugänglichen Arbeiten Auerspergs gelegt. Die Arbeiten Auerspergs werden hierzu nach thematischen Gesichtspunkten zusammengefaßt und innerhalb der einzelnen Kapitel chronologisch vorgestellt. Jedem Kapitel ist eine kurze medizingeschichtliche Einführung zu dem jeweiligen übergreifenden Thema vorangestellt. Dies geschieht mit der Absicht eine Orientierung über den zeit- und ideengeschichtlichen Hintergrund zu erleichtern, vor dem Auerspergs Arbeiten gelesen werden sollten.

Das vorliegende Buch versteht sich als ein Beitrag zur Geschichte der Heidelberger Schule der anthropologischen Medizin. Alfred Auersperg hat ganz entscheidend an der Entwicklung der von dem Heidelberger Internisten und Neurologen Viktor von Weizsäcker begründeten Gestaltkreisforschung teilgehabt. Der Entwicklungsweg Auerspergs von der Neuropathologie bis zur phänomenologischen Biologie läßt sich aus der fortwährenden Auseinandersetzung mit einer den Menschen auf meß- und zählbare Variablen reduzierenden Wissenschaft verstehen. Hier ist es das ganz besondere Verdienst der Heidelberger Schule, daß über die Kritik an der einseitigen naturwissenschaftlichen Betrachtung der biologischen Funktion hinaus in kreativer Weise neue Forschungsmethoden entwickelt und angewandt wurden. Alfred Auerspergs wissenschaftliche Arbeiten stehen im Kontext einer hauptsächlich in der Medizin beheimateten wissenschaftlichen Bewegung, die als aufgeklärte Wissenschaft die Subjektivität des forschenden Beobachters und die Eigenständigkeit des biologischen Untersuchungsgegenstandes zu bewahren suchte.

Erster Teil

Zur Biographie Alfred Auerspergs

1 Lebensweg und Person Alfred Auerspergs

Wir haben, der wissenschaftsgeschichtlichen Methodik dieses Buches entsprechend, den Werdegang Auerspergs hauptsächlich unter Verwendung des zugänglichen Archivmaterials nachgezeichnet, welches allerdings nur für die Zeit vor 1945 reichhaltig vorliegt. Ein differenzierteres Bild der Persönlichkeit Auerspergs erschließt sich freilich nur aus der Zusammenschau mit seinem Werk, auf das im zweiten Teil der Arbeit ausführlich eingegangen wird.

Eine lückenlose Darstellung des Lebensweges Alfred Auerspergs, alleine unter Benutzung archivalischer Quellen, stellt sich als außerordentlich schwierig dar. So sind etwa die genauen Umstände seiner Emigration nach Südamerika im Jahr 1946 nicht dokumentiert. In diesen Fällen mußte auf Berichte seiner Schüler und auf die Erinnerungen seines Sohnes Johannes Auersperg zurückgegriffen werden. Auch in persönlichen Gesprächen mit Zeitgenossen Auerspergs, mit denen er in den 50er Jahren engeren Kontakt hatte und befreundet war (Aloys Goergen und Paul Christian), ließen sich nicht alle Lücken der Biographie schließen.

1.1 Vorbemerkung zur Quellenlage

Nach Einschätzung seines chilenischen Schülers Otto Dörr-Zegers gebührt Alfred Auersperg ein „herausragender Platz in der Geschichte der Biologie und Psychiatrie unseres Jahrhunderts"[2]. Dennoch gibt es nur wenige Autoren, die sich näher mit dem Werk Auerspergs auseinandergesetzt haben, die ihn kennen und zitieren und die versuchen, seine Gedanken in den Zusammenhang der aktuellen neurophysiologischen Forschung zu stellen. Eine Ausnahme hierzu bieten die kürzlich veröffentlichen Beiträge des 1987 auf Initiative Therese von Oettingen-Spielbergs veranstalteten Symposiums zu Auerspergs Werk[3]. Die Beiträge dieses Tagungsbandes geben Auskunft über die potentielle Aktualität seines Werkes und über Bezüge zu aktuellen Forschungsfragen.

---

[2] Dörr-Zegers (1970, 30).
[3] Oettingen-Spielberg und Lang (1994).

Umfangreiches archivalisches Material zu Auerspergs beruflichem Werdegang findet sich in seiner im Universitätsarchiv Wien aufbewahrten Personalakte. Daneben werden auch einige Dokumente über ihn im Archiv der Universität Heidelberg aufbewahrt. Besonders wertvoll für die vorliegende Arbeit waren mehrere von Auersperg selbst verfaßte Lebensläufe aus den Jahren 1935, 1944 und 1961, die in den Wiener und Heidelberger Archiven vorhanden sind. Zu einigen Aspekten der Vita Auerspergs aus den Jahren 1938–1945 fand sich Material im Archiv zur Geschichte der Max-Planck-Gesellschaft und im Berlin Document Center. Leider existiert kaum noch archivalisches Material über mehrere Forschungsvorhaben, die von der Deutschen Forschungsgemeinschaft gefördert wurden, in den vom Bundesarchiv Koblenz verwahrten Beständen der DFG[4]. Auf Recherchen im Archiv der Universitätsnervenklinik Conception in Chile wurde verzichtet.

Zu den wenigen veröffentlichten Quellen, die biographisches Material über Alfred Auersperg enthalten, gehören die Nachrufe auf ihn von dem Heidelberger Internisten Herbert Plügge und von Otto Dörr-Zegers. Ein im Jahr 1983 veröffentlichtes 35-seitiges Büchlein über Leben und Werk Alfred Prinz Auerspergs seiner chilenischen Schülerin Ana Cid-Araneda ist besonders über Auerspergs Wirken in Chile eine wichtige Auskunftsquelle. Weitere Erinnerungen an Auersperg finden sich in zwei 1985 veröffentlichten wortgleichen Arbeiten des Heidelberger Psychiaters Hubertus Tellenbach über die „psychophysischen", bzw. „phänomenologisch-biologischen" Konzeptionen Alfred Auerspergs. Eine besonders wichtige, allerdings nicht veröffentlichte Informationsquelle für diese Arbeit war ein 1990 von Alfred Auerspergs jüngstem Sohn, dem in London lebenden Kunsthistoriker Johannes Auersperg, verfaßtes Manuskript mit dem Titel „Erinnerungen an meinen Vater".

1.2 Herkunft und Studium

Alfred Johann Maria Anton Rupert Prinz Auersperg wurde am 26.9.1899 im Schloss von Weithwörth bei Salzburg als jüngstes von insgesamt 6 Geschwistern[5] geboren und zwei Tage später katholisch getauft. Seine Eltern waren der Großgrundbesitzer Dr. jur. Eduard Prinz Auersperg und seine Gattin Maria Theresia Prinzessin Auersperg, geborene Prinzessin Schönburg-Hartenstein. Alfred Auersperg ist ein Nachkomme einer einflußreichen Krainer Adelsfamilie, die eine ganze Reihe Militärbeamter und kaiserlich-königlicher Minister hervorgebracht

---

[4]   Schriftl. Mitteilung an den Verfasser durch die Deutsche Forschungsgemeinschaft vom 8. März 1993 und durch das Bundesarchiv Koblenz vom 6. April 1993.
[5]   Vgl. Cid Araneda (1983, 3).

hatte[6]. Der Großvater väterlicherseits Fürst Vinzenz Auersperg, verheiratet mit einer Gräfin Wilhelmine von Colloredo-Mannsfeld, war Großgrundbesitzer und Mitglied des Herrenhauses, des Adelsparlamentes der k.u.k. Monarchie. Der Großvater mütterlicherseits Josef Alexander Fürst Schönburg-Hartenstein diente als Gesandter und Minister der k.u.k. Monarchie und war mit einer Fürstin Caroline von Liechtenstein verheiratet. Die Urgroßväter beider Linien dienten als Majoren oder Generale der k.u.k. Armee[7]. Ein berühmter Sproß der Familie Auersperg ist der unter dem Pseudonym Anastasius Grün (1806–1887) bekannte österreichische Dichter. Ein Auerspergpalais in Wien, eine Auerspergstraße in Wien und in Salzburg erinnern noch an den Einfluß und an die Tradition der Familie, aus der Alfred Auersperg stammt.

Alfred Auersperg erlebte in seiner Kinder- und Jugendzeit die letzte glanzvolle Epoche des österreichisch-ungarischen Kaiserreiches. Wie sein Sohn Johannes berichtet, erzählte er oft und gerne von der von ihm als glücklich erlebten Zeit vor dem ersten Weltkrieg. Auerspergs Verwandtschaft besuchte sich abwechselnd auf den verschiedenen Besitzungen in Österreich und in Böhmen. Dort verbrachten die Kinder auch die Sommermonate. Zu dieser Zeit war Alfred Auersperg ein begeisterter Jäger:

> „Aus seinen Erzählungen wurde uns deutlich, daß die Jagd in seiner Kindheit und frühen Jugend eine große Rolle gespielt hat. Jagd darf man hier nicht im Sinnes eines bloßen Zeitvertreibs oder gar eines Anhäufens von Trophäen mißverstehen; Jagd bot ihm die Möglichkeit, pirschend und beobachtend, stets von seinem heißgeliebten und ebenso passionierten Jagd-Kumpan Moustache – einem Dackel – begleitet, das Einssein mit der Natur im Wandel der Jahreszeiten zu erleben. Diverse Jagdgeschichten meines Vaters sind mir präsent und bezeichnenderweise drehen sie sich immer nur um Erlebnisse während der Pirsch und nicht um das etwaige Erlegen des angepirschten Wildes." Johannes Auersperg (1990, 2)

Von 1910–1917 besuchte Alfred Auersperg zusammen mit seinem Bruder Alois das humanistische Fürsterzbischöfliche Gymnasium „Borromeum" in Salzburg[8]. Er schloß 1917 mit „Kriegsabitur" ab[9]. Im Frühjahr 1917 rückte Auersperg noch nicht 18-jährig zur Feldartillerie ein. Von Mai 1917 bis November 1918 stand er mit seinem Regiment an der Südtiroler Front. Alfred Auersperg war als Aufklärer und Beobachter in den Infanterie-Linien eingesetzt, in den letzten Kriegsmonaten auch als Unteroffizier[10].

---

[6] Zur Genealogie der Familie Auersperg vgl. Lanjus (1931, 87ff.) und Stock et al. (1987, 92f.).

[7] Vgl. BDC-Akt Auersperg: Geburts- und Taufschein, Eheschein.

[8] Vgl. Cid Araneda (1983, 6).

[9] Vgl. UA Wien, Med. Dekanat, Zl. 308 aus 1935/36: Lebenslauf Auerspergs vom 7. Nov. 1935.

[10] Vgl. BDC-Akt Auersperg: Lebenslauf.

Nach Kriegsende kehrte er nach Weitwörth zurück, wo sich die Verhältnisse radikal geändert hatten: Die Monarchie war gestürzt, das österreichische Imperium war zerschlagen und das Geld ohne Wert. Zudem war der Familienbesitz in Böhmen verloren gegangen. Diese Ereignisse empfand er als einen schweren Schicksalsschlag[11]. Johannes Auersperg berichtet, daß sein Vater nach dem Krieg „hilflos in einer zerfallenen Welt" stand[12]. Die auf das Kriegsende und den Zusammenbruch der österreichisch-ungarischen Monarchie folgende Zeit verbrachte Auersperg in Innsbruck und in Wien um, wie er mehrfach in Lebensläufen schreibt, „ohne festes Programm"[13] juristische und philosophische Vorlesungen zu hören. Sein Vater fand das Philosophiestudium als „unter den gegebenen Umständen unpassend"[14]. Um seinen Lebensunterhalt zu verdienen, begann er auf Drängen seines Vaters eine Banklehre in einem der Familie nahestehenden Unternehmen. Er hatte aber kein Talent für das Bankfach und gab die für ihn wenig befriedigende Beschäftigung in der Bank wieder auf[15].

Auerspergs chilenischer Schüler Otto Dörr-Zegers schreibt in einem spanischsprachigen Nachruf[16], daß Alfred Auersperg von seiner Familie, der Familientradition entsprechend, für eine Karriere im Militär oder in der Politik vorgesehen war. Seine philosophischen Studien in der Zeit des Studiums „ohne festes Programm" seien Ausdruck einer beginnenden Rebellion gegen seine Familientradition gewesen und hätten ihn, begünstigt durch die Auseinandersetzung mit der damals in Österreich vertretenen neupositivistischen Philosophie, in eine Werte- und Glaubenskrise geführt. Dörr-Zegers schreibt:

> „So war es wie ein Beginn einer Rebellion gegen die Familientradition, daß er, der für eine Karriere beim Militär oder in der Politik vorgesehen war, sich in der Universität einschrieb um Philosophie zu studieren. Die Kälte des Neukantianischen Rationalismus enttäuschte und desillusionierte ihn während der drei Jahre des Philosophiestudiums. In dieser Zeit machte Auersperg auch Abstecher in die Jurisprudenz. Er gab das Studium in einer tiefen Glaubens- und Wertekrise auf, die in Koinzidenz stand mit der schwierigen Situation, in der sich Europa nach Beendigung des ersten Weltkrieges befand." Dörr-Zegers (1970, 30) [Übersetzung M.S.]

Otto Dörr-Zegers berichtet weiter, daß Alfred Auersperg in dieser Zeit zufällig auf Goethes Farbenlehre gestoßen sei und daß er in dieser Lektüre und in der von Goethe beschriebenen naturwissenschaftlichen Methode Halt und Orientierung gefunden habe, die ihm half, seine Krise zu überwinden. Es ist in Auerspergs Werken erkennbar, daß die Goethesche Naturwissenschaft für ihn stets

---

[11] Vgl. Cid Araneda (1983, 6).

[12] Johannes Auersperg (1990, 2).

[13] Vgl. z.B. UA Wien, Med. Dekanat, Zl. 308 aus 1935/36: Lebenslauf Auerspergs vom 7. Nov. 1935.

[14] Johannes Auersperg (1990, 3).

[15] Vgl. Cid Araneda (1983, 6).

[16] Vgl. Dörr-Zegers (1970, 31).

ein methodisches Ideal war. In seinen späten Veröffentlichungen setzte sich Auersperg auch explizit mit dem Naturwissenschaftler Goethe auseinander[17].

Alfred Auerspergs erste Ehe wurde am 17.10.1923 in Wien geschlossen, mit der um fast 10 Jahre älteren Martha Maria Hedwig Gräfin Spiegelfeld, geschiedene von Thurn und Taxis[18]. Aus dieser Verbindung stammen keine Kinder.

Nach fünf Jahren wenig zielgerichteter philosophischer und juristischer Studien entschloß sich Alfred Auersperg 1924 dazu, Medizin zu studieren. Er immatrikulierte sich an der Universität Wien. Schon bald interessierte sich Alfred Auersperg besonders für Neurologie und Neuropathologie. Bereits im Studienjahr 1926 erstellte er am neurologischen Institut der Universität eine erste neuropathologische Arbeit über „Das Verhalten der Kerne am Boden des 3. Ventrikels bei Hydrozephalus". Sie wurde ein Jahr später in der von Otto Marburg herausgegebenen Reihe „Arbeiten aus dem neurologischen Institut der Universität Wien" gedruckt und ist Auerspergs erste Veröffentlichung.

Das neurologische Institut der Wiener Universität war von Heinrich Obersteiner (1847–1922) im Jahre 1878 zunächst aus eigenen Mitteln gegründet worden[19]. Obersteiner, der sich in Anatomie und Physiologie des Zentralnervensystems habilitiert hatte, gilt als Lehrmeister der theoretischen Neurologie. Sein Institut wurde Vorbild für eine Vielzahl neu gegründeter Hirnforschungsinstitute in aller Welt[20]. Viele später berühmte Neurologen stammen aus seiner Schülerschaft. Obersteiners Schüler und Nachfolger Otto Marburg (1874–1948) leitete das nach Obersteiner benannte Institut von 1919 bis zum politischen Umsturz 1938. Marburgs wissenschaftliches Interesse galt ebenfalls besonders der Gehirnmorphologie[21].

Im letzten Studienjahr war Auersperg unter Marburgs Anleitung als Demonstrator am neurologischen Institut beschäftigt. Otto Marburg erwähnt 1927 in einem Antrag auf die Bestellung Auerspergs als Demonstrator, daß dieser „die Absicht hat, sich ganz der theoretischen Neurologie zu widmen"[22]. Am neurologischen Institut entstand auch die zweite wissenschaftliche Arbeit des Medizinstudenten Auerspergs über „Beobachtungen am menschlichen Plexus choroideus der Seitenventrikel". Diese Arbeit wurde 1929 publiziert.

---

[17] Besonders in Auersperg (1965) u. (1968). Näheres dazu im Kapitel 5 dieses Buches.
[18] Vgl. BDC-Akt Auersperg: Eheschein. Die Heirat wurde erst am 2.7.1927 kirchlich anerkannt („konralidiert"), woraus sich unterschiedliche Angaben zum Heiratsdatum ergeben.
[19] Vgl. Lesky (1965, 386ff.) und Schönbauer (1947, 374).
[20] Vgl. Lesky (1965, 387), Hoff und Seitelberger (1955, 155).
[21] Zur Biographie Otto Marburgs siehe Kauders (1948).
[22] UA Wien, Med. Dekanat, Zl. 191 aus 1927/28. Schreiben von Otto Marburg an das Med. Dekanat vom 22. November 1927.

1.3 Lehrjahre in Wien, Innsbruck, Heidelberg:
Assistentenzeit und Habilitation

Alfred Auersperg schloß das Studium der Medizin im Mai 1929 mit der Promotion ab. Seine erste Stelle fand er als Hospitant und Hilfsarzt an der an von Franz Chvostek jun. (1864–1944) geleiteten III. Wiener medizinischen Klinik unter dem Privatdozenten Erwin Risak[23]. Chvostek war, wie sein bekannterer Vater Franz Chvostek sen. (1835–1884)[24], innerhalb der Inneren Medizin an neurologischen Fragestellungen interessiert[25]. Auersperg verfaßte während seiner Zeit an der Chvostekschen Abteilung gemeinsam mit Erwin Risak eine klinisch-neuropathologische Arbeit über die differentialdiagnostische Bedeutung der Gelbfärbung des Liquors[26].

Bereits im Herbst des gleichen Jahres wechselte Alfred Auersperg, wie er in einem Lebenslauf schreibt, zum Zwecke der „neurologischen und psychotherapeutischen Ausbildung"[27], an die Nervenheilanstalt Maria-Theresienschlössl. In der auch unter dem Namen Nervenheilanstalt Döbling bekannten Klinik praktizierte Auersperg als Anstaltsarzt bis zum April 1931. Kurz vor Auerspergs Eintritt in die Klinik war der Ärztliche Direktor des Maria-Theresienschlössls, der Obersteiner Schüler Emil Redlich (1866–1930) verstorben[28]. Nachfolger Redlichs als Vorstand der Nervenheilanstalt Maria-Theresien-Schlössl wurde der Wagner-Jauregg Schüler Josef Gerstmann (1887–1969), der die Klinik bis zu seiner Emigration 1938 leitete[29].

Im Mai 1931 ging Auersperg auf eine unbesoldete Assistentenstelle an die von Otto Pötzl (1877–1962) geleitete neurologisch-psychiatrische Universitätsklinik [30]. Otto Pötzl war Schüler des Wiener Psychiaters Wagner-Jauregg (1857–1940), der unter anderem durch die Einführung der Malariatherapie der progressiven Paralyse bekannt wurde, wofür er 1927 den Nobelpreis zugesprochen bekam. Auf ausdrücklichen Wunsch von Wagner-Jauregg wurde Otto Pötzl 1928 sein Nachfolger als Direktor der Wiener Psychiatrisch-Neurologischen Univer-

---

[23] Erwin Risak trat 1938 als ein entschiedener Nationalsozialist hervor. Vgl. Hubenstorf (1989, 264).

[24] Das bekannte Chvostek'sche Zeichen bei Tetanie wurde von Franz Chvostek senior beschrieben. Dieser gilt als einer der Begründer der klinischen Neurologie, wie sie sich aus der Inneren Medizin entwickelt hat. Vgl. Lesky (1965, 394).

[25] Vgl. Lesky (1965, 328).

[26] Vgl. Risak und Auersperg (1930).

[27] UA Wien, Med. Dekanat, Zl. 43 aus 1943/44: Lebenslauf Auerspergs.

[28] Vgl. Pointer (1972, 83).

[29] Vgl. Ehlert (1972, 48).

[30] Eine besoldete Assistentenstelle an der Neurologisch-psychiatrischen Universitätsklinik erhielt er erst im März 1936. Vgl. UA Wien, Med. Dekanat, Zl. 308 aus 1935/36. Habilitationsgutachten Otto Pötzls für Alfred Auersperg, Blatt 1.

sitätsklinik[31]. Pötzl stand in der Tradition der Wiener neuropathologischen Schule, wie sie durch Theodor Meynert (1833–1892) begründet und durch Heinrich Obersteiner fortgeführt worden war[32]. Er war entsprechend Vertreter einer hirnmorphologisch orientierten Neurologie und Psychiatrie. Allerdings lehnte er im Gegensatz zu den meisten Forschern seiner Zeit die Auffassung ab, daß bestimmte psychologische Teilvorgänge in bestimmten Hirnregionen lokalisiert seien. Statt dessen ging er davon aus, daß das Gehirn immer in seiner Ganzheit reagiert. Eine durch einen lokalisierten Defekt hervorgerufene Ausfallserscheinung wurde von Pötzl als eine kompensatorische Leistung des gesamten Gehirns aufgefaßt. Das bedeutet, daß von einem Funktionsausfall nicht ohne weiteres auf die Lokalisation der ausgefallenen Funktion in der betroffenen Hirnstruktur geschlossen werden kann[33]. Pötzls kritische Haltung zur Lokalisationslehre zeigt Gemeinsamkeiten mit der Kritik der lokalistischen Hirnforschung, die mit dem englischen Neurologen Hughlin Jackson einsetzte. Weitere Vertreter dieser Richtung sind beispielsweise Constantin von Monakow, Henry Head und der Berliner Kurt Goldstein[34]. Pötzl beschäftigte sich vorwiegend mit Forschungen in den Gebieten der Aphasie, der Agraphie, mit Problemen der Raum- und Zeitorientierung und besonders mit optisch-agnostischen Störungen[35]. Daneben hat sich Potzl, im Gegensatz zu seinem Lehrer Wagner-Jauregg, der ein entschiedener Gegner der Psychoanalyse war, schon früh für die Psychoanalyse eingesetzt[36]. Pötzl war von 1911 bis 1933 Mitglied der Wiener Psychoanalytischen Vereinigung. Ob sein Ausscheiden politisch motiviert war oder auf Wunsch Wagner-Jaureggs erfolgte, ist unklar[37]. Kennzeichnend für Pötzls wissenschaftliche Auffassung ist ferner sein Interesse an der Wahrnehmungslehre Goethes, an der ihn besonders anzog, daß diese den Wahrnehmungsakt nicht als ein passiv rezeptives, sondern als ein aktives tätiges Geschehen konzipiert. In der Einleitung zu seinem Hauptwerk „Die optisch-agnostischen Störungen" schreibt Otto Pötzl:

> „Schon innerhalb jeder einzelnen Wahrnehmung ist so viel von früherem Betrachteten, Sinnen, Verknüpfen enthalten, daß jeder Blick auf die Welt einen gestaltenden Akt in sich schließt."[38]

---

[31] Zur Biographie Pötzls vgl. Harrer und Hoff (1968), eine Bibliographie seiner Veröffentlichungen findet sich bei Pointer (1972, 226–244)).

[32] Vgl. Lesky (1965, 373–389), Schönbauer (1947, 363–367).

[33] Vgl. Harrer und Hoff (1968, 827).

[34] Vgl. Lurja (1992, 20).

[35] Vgl. Harrer und Hoff (1968).

[36] Vgl. Springer (1991, 255f.), Harrer und Hoff (1968, 827).

[37] Vgl. Eissler, K. R.: Freud und Wagner-Jauregg vor der Kommission zur Erhebung militärischer Pflichtverletzungen. Löckner, Wien (1979). Zitiert nach Springer (1991, 256).

[38] Vgl. Pötzl (1928, 2)

In Otto Pötzl fand Alfred Auersperg seinen wichtigsten neurologischen und psychiatrischen Lehrer und Mentor. In Auerspergs Werk lassen sich explizit und implizit viele Hinweise auf Gedanken Pötzls entdecken, besonders auf dessen ‚ganzheitliche‘ neuropathologische Sichtweise. Mit Unterbrechungen hat Alfred Auersperg fast 10 Jahre unter Pötzls Anleitung gearbeitet[39]. Otto Pötzl hat Alfred Auersperg als begabten Schüler geschätzt und gefördert. Er unterstützte ihn schon kurz nach seinem Eintritt in die neurologisch-psychiatrische Universitätsklinik in seinem Bestreben, eine möglichst vielseitige Ausbildung zu erwerben und beurlaubte ihn mehrfach für längere Zeit zur Weiterbildung. Otto Pötzl schreibt in dem Habilitationsgutachten für Auersperg:

> „Während seiner Arbeitszeit auf der psychiatrisch-neurologischen Klinik war Dr. Alfred Prinz Auersperg wiederholt zu seiner weiteren, möglichst allseitigen Ausbildung für die Fächer der Neurologie und Psychiatrie wissenschaftlich beurlaubt: Da Referent ihn für hervorragend begabt hält, hat er das Bestreben Auerspergs, sich namentlich in der Patho-Physiologie und in der experimentellen Pathologie des Nervensystems technisch vollkommen auszubilden, nach Möglichkeit unterstützt.“[40]

So verbrachte Auersperg das erste Halbjahr 1932 zur neurophysiologischen Weiterbildung bei dem Physiologen Ernst Theodor von Brücke (1880–1941) in Innsbruck[41]. Ernst Theodor von Brücke, Enkel des bekannten Wiener Physiologen Ernst Wilhelm von Brücke (1819–1892), war selbst Schüler von Ewald Hering und ein von Albrecht Bethes Lehre der Plastizität des Nervensystems beeinflußter Kritiker der Reflexlehre. Seine Arbeitsgebiete waren die physiologische Optik, die Physiologie der vegetativ innervierten Organe und die Neuro- und Muskelphysiologie[42]. Brücke wurde 1938 wegen der jüdischen Abstammung seiner Mutter seines Lehrstuhles enthoben. Er emigrierte in die USA, wo er bereits 1941 starb[43].

Auersperg hat sich an Brückes Abteilung mit Methoden der elektrophysiologischen Reflexforschung, besonders mit der Chronaximetrie, einer Methode zur Bestimmung von Erregungsschwellen, vertraut gemacht. Er verfertigte zwei elektrophysiologische Arbeiten während seines ersten Studienaufenthaltes an Brückes Labor[44].

Er unterbrach seine Arbeit bei Brücke noch im gleichen Jahr, um bei einem kürzeren Studienaufenthalt in Heidelberg bei Johannes Stein die klinische An-

---

[39] Wenn man die Zeit von 1938–1941 in der Auersperg kommissarisch das neurologische Forschungsinstitut geleitet hat hinzurechnet.

[40] UA Wien, Med. Dekanat, Zl. 308 aus 1935/36. Habilitationsgutachten Otto Pötzls für Alfred Auersperg, Blatt 1.

[41] Vgl. UA Wien, Med. Dekanat, Zl. 308 aus 1935/36: Lebenslauf Auerspergs datiert 7. Nov. 1935.

[42] Vgl. Rothschuh (1953, 193).

[43] Vgl. Hubenstorf (1987, 387).

[44] Vgl. Auersperg (1932b), Auersperg, Brücke und Krannich (1933a).

wendung der Chronaximetrie zu erlernen[45]. Stein war zu dieser Zeit bereits habilitiert und Oberarzt an der von Viktor von Weizsäcker geleiteten Nervenabteilung der Ludolf-Krehl-Klinik. Stein hatte eine gewisse Bekanntheit mit seinen klinisch-elektrophysiologischen Studien erlangt. Gemeinsam mit Weizsäcker hatte er anhand von elektrophysiologischen Untersuchungen der Drucksinnesschwelle nachgewiesen, daß im pathologischen Fall keine einfache Verminderung, sondern daß ein qualitativer Wandel der Sinnesfunktion eintritt[46]. Während der Zeit seines Studienaufenthaltes in Heidelberg verfaßte Auersperg gemeinsam mit Johannes Stein eine elektrophysiologische Arbeit mit dem Titel „Experimenteller Beitrag zur Frage des Reizobjektes der chronaximetrischen Prüfung der Hautsensibilität[47].

Im Jahr 1933 war Auersperg ein zweites Mal zu Gast am Innsbrucker Physiologischen Institut[48]. In dieser Zeit entstand eine weitere elektrophysiologische Arbeit mit dem Titel „Messende Versuche am Schluckreflex und ihre prinzipiellen Voraussetzungen". Diese 1934 veröffentlichte umfangreiche Arbeit wurde später als Habilitationsschrift anerkannt.

Von Herbst 1933 bis November 1935 war Auersperg wissenschaftlicher Assistent an der von Viktor von Weizsäcker geleiteten Neurologischen Abteilung der Medizinischen Klinik in Heidelberg[19]. Auersperg erhielt entscheidende Anregungen für seine weitere wissenschaftliche Arbeit in diesen 2 Jahren seiner Tätigkeit bei Weizsäcker. Deshalb soll kurz auf die Biographie Weizsäckers eingegangen werden[50].

Viktor von Weizsäcker (1886–1957) war bereits als Student Schüler des Freiburger Physiologen Johannes von Kries (1853–1928), der sich besonders für sinnesphysiologische Fragen interessierte[51]. Weizsäcker wechselte später nach Heidelberg, wo er ab 1910 Assistent an der von dem Internisten Ludolf von Krehl (1861–1937) geleiteten Medizinischen Klinik wurde. Er habilitierte sich 1917 für Innere Medizin. Im Jahr 1920 wurde ihm die Leitung der Nervenabteilung der Medizinischen Klinik in Heidelberg übertragen, 1922 wurde er zum außerordentlichen Professor, 1930 zum ordentlichen Professor für Neurologie er-

---

45 Vgl. UA Wien, Med. Dekanat, Zl. 308 aus 1935/36: Lebenslauf Auerspergs datiert 7. Nov. 1935.

46 Vgl. Stein (1923), Weizsäcker und Stein (1927).

47 Auersperg und Stein (1933b).

48 Vgl. UA Wien, Med. Dekanat, Zl. 43 aus 1943/44. Lebenslauf Auerspergs.

49 Vgl. UA Wien, Med. Dekanat, Zl. 308 aus 1935/36. Habilitationsgutachten Otto Pötzls für Alfred Auersperg, Blatt 2. Nach anderer Quelle war er erst ab Anfang 1934 Assistent bei Weizsäcker Vgl.: UA Wien, Med. Dekanat, Zl. 43 aus 1943/44. Lebenslauf Auerspergs.

50 Eine Sammlung von Materialien zu Leben und Werk Weizsäckers gibt Henkelmann (1986), ein biographischer Abriß findet sich bei Sack (1998). Ein umfassender inhaltlicher Überblick über Weizsäckers Werk findet sich bei Rorarius (1991). Über die Entwicklung der „Heidelberger Schule" informiert die Dissertation von Mechthilde Kütemeyer (1973).

51 Vgl. Kries (1923).

nannt. Als Nachfolger des Neurologen Otto Foerster wurde Weizsäcker 1941 nach Breslau berufen. Nach Ende des zweiten Weltkrieges kehrte Weizsäcker nach Heidelberg zurück, wo er zunächst am Physiologischen Institut tätig war, bis er ein speziell für ihn eingerichtetes Ordinariat für Allgemeine klinische Medizin an der Medizinischen Universitätsklinik antreten konnte, die er bis zu seiner Emeritierung 1952 innehatte.

Die umfangreiche Liste der Aufsätze und Monographien des philosophisch gebildeten und interessierten Arztes Viktor von Weizsäcker beginnt mit Arbeiten zur Physiologie des Herzmuskels. Danach wendete er sich Fragen der Reflexphysiologie[52] und der Sinnesphysiologie[53] zu. Unter anderem beschäftigte ihn in gemeinsamen Untersuchungen mit Johannes Stein die Frage nach dem Wandel der pathologisch gestörten Sinnesfunktion[54]. Anhand von Experimenten seines Schülers Paul Vogel zum Drehschwindel[55] erschloß sich ihm das Phänomen der gegenseitigen Verborgenheit und Vertretbarkeit von Wahrnehmen und Bewegen. In der Weiterverfolgung dieser Beobachtung und durch entsprechende Experimentaluntersuchungen kam er ab 1933 dazu, seine Theorie des Gestaltkreises zu entwerfen[56]. Verbunden mit einer Kritik an der psychophysischen Forschung seiner Zeit fand dieses Konzept der „Einheit von Wahrnehmen und Bewegen"[57] seine endgültige Formulierung in dem 1940 in erster Auflage erschienenen Buch „Der Gestaltkreis"[58]. Weizsäcker beschäftigte sich daneben auch mit sozialmedizinischen Fragen und gründete eine arbeitstherapeutische Einrichtung für die berufliche und soziale Rehabilitation neurologisch und neurotisch Kranker. Sein Hauptanliegen aber war es, der Medizin eine neue Grundlage für eine „anthropologischen Medizin" zu geben. Sie sollte die psychotherapeutische und geisteswissenschaftliche Herangehensweise mit der Methode der exakten Naturwissenschaften so verbinden, daß sich eine radikale Wandlung der Medizin ergibt. Weizsäcker wird oft, sein eigentliches viel weiter reichendes Anliegen verkürzend, als ein Begründer der psychosomatischen Medizin bezeichnet.

Alfred Auersperg fand im Gedankenaustausch und in gemeinsamer Arbeit mit Viktor von Weizsäcker zu seinen eigenen, sein gesamtes späteres Werk prägenden wissenschaftlichen Interessen, man könnte sagen, er fand zu seinem persönlichen Stil. Der Heidelberger Internist Herbert Plügge schreibt in einem Nachruf auf Auersperg:

---

52 Vgl. Weizsäcker (1922) u. (1927b).
53 Vgl. Weizsäcker (1919), bes. (1926b).
54 Vgl. Weizsäcker (1923), (1940b), Weizsäcker und Stein (1927).
55 Vgl. Vogel (1933).
56 Vgl. Weizsäcker (1933). Der Begriff Gestaltkreis wird von Weizsäcker erstmals 1927 gebraucht. Vgl. Weizsäcker (1927a, 184).
57 So der Untertitel der Monographie „Der Gestaltkreis".
58 Weizsäcker (1940a).

„Erst in der Klinik und im Laboratorium V. v. Weizsäckers lernte er ein bis dahin völlig neues neurophysiologisches Konzept kennen: den auch im Experiment beweisbaren Funktionswandel der Sinnesorgane, der zu ganz neuartigen Auffassungen der Sinne des Wahrnehmungsaktes und der daraus folgenden Verschmelzungen der Person mit ihrer Umwelt führt, die auch für die Motorik gültig sind. All dies war in der Theorie vom Gestaltkreis V. v. Weizsäckers zusammengefaßt worden. Prinz Auersperg erkannte sofort die Genialität dieses Konzeptes." Plügge (1970a, 1)

In Auerspergs Heidelberger Zeit entstanden neben dem gemeinsam mit Viktor von Weizsäcker verfaßten programmatischen Aufsatz: „Zum Begriffswandel der Biologie"[59], einige seiner bedeutendsten und meist rezipierten Arbeiten, die sich mit sinnesphysiologischen Fragestellungen beschäftigen und zu einer Kritik der naturwissenschaftlichen Grundlagen der Sinnesphysiologie und des Zeitbegriffes führen[60].

Weizsäcker charakterisiert Auersperg als eine „originale Forscherpersönlichkeit"[61] In seiner Autobiographie „Natur und Geist" berichtet er auch über die Einstellung Auerspergs zur naturwissenschaftlichen Forschung. Er schreibt:

„Die Einstellung Auerspergs zeigte damals eine entschiedene und bewußte Entfernung von aller anatomisch-physiologischen Interpretation der Sinnesleistung überhaupt." (...) Wir waren uns damals über die inneren und notwendigen Zusammenhänge der neurologischen, wahrnehmungstheoretischen, logischen und naturphilosophischen Ansätze doch nur insofern im klaren, als eine gemeinsame reformatorische Tendenz, ein Angriff auf die Alleinherrschaft der klassischen, physikalisch-naturwissenschaftlichen Denk- und Forschungsweise in der Biologie uns verband." Weizsäcker (1954, 80)

Viktor von Weizsäcker und Alfred Auersperg haben sich gegenseitig fruchtbar beeinflußt. Ein ganzes Kapitel von Weizsäckers Monographie „Der Gestaltkreis" befaßt sich mit der von Auersperg, im Zusammenhang von Experimenten zum Bewegungssehen, entwickelten Theorie des Koinzidentialparallelismus[62]. Weizsäcker berichtet, daß Alfred Auersperg in den gemeinsamen Heidelberger Jahren entscheidende Ideen zu seiner Konzeption der Gestaltkreistheorie beigetragen hat[63].

Im November 1935 reichte Auersperg, mit dem Vorhaben nach Wien zurückzukehren, das Gesuch um die Erteilung der venia legendi für Neurologie und Psychiatrie ein[64]. Das Habilitationsansuchen wurde von Otto Pötzl befür-

---

[59] Auersperg und Weizsäcker (1935).

[60] Vgl. Auersperg und Sprockhoff (1935), Auersperg und Buhrmester (1936).

[61] Weizsäcker (1954, 75).

[62] Näheres hierzu in Kapitel 3 dieser Arbeit.

[63] Weizsäcker (1940, 4).

[64] Vgl. UA Wien, Med. Dekanat, Zl. 308 aus 1935/36. Schreiben von Alfred Auersperg an das Professoren-Kollegium der Medizinischen Fakultät vom 7. November 1935.

wortet, der auch das Habilitationsgutachten verfaßte. Otto Pötzl beantragte e-benfalls die für die Habilitation Auerspergs notwendige Ausnahmeregelung zur Verkürzung der nachzuweisenden Ausbildungszeit. Eigentlich wäre der Nachweis einer 6 jährigen Tätigkeit als klinischer Assistent erforderlich gewesen[65]. Gleichzeitig sorgte Pötzl dafür, daß für Auersperg eine unbesoldete Assistentenstelle an der psychiatrisch-neurologischen Klinik eingerichtet wurde. Diese wurde ab August 1936 in eine besoldete Assistentenstelle umgewandelt[66]. Pötzl begründete den Antrag auf Einrichtung der Assistentenstelle damit, daß neue therapeutische Maßnahmen an der Klinik zu vermehrter Belastung der Ärzte geführt hätten. Er bezog sich dabei vermutlich auf die, 1934 durch den aus Deutschland emigrierten jüdischen Psychiater Manfred Sakel (1900–1957), in seine Klinik eingeführte Insulinschocktherapie der Psychosen[67] und auf die etwa zur gleichen Zeit eingeführte Cardiazolkrampfbehandlung[68]. An diese beiden Behandlungsmethoden wurden damals sehr hohe Erwartungen geknüpft, da es Berichte über rasche Behandlungserfolge bei Schizophreniekranken gab. Pötzl schreibt in seinem Antrag, er wolle die neuen erfolgversprechenden Maßnahmen in der Hand Auerspergs vereinigt wissen[69].

Es ist unwahrscheinlich, daß Auersperg tatsächlich mit der Durchführung der Insulinschocktherapie, bzw. der Cardiazolkrampfbehandlung in der psychiatrischen Klinik betraut wurde. Dafür finden sich weder im Werk Auerspergs Hinweise, noch gibt es Berichte von anderer Seite über eine besonderes Interesse Auerspergs an den Schockbehandlungen. Zudem war Auerspergs bevorzugtes Arbeitsgebiet die Neurologie, er hatte zu dieser Zeit noch kaum psychiatrische Erfahrungen gesammelt[70]. Auersperg berichtet entsprechend, daß er bereits im Dezember 1935 als Oberarzt mit der Leitung der neurologischen Frauenabteilung beauftragt worden war[71].

Als Habilitationsschrift legte Alfred Auersperg die in Innsbruck an der physiologischen Abteilung Ernst Theodor von Brückes entstandene, bereits 1934 publizierte Arbeit über „Messende Versuche am Schluckreflex und ihre prinzipiellen Voraussetzungen" vor.

---

[65] Vgl. UA Wien, Med. Dekanat, Zl. 308 aus 1935/36. Schreiben von Otto Pötzl an das Dekanat der medizinischen Fakultät vom 3. November 1936.

[66] Vgl. UA Wien, Med. Dekanat Zl. 1521 aus 1935/36. Schreiben des Bundesministeriums für Unterricht an das Dekanat der medizinischen Fakultät vom 31. Juli 1936.

[67] Sakel war von 1934 bis 1936 an der Psychiatrischen Klinik der Universität Wien tätig. Informationen über Sakel und die Einführung der Schockbehandlung finden sich bei Peters (1992).

[68] Die Krampfbehandlung mit Cardiazol wurde 1934 von dem in Budapest tätigen Epilepsieforscher Ladislaus von Meduna entwickelt. Vgl. Peters (1992, 360).

[69] Vgl. UA Wien, Med. Dekanat Zl. 336 aus 1935/36. Schreiben Otto Pötzl an das Professorenkollegium der medizinischen Fakultät vom 12. November 1935.

[70] Vgl. Dörr-Zegers (1994b, 1).

[71] Vgl. UA Wien, Med. Dekanat, Zl. 43 aus 1943/44. Lebenslauf Auerspergs. So auch: UA Heidelberg H-III-507/6. Lebenslauf Auerspergs vom 14. Juni 1961.

Auersperg bot dem Habilitationsgremium folgende drei Themen für den Probevortrag an:

1. Über das Sehen des Bewegten und seine Störungen
2. Moderne Arbeitstherapie bei Psychosen
3. Rückbildung der Funktion nach organischen Hirnstörungen des Menschen.[72]

Der Vorschlag eines psychiatrischen Themas – Auersperg hatte sich zu dieser Zeit noch nicht wissenschaftlich mit der Psychiatrie beschäftigt – dürfte obligat gewesen sein, da er sich um die venia legendi in Neurologie und Psychiatrie bewarb. Die beiden anderen Themen entstammen Interessengebieten, in denen er bereits Erfahrungen in der wissenschaftlichen Arbeit gesammelt hatte.

Das Professorenkollegium der medizinischen Fakultät stimmte in der Sitzung vom 28. April 1937 mit 25 Ja-Stimmen und einer Gegenstimme für die Habilitation Auerspergs[73]. Als Probevortrag wurde schließlich das neurologische Thema ausgewählt. Am 24. April 1937 hielt Auersperg seinen Vortrag über „Rückbildung der Funktion nach organischen Störungen", der unter dem gleichen Titel später veröffentlicht wurde[74]. Alfred Auersperg wurde noch im gleichen Jahr für eine Berufung auf den frei gewordenen Lehrstuhl der psychiatrisch-neurologischen Universitätsklinik in Innsbruck vorgeschlagen. Aus „politischen Gründen", die sich nicht näher bestimmen ließen, wurde jedoch der Wiener Psychiater Hubert Urban vorgezogen, der sich im gleichen Jahr wie Auersperg habilitiert hatte[75].

1.4 Auersperg im Wien der NS-Zeit (1938–1945)

Am 12. März 1938 marschierten deutsche Truppen in Österreich ein. Die bisherige Bundesregierung wurde gestürzt. Der Anschluß Österreichs an das Deutsche Reich wurde mit dem am 13. März in Berlin und Wien gleichzeitig verkündeten „Gesetz über die Wiedervereinigung Österreichs mit dem Deutschen Reich" von den Nationalsozialisten hergestellt und damit der nationalsozialistische Umsturz in Österreich besiegelt. In den folgenden Tagen fanden im Zuge der nationalsozialistischen Gleichschaltung massive Entlassungen vor allem von jüdischen Professoren und Ärzten statt. Von den 197 Hochschullehrern der medizinischen Fakultät, die 1938 eine Lehrtätigkeit verrichteten, wurden im glei-

---

[72] UA Wien, Med. Dekanat, Zl. 308 aus 1935/36. Drei Themen für Probevortrag.
[73] Vgl. UA Wien, Med. Dekanat Zl. 308 aus 1935/36. Schreiben des Dekans der medizinischen Fakultät an das Bundesministerium für Unterricht vom 29. April 1937.
[74] Vgl. Auersperg (1938a).
[75] Vgl. KWG Abt. 1, Rep. 1A, 1583. Schreiben von Oberregierungsrat Huber an Telschow, Generalsekretär der Kaiser-Wilhelm-Gesellschaft vom 11. Juni 1938.

chen Jahr allein 132 wegen „jüdischer" oder „ungeklärter" Abstammung entlassen[76].

Bereits am 28. März 1938 wurde Alfred Auersperg im Zuge des politischen Umsturzes von dem kommissarischen Dekan der medizinischen Fakultät, dem Anatomen Eduard Pernkopf – einer treibenden Figur der nationalsozialistischen Bewegung – als kommissarischer Leiter des neurologischen Institutes der Universität eingesetzt. Der bisherige Vorstand des Institutes Otto Marburg (1874–1948) durfte den erforderlichen Diensteid auf Adolf Hitler wegen seiner jüdischen Abstammung nicht leisten[77]. Marburg emigrierte noch im gleichen Jahr in die USA[78]. Die Einsetzung Auerspergs als kommissarischen Leiter des Institutes wurde am 10. Juni 1938 durch das Ministerium für innere und kulturelle Angelegenheiten bestätigt[79].

Kurze Zeit später, im April 1938 wurde Otto Pötzl auf Antrag des NS-Dozentenbundes seines Amtes enthoben und an dessen Stelle Alfred Auersperg eingesetzt. Pötzl amtierte jedoch bald wieder als Leiter der neurologisch-psychiatrischen Universitätsklinik. Die näheren Umstände der vorübergehenden Einsetzung Auerspergs an die Stelle seines Chefs Otto Pötzl sind bislang unklar[80].

Am 14. April 1938 schlug Alfred Auersperg in Reaktion auf eine Anfrage des Dekanats bezüglich des Ersatzes der aus „rassischen Gründen beurlaubten Assistenten" dem Dekanat der medizinischen Fakultät die Angliederung der neurologischen Abteilung des Allgemeinen Krankenhauses Wien an das von ihm kommissarisch geleitete neurologische Institut vor. Er argumentierte, daß das neurologische Forschungsinstitut, das sich bislang ausschließlich der Neurohistologie und Neuropathologie gewidmet hatte, nach dem Vorbild des Münchner Neurologischen Forschungsinstitutes eine Belebung der Forschungsabsichten durch die aktive Beteiligung an der klinischen Versorgung erfahren würde. Die seit dem Tod des vorherigen Leiters Emil Mattauschek (1870–935)[81] formell Otto Pötzl unterstehende Abteilung bestand aus 27 Männerbetten, 17 Frauenbetten und einer Ambulanz[82]. Der Antrag auf Angliederung der vormals von Mat-

---

[76] Vgl. Hubenstorf (1987, 381).

[77] Vgl. UA Wien, Med. Dekanat, Zl. 1053 aus 1937/38. Schreiben des kommissarischen Dekans Pernkopf an das Österreichische Unterichtsministerium vom 28. März 1938.

[78] Vgl. Kauders (1948, 461).

[79] Vgl. UA Wien, Med. Dekanat, Zl. 1053 aus 1937/38, Schreiben von Dekan Pernkopf an Auersperg vom 17. Juni 1938.

[80] Vgl. Hubenstorf (1989, 250). Erwähnenswert in diesem Zusammenhang ist, daß Otto Pötzl einige Zeit darauf einen Fortbildungsvortrag über „Psychiatrisch-neuropathologische Probleme zur Verhütung erbkranken Nachwuchses" hielt, der im November 1938 in der Wiener klinischen Wochenschrift veröffentlicht wurde. Vgl. Pötzl (1938).

[81] Kurzbiographie und Werkverzeichnis bei Pointer (1972, 216–219).

[82] Vgl. UA Wien, Med. Dekanat, Zl. 1160 aus 1937/38. Schreiben von Auersperg an das Dekanat der Medizinischen Fakultät der Universität Wien vom 14. April 1938.

tausschek geleiteten Abteilung wurde von Otto Pötzl, wie auch vom NS-Dozentenbund befürwortet[83].

Um die Zweckmäßigkeit seines Ersuchens zu unterstreichen, fügte Auersperg seinem Vorschlag zur Angliederung der städtischen neurologischen Abteilung an das Neurologische Forschungsinstitut in einem weiteren Schreiben im Mai 1938, eine detaillierte Darlegung seines Forschungskonzeptes bei[84]. Neben der Fortführung der histopathologischen Forschung, wie es der Tradition des Obersteinerschen Institutes entsprach, wollte Auersperg einen neuen Schwerpunkt mit konkretem Bezug zur neurologischen Klinik einführen: einen „Arbeitssektor für Leistungspathologie" mit dem Ziel eine „den Fragestellungen und praktischen Erfordernissen der Neurologischen Klinik entsprechende Psychophysiologie der Sinne und der Motorik zu entwickeln"[85]. Der Einfluß Viktor von Weizsäckers ist bei der Wahl dieses Forschungsschwerpunktes deutlich zu erkennen. Den praktischen Zweck der neuen Forschungsrichtung sah Auersperg zum einen in einer verfeinerten Analyse und Dokumentation der Leistungsstörung der zu behandelnden Patienten und der damit verbesserten Möglichkeit der Berufsberatung. Zum anderen erhoffte er, daß sich aus der psychophysiologischen Forschung Voraussetzungen für eine wissenschaftlich fundierte Übungstherapie ergeben könnten. Auersperg berief sich in seinem Antrag darauf, daß sich diese Forschungsrichtung in ihren Ansätzen und in ihrer Methodik bereits an der von Viktor von Weizsäcker gegründeten Heidelberger arbeitstherapeutischen Abteilung bewährt habe[86]. An dringenden sachlichen Erfordernissen für die Einrichtung eines Arbeitsbereiches für Psychophysiologie der Sinne und der Motorik bzw. für Leistungspathologie listete Auersperg, neben den Mitteln für Einstellung eines zusätzlichen Assistenten, folgende Sachmittel auf:

> „Der Arbeitssektor für Leistungspathologie an Nervenkranken würde die Anschaffung mehrerer Apparate erfordern, so insbesondere kinomatographische Aufnahms- und Projektions-Apparate und der entsprechenden Beleuchtungsanlage. Ein elektrisch betriebener Drehstuhl, Optokinetische Nystagmustrommel, Fotokymographion, diverse gymnastische Gerätschaften. Die Anschaffung der dringlichst nötigen Apparate wäre mithin auf mindestens RM 10.000 zu veranschlagen."[87]

---

83 Vgl. UA Wien, Med. Dekanat, Zl. 1160 aus 1937/38. Schreiben von Auersperg an das Dekanat der Medizinischen Fakultät der Universität Wien vom 14. April 1938. Handschriftliche Anmerkung des NS-Dozentenführers Arthur Marchet.

84 Vgl. UA Wien, Med. Dekanat, Zl. 1160, aus 1937/38. Schreiben Auerspergs an das Dekanat der Medizinischen Fakultät vom 11. Mai 1938.

85 UA Wien, Med. Dekanat, Zl. 1160 aus 1937/38. Schreiben von Auersperg an das Dekanat der Medizinischen Fakultät vom 11. Mai 1938.

86 Zur Geschichte der „Arbeitstherapeutischen Abteilung" in Heidelberg vgl. Pantel (1991, 473).

87 UA Wien, Med. Dekanat, Zl. 1160 aus 1937/38. Schreiben von Auersperg an das Dekanat der Medizinischen Fakultät vom 11. Mai 1938.

Auerspergs Vorschlag wurde an das Ministerium für soziale Verwaltung weitergeleitet, das sich die Verfügung über die neurologische Filialstation vorbehalten hatte[88]. Im November 1938 wurde vom Dekanat nochmals angefragt, ob die Neurologische Filialabteilung tatsächlich der Universitätsklinik für Neurologie und Psychiatrie angegliedert sei, was von Otto Pötzl bestätigt wurde[89]. Die von Auersperg angestrebte Angliederung an das neurologische Forschungsinstitut wurde aber nicht umgesetzt, vermutlich weil der Dekan der Medizinischen Fakultät, Eduard Pernkopf, inzwischen den Plan verfolgte, das Neurologische Institut an die Kaiser-Wilhelm-Gesellschaft anzubinden[90].

Alfred Auersperg wurde im Juni 1938 auf Veranlassung von Otto Pötzl für die Neubesetzung der, durch die Entlassung Otto Marburgs, frei gewordenen Vorstandsstelle des Wiener Neurologischen Institutes vorgeschlagen. Pötzl ersuchte in einem Brief den damaligen Leiter des Kaiser-Wilhelm-Institutes für Hirnforschung in Berlin-Buch Hugo Spatz um eine gutachterliche Stellungnahme in der Berufungssache[91]. Der damalige Generalsekretär der Kaiser-Wilhelm-Gesellschaft, Ernst Telschow, kündigte am 9. Juni 1938 in einem vertraulichen Bericht über eine Unterredung mit Hugo Spatz an, daß Spatz in seinem Gutachten Auersperg „aus politischen Gründen als nicht geeignet" für die Leitung des Wiener Neurologischen Institutes bezeichnen werde[92]. Anders als von Telschow angekündigt sprach sich Hugo Spatz aber nicht aus politischen, sondern aus fachlichen, in der Sache durchaus nachvollziehbaren Gründen gegen die Einsetzung Auerspergs als Leiter des Instituts aus:

> „Ich muß unumwunden sagen, daß mir Herr Auersperg nicht als geeignet erscheint, die Tradition der Wiener Hirnforschung, wie sie durch Meynert und Obersteiner geschaffen worden ist, fortzuführen. (...) Er sieht bewußt in Theorie und Methode vom Gehirn als Organ ab. (...) Die von Herrn Auersperg vertretene Forschungsrichtung bedarf keines hirnphysiologischen und keines hirnanatomischen Laboratoriums, sie wird mit einem solchen auch nichts anzufangen wissen."[93]

---

88 Vgl. UA Wien, Med. Dekanat, Zl. 1160 aus 1937/38. Schreiben des Direktors des Allgemeinen Krankenhauses Otto Sattke an das Dekanat der Medizinischen Fakultät vom 28. April.

89 Vgl. UA Wien, Med. Dekanat, Zl. 1160 aus 1937/38. Schreiben von Otto Pötzl an das Dekanat der Medizinischen Fakultät vom 1. Dezember 1938.

90 Vgl. KWG, Abt. I. Rep. 1A, 1585. Auszug aus der Niederschrift über die Sitzung des Senats der KWG am 4. April 1939.

91 Vgl. KWG Abt. 1, Rep. 1A, 1583. Schreiben von Dr. Telschow an Oberregierungsrat Huber aus Berlin, Ministerium für Erziehung und Unterricht in Wien vom 9. Juni 1938.

92 Vgl. KWG Abt. 1, Rep. 1A, 1583. Schreiben von Dr. Telschow an Oberregierungsrat Huber aus Berlin, Ministerium für Erziehung und Unterricht in Wien vom 9. Juni 1938.

93 KWG, Abt. 1, Rep. 1A, 1583. Schreiben von Hugo Spatz an Otto Pötzl vom 20. Juni 1938.

Hugo Spatz, der wegen der „wunderbaren Hirnpräparatesammlung des Ober-steinerschen Institutes"[94] und dem damit zusammenhängenden Weltruf des Institutes gerne selbst nach Wien gegangen wäre, was seiner Darstellung nach wegen seines Engagements in Berlin aber nicht möglich war, schlug gegenüber Pötzl anstelle Auersperg den aus Bayern stammenden Neurologen Oskar Gagel vor, damals Abteilungsleiter am neurologischen Forschungsinstitut in Breslau und enger Mitarbeiter des Neurologen Otto Foersters[95]. Hugo Spatz berichtete Telschow am 15. November 1938, daß ihm Pernkopf die Leitung des Neurologischen Institutes angeboten habe[96]. Im Februar 1939 notierte Telschow, daß ihm Spatz über einen zwischenzeitlichen Besuch des Wiener Institutes berichtet hat. Das Institut sei in keinem sehr guten Zustand und habe einen nur kleinen Sachetat. Da eine Instandsetzung erhebliche Aufwendungen erfordert hätte, empfahl Telschow der Kaiser-Wilhelm-Gesellschaft, Abstand von der Angliederung zu nehmen[97].

Im April 1939 wurde Eduard Pernkopf die zuvor in einer Senatssitzung der Kaiser-Wilhelm-Gesellschaft beschlossene Ablehnung der Angliederung mitgeteilt[98]. Nachfolger Otto Marburgs als Leiter des Institutes wurde schließlich im Jahr 1940 der von Hugo Spatz empfohlene Breslauer Neurologe Oskar Gagel[99] und nicht, wie von Pötzl favorisiert, der bisherige kommissarische Leiter Alfred Auersperg. Es ist zu vermuten, daß neben den von Hugo Spatz vorgetragenen sachlichen Argumenten auch Auerspergs Herkunft aus der Schule Viktor von Weizsäckers eine Rolle bei seiner Ablehnung gespielt hat.

Auersperg blieb nach dem Scheitern seiner Berufung zunächst weiter Assistent der neurologisch-psychiatrischen Universitätsklinik. Im August 1939 wurde er zum Militär eingezogen. Er machte als Truppenarzt ein dreiviertel Jahr lang den Polenfeldzug und eine Winterstellung an der Westfront mit. Er war damit beauftragt, Hirnverletzte und andere neurologisch Verletzte von der Front in Militärkrankenhäuser im Hinterland zu transportieren[100]. Im April 1940 wurde er mit der Leitung der Nervenabteilung des Luftwaffenlazarettes Wien und einer Nachbehandlungsstation in Baden beauftragt[101]. Dieser Aufgabe ging er bis Kriegsende nach.

---

[94] Das Institut besaß zu dieser Zeit immerhin 600.000 histologische Präparate. (Vgl. KWG, Abt. I., Rep. 1A, 1585, Bl. 1c.)

[95] Vgl. KWG, Abt. 1, Rep. 1A, 1583. Schreiben von Hugo Spatz an Otto Pötzl vom 20. Juni 1938.

[96] Vgl. KWG, Abt. I., Rep. 1A, 1583. Aktennotiz von Telschow vom 15. November 1938.

[97] Vgl. KWG, Abt. I, Rep. 1A, 1585. Aktennotiz von Telschow vom 27. Februar 1939.

[98] Vgl. KWG, Abt. I, Rep. 1A, 1585. Schreiben von Telschow an Pernkopf vom 25. April 1939.

[99] Lebensdaten und Werkverzeichnis Oskar Gagels bei Gerneth (1969, 76–87).

[100] Vgl. Cid Araneda (1983, 8).

[101] Vgl. UA Wien, Med. Dekanat, Zl. 43 aus 1943/44. „Lebenslauf" Alfred Auerspergs.

Im April 1940 wurde Auersperg zum reichsdeutschen Dozenten „neuer Ordnung" ernannt[102]. Nach der 1939 im Rahmen der Gleichschaltung geänderten Reichshabilitierungsordnung mußten alle Dozenten umhabilitiert werden. Da der NS-Dozentenführer bei allen Habilitationen gehört werden mußte, handelte es sich um einen Versuch, den nicht nationalsozialistischen Universitätsdozenten die Möglichkeit zu einer wissenschaftlichen Laufbahn zu nehmen[103].

Alfred Auersperg wurde im Oktober 1940, neben seiner Tätigkeit im Lazarett der Luftwaffe, zum ärztlichen Direktor der Nervenheilanstalt „Maria-Theresien-Schlössl" im Wiener Stadtteil Döbling bestellt.[104] Auersperg hatte bereits in den Jahren 1930 und 1931 als Assistent an der 115 Betten führenden Klinik gearbeitet. Sein Vorgänger war der 1938 in die USA emigrierte, für seine Monographie über die Malaria Behandlung der progressiven Paralyse bekannte Wagner-Jauregg Schüler Josef Gerstmann (1887–1969)[105].

Im März 1941 wurde Alfred Auersperg, bei der Wiederbesetzung des Heidelberger Lehrstuhls für Neurologie, an zweiter Stelle auf der Berufungsliste, hinter dem Neurologen Paul Vogel, als Nachfolger Viktor von Weizsäckers nominiert. Weizsäcker, der den Lehrstuhl vorher innehatte, war auf das durch den Tod Otto Försters in Breslau frei gewordene Ordinariat berufen worden.[106] Der Berufungsvorschlag Auerspergs wurde von dem damaligen Dekan der Heidelberger Universität dem Physiologen Johann Daniel Achelis (1898–1963) unterstützt und damit begründet, daß Auersperg geeignet sei den besonderen Charakter der Heidelberger Neurologie zu wahren[107]. Paul Vogel wurde sowohl von dem begutachtenden Direktor der Neurologischen Universitätsklinik in Hamburg Heinrich Pette (1887–1964) als auch vom NS-Dozentenbund vorgezogen und nahm schließlich den Ruf nach Heidelberg an.

Im Herbst 1942 wurde Auersperg die Bewilligung erteilt, in der Nervenheilanstalt „Maria-Theresienschlössl" mit Hilfe eines vom Stifterverband deutscher Wissenschaft zur Verfügung gestellten Forschungskapitals von 70.000 Reichsmark eine Forschungsstelle zu errichten[108]. Nun konnte er endlich sein Forschungsprogramm in Angriff nehmen, das er bereits 1938 anläßlich der erfolglo-

---

[102] Vgl. UA Wien, Rektoratskanzlei, GZ. 946 aus 1939/40. Schreiben des Rektors der Universität Wien an Alfred Auersperg vom 25. Mai 1940.

[103] Vgl. Hubenstorf (1989, 252).

[104] Vgl. UA Wien, Med. Dekanat, Zl. 2208 aus 1939/40. Schreiben von Pötzl an das Medizinische Dekanat vom 21. Oktober 1940.

[105] Lebensdaten und Werkverzeichnis Josef Gerstmanns bei Ehlert (1972, 48–59).

[106] Zu den Umständen des Weggangs Weizsäckers aus Heidelberg und zur Berufung Paul Vogels als seinem Nachfolger vgl. Pantel (1991, 472ff.).

[107] Vgl. UA Heidelberg, Med. Fakultät, H-III-573/1. Schreiben von Achelis an den Rektor der Universität vom 31 März 1941.

[108] Vgl. DFG Akt. Nr. Au 2/10/1. Schreiben von Auersperg an die Deutsche Forschungsgemeinschaft vom 11. August 1942. In den nur lückenhaft im Bundesarchiv Koblenz archivierten Akten der Deutschen Forschungsgemeinschaft aus der Zeit vor 1945 ist leider nur ein einziger Forschungsantrag Auerspergs erhalten.

sen Bemühung um Angliederung der städtischen Neurologischen Abteilung an das Neurologische Forschungsinstitut konzipiert hatte. Auersperg berichtet 2 Jahre später in einem Lebenslauf über die Ziele seines Forschungsprogramms:

> „Auf Grund eines durch die Forschungshilfe zugewendeten Beitrages der „Deutschen Forschungsgemeinschaft, Notgemeinde der deutschen Wissenschaft (...) wurde in der Nervenheilanstalt ‚Döbling‘ eine Forschungsstelle für neuro- physiologische Fragen aufgebaut. Gegenstand der Forschungen sind: Sinnesphysiologische Fragestellungen (...). Im Vordergrund stehen derzeit die Zusammenarbeit mit Dr. Dalbianco und Experimente zur Darstellung der Morphologie normaler- beziehungsweise pathologisch abgewandelter Bewegungsabläufe des Menschen. Diese Arbeiten auf dem Gebiete der Wahrnehmungs- und Bewegungsforschung streben ihre praktische Bewährung in einer entsprechend ausgerichteten Übungstherapie Nervenkranker- oder Verletzter, beziehungsweise Bewegungsbehinderter an.“[109]

Aus der Arbeit an der Forschungsstelle gingen, in enger Zusammenarbeit mit dem Neurologen Peter Dal Bianco, einige wichtige Veröffentlichungen zur Gestaltung von Bewegungsabläufen hervor[110]. Auersperg plante in dieser Zeit gemeinsam mit dem späteren Professor für Pharmakologie Franz von Brücke (1908–1970)[111] eine Monographie mit dem Titel „Das Schema“ zu veröffentlichen[112]. Er führte an seiner Forschungsstelle jedoch auch seine bereits 1938 begonnenen Studien zur Schmerzproblematik und zur vegetativen Regulation fort[113]. Zu diesem Zweck ersuchte er im Herbst 1942 bei der Deutschen Forschungsgemeinschaft um leihweise Überlassung von Apparaten zur Untersuchung der vegetativen Begleitumstände nach peripheren Nervenverletzungen[114]. Die beantragte Überlassung der Geräte (u.a. Kapillarmikroskop, Plethysmograph, Elektromyograph) wurde im Dezember 1942 von der Deutschen Forschungsgemeinschaft bewilligt[115]. Auerspergs klinische Arbeiten aus dieser Zeit beschäftigen sich hauptsächlich mit großhirnpathologischen Problemen, mit dem Schmerz und in einer Reihe von Fortbildungsvorträgen mit klassischen neurologischen Krankheitsbildern[116].

---

[109] BDC-Akt Auersperg: „Curriculum vitae“.

[110] Vgl. Auersperg (1944a), (1949a), Dal Bianco (1944), (1948) u. (1949). Näheres hierzu in Kapitel 4 dieser Arbeit.

[111] Franz von Brücke ist der Sohn des Innsbrucker Physiologen Ernst von Brücke, bei dem Auersperg seine elektrophysiologische Ausbildung absolvierte.

[112] Vgl. BDC-Akt Auersperg: Verzeichnis der wissenschaftlichen Arbeiten von Prof. Dr. Alfred Auersperg.

[113] Vgl. Auersperg (1938b), (1942a), (1950a).

[114] Vgl. DFG Akt. Nr. Au 2/10/1. Schreiben von Auersperg an die Deutsche Forschungsgemeinschaft vom 11. August 1942.

[115] Vgl. BDC-Akt Auersperg: Karteikarte Az. AU 2/10.

[116] Vgl. Auersperg und Flach (1937), Auersperg (1938a), (1940a), (1942c), (1944b).

Ungefähr zur gleichen Zeit verfaßte Auersperg als Co-Autor einen Handbuchartikel über „Die neurologischen und psychiatrischen Erkrankungen in der Schwangerschaft" für Alfred Amreichs Handbuch der Gynäkologie[117]. Das Handbuch erschien mit Verzögerung erst nach dem Krieg. Auerspergs Beitrag erschien jedoch nicht, statt dessen wurde ein gleichlautender Artikel des Wiener Psychiaters Erwin Stransky (1877- 1962) gedruckt[118].

Im Jahr 1943 wurde Auersperg zum außerplanmäßigen Professor ernannt[119]. Otto Pötzl schreibt gemeinsam mit Oskar Gagel in einem im Juni 1943 in der Berufungssache vorgelegten Bericht:

> „Auersperg ist ein ausgezeichneter Lehrer und guter Vortragender in allen Belangen des Unterrichtes in Psychiatrie und Neurologie; er hat in allen Semestern, die er in Wien verbringen konnte, ein gut besuchtes, von den Studenten sehr geschätztes zweistündiges Kollegium (,Krankenvorstellungen aus dem Gebiet der Klinik und Psychiatrie') gehalten. Auch als Vortragender wissenschaftlicher Arbeiten ist Auersperg rednerisch gut; allerdings ist hier mit der besonderen Schwierigkeit einer einfachen Darstellung des Forschungsgebietes zu rechnen, auf dem sich seine Hauptarbeiten bewegen."[120]

In den Jahren 1943 und 1944 hält Auersperg mehrfach Vorträge über neurologische Themen. Beispielsweise spricht er am 14. Juni 1943 in Krems über „Die Migraine"[121]. Am 21. April 1944 hält er in Prag einen Vortrag „Zur Pathologie und Therapie des übertragenen Schmerzes"[122]. Am 19. Mai 1944 spricht er in Amstetten über „Die vaskulären Erkrankungen des ZNS und ihre Behandlung"[123]. Im November 1944 hält Auersperg bei den Seminarabenden der Wiener Akademie für ärztliche Fortbildung ein Referat mit dem Titel „Der nicht otogen bedingte Schwindel"[124]. Anhand von Sitzungsberichten der Wiener medizinischen Gesell-

---

[117] Vgl. UA Wien, Med. Dekanat, Zl. 43 aus 1943/44. „Verzeichnis der wissenschaftlichen Arbeiten von Dozent Dr. Alfred Auersperg". In der selben Akte befindet sich auch eine Kopie der ersten Manuskriptseite des Artikels, den Auersperg gemeinsam mit I. Aiginger verfaßte.

[118] Vgl. Stransky (1954). Stransky, ein Schüler Wagner-Jaureggs war von 1938 bis 1945 in der Emigration, danach Direktor der Nervenklinik Rosenhügel in Wien. Vgl. Pointer (1972, 193).

[119] Vgl. UA Wien, Med. Dekanat, Zl. 43 aus 1943/44. Abschrift des Schreibens des Reichsministers für Wissenschaft, Erziehung und Volksbildung an den Rektor der Universität Wien vom 13. Oktober 1943.

[120] UA Wien, Med. Dekanat, Zl. 43 aus 1943/44. Bericht von Otto Pötzl und Gagel über den Antrag der Ernennung Alfred Auerspergs zum apl. Prof. vom 23. Juni 1943.

[121] Vgl. Wiener klin. Wschr. 56 (1943, 396).

[122] Vgl. Wiener klin. Wschr. 57 (1944, 208).

[123] Vgl. Wiener klin. Wschr. 57 (1944, 259).

[124] Vgl. Wiener klin. Wschr. 57 (1944, 499).

schaft[125], die in der Wiener klinischen Wochenschrift veröffentlicht wurden, läßt sich verfolgen, daß Auersperg seit 1939 mehrfach als Vorsitzender Sitzungen dieser Gesellschaft leitete.

Aus den letzten Kriegsjahren ist bekannt, daß Auersperg den Psychoanalytiker August Aichhorn in seiner Arbeit unterstützte. Aichhorn bedurfte als Nicht-Arzt der Unterstützung durch einen Facharzt, um seine psychotherapeutische Tätigkeit in der Arbeitsgemeinschaft Wien des „Deutschen Institutes für psychologische Forschung und Psychotherapie" abzusichern[126]. Die Wiener Arbeitsgemeinschaft war als Ableger des von dem Neffen Hermann Görings, Matthias H. Göring, in Berlin geleiteten „Deutschen Institutes für Psychologische Forschung und Psychotherapie" Nachfolgeorganisation der 1938 verbotenen Wiener Psychoanalytischen Vereinigung und bis 1945 Ort der Ausbildung von Psychoanalytikern.[127] Mehrere Mitglieder dieses Arbeitskreises wurden von der Gestapo verfolgt und in Konzentrationslager verschleppt[128]. Einige der Ausbildungskandidaten, beispielsweise der am Maria-Theresien-Schlössl tätige Psychologe Igor A. Caruso, kamen aus dem Arbeitsbereich Auerspergs. Caruso war offenbar auf Auerspergs Anregung hin zu Aichhorns Ausbildungsgruppe gestoßen und hatte bei ihm eine Lehranalyse begonnen[129]. Daß Auerspergs Einfluß nicht ohne Wirkung auf Caruso war, läßt sich auch an den frühen Werken Caruso aufzeigen, in denen er sich auf Theoriemodelle Auerspergs bezieht[130].

Der Name Alfred Auersperg taucht auch im Zusammenhang mit den Anfängen des 1950 von Igor A. Caruso gegründeten Wiener Arbeitskreises für Tiefenpsychologie auf. Die Anfänge dieses Arbeitskreises gehen auf einen von Auersperg in den letzten Kriegsjahren in der Nervenheilanstalt Maria-Theresien-Schlössl von ihm selbst geleiteten Diskussionskreis zurück, in dem im freien Austausch zwischen Theologen, Psychologen und Medizinern Fälle und Probleme besprochen wurden[131]. Die inneren Verbindungen von Medizin und Theologie, die im Lebenswerk Carusos eine große Rolle spielen, haben damals auch Alfred Auersperg und ebenso dessen Lehrer Viktor von Weizsäcker, im Zusammenhang mit einer „medizinischen Anthropologie" sehr interessiert. Der Medizinhistoriker Wolfgang Huber schreibt in seiner „Geschichte der Psychoanalyse in Österreich":

> „Der Umstand, daß Ärzte, ausgehend von den Entdeckungen der Psychoanalyse, sich Gedanken über eine medizinische Anthropologie machten

---

[125] Die Wiener medizinische Gesellschaft wurde im Februar 1939 unter dem NS-Regime als Nachfolgeorganisation der aufgelösten Gesellschaft der Ärzte in Wien gegründet. Vgl. Wiener klin. Wschr. 50 (1938, 1347) und Wiener klin. Wschr. 51 (1939, 129).

[126] Vgl. Solms-Rödelheim (1976, 1182).

[127] Vgl. Huber (1977, 64).

[128] Vgl. Solms-Rödelheim (1976, 1181).

[129] Vgl. Huber (1977, 99). Als Quelle nennt Huber eine persönliche Mitteilung Carusos.

[130] Vgl. Caruso (1946, 6) u. (1952).

[131] Vgl. Huber (1977, 99).

und dabei unvermeidlich auf die religiöse Frage stießen, hat vor allem durch die Initiative Viktor von Weizsäckers dazu geführt, daß mit der Entwicklung der Psychoanalyse Sigmund Freuds die religiöse Frage in die Reichweite der Medizin gebracht wurde. So ist es nicht verwunderlich, daß der dem Gestaltkreisdenken Viktor von Weizsäckers nahestehende Psychiater Alfred Prinz Auersperg zusammen mit zwei Jesuiten Pater Bichlmaier und Pater Waldmann einen Arbeitskreis bildete, der Fragen von gemeinsamen Interessen behandelte. (...) Aus diesem Arbeitskreis entwickelte sich allmählich der von I.A. Caruso begründete ‚Wiener Arbeitskreis für Tiefenpsychologie‘." Huber (1977, 160).

Auch der Theologe Albert Niedermeyer berichtet in seinem Handbuch der Pastoralmedizin über die Beteiligung Alfred Auerspergs an den Anfängen des „Wiener Arbeitskreises für Tiefenpsychologie"[132]. Auersperg wurde nach dem Krieg als Mitglied des Ehrenausschusses des Wiener Arbeitskreises für Tiefenpsychologie geführt[133].

1.5 Auerspergs Verhältnis zum Nationalsozialismus

Am 26. Mai 1938 erfolgte der politische Umsturz in Österreich. Kurz darauf beantragte Auersperg die Aufnahme in die NSDAP[134]. In einem Lebenslauf schreibt er über seine Einstellung zum Nationalsozialismus:

„Nach dem Zusammenbruch der österreichisch-ungarischen Monarchie sah ich die einzige verpflichtende Tradition im Groß-Deutschen Gedanken und erkannte in der nationalsozialistischen Bewegung die Erfüllung der Geschichte unseres Volkes. Diese Gesinnung habe ich selbstverständlich auch vertreten, lebte aber im Übrigen ausschließlich [in] meinem Fach."[135]

Auerspergs Aufnahmeantrag in die NSDAP wurde zunächst abgelehnt mit der Begründung, er sei bis 1934 Mitglied der „Vereinigung katholischer Edelleute in Österreich" gewesen[136], in welcher zu dieser Zeit über 1000 österreichische Adelige organisiert waren[137]. Auersperg schreibt in seinem Aufnahmeantrag, daß diese Vereinigung bis 1934 keine politischen Ziele verfolgt habe, als dann aber der

---

[132] Vgl. Niedermaier (1952, 255).
[133] Vgl. Huber (1977, 100).
[134] Als Datum des Aufnahmeantrages ist im NSDAP-Mitgliedsausweis der 26. Mai angegeben. Wahrscheinlich wurde dieses Datum aber vordatiert. Vgl. BDC-Akt Auersperg: Mitgliedsausweis der NSDAP.
[135] BDC-Akt Auersperg: Lebenslauf.
[136] Vgl. BDC-Akt Auersperg: Personal-Fragebogen der NSDAP.
[137] Vgl. Jahrbuch der Vereinigung katholischer Edelleute in Österreich. Tyrolia, Innsbruck u. Wien (1931).

Kurs der Regierung Dollfuß[138] offiziell von dem Adelsverein gebilligt wurde, sei er ausgetreten[139]. Er habe außerdem im Jahr 1933 gemeinsam mit seiner Frau in Innsbruck „notleidenden Parteigenossen" wirtschaftliche Aushilfe geleistet.

Das Kreisgericht der NSDAP überprüfte im Juni 1939 den Aufnahmeantrag und stellte fest, daß Auerspergs Angaben bezüglich des Austritts aus dem Verein katholischer Edelleute richtig seien und daß er tatsächlich notleidenden Parteigenossen wirtschaftliche Aushilfe gewährt habe. Auersperg wurde aufgrund des daraufhin ergangenen Beschlusses in die NSDAP aufgenommen, er bekam die Mitgliedsnummer 6196737, das Beitrittsdatum wurde rückdatiert[140].

Vermutlich zeitgleich beantragte Alfred Auersperg die Aufnahme in die SS[141]. Das Eintrittsdatum in die SS wird in den im Berlin Document Center befindlichen Mitgliedsunterlagen mit dem 1. April 1938 angegeben[142], dürfte aber sicherlich zurückdatiert sein. Auersperg gehörte der SS-Ärzteschaft mit dem Dienstgrad eines „Rottenführers" an[143]. Über mögliche Funktionen Auerspergs in der SS oder in der NSDAP liegen im Berlin Document Center keine Unterlagen vor. Auersperg selbst gibt in einem 1945 ausgefüllten Fragebogen an, daß er über seine Aufgabe als Leiter der Neurologischen Abteilung des Luftwaffenlazarettes Wien hinaus keine weiteren Funktionen in nationalsozialistischen Organisationen innehatte[144].

Über die näheren Gründe, die Alfred Auersperg veranlaßten, in die NSDAP und in die SS einzutreten, ist nichts bekannt. Die oben zitierte Begründung gibt sicherlich nur einen Teil seiner Motivation wieder, da sie mit Hinblick auf die beabsichtigte Aufnahme in die NSDAP formuliert wurde. Ein gewisser Opportunismus des 1938 gerade zum Privatdozenten Habilitierten, der sich sicherlich Hoffnungen auf eine Professur machte, dürfte dabei eine nicht zu unterschätzende Rolle gespielt haben. Auersperg ist nie als politischer Aktivist der nationalsozialistischen Bewegung hervorgetreten. Er dürfte eher ein „Mitläufer" gewesen sein. Dafür spricht auch, daß sich in seinem Werk keine Bezüge zur

---

[138] Die autoritär-ständische Regierung Dollfuß erließ am 19. Juni 1933 ein Verbot der NSDAP, zuvor war bereits die kommunistische Partei Österreichs verboten worden. Viele Nationalsozialisten und Kommunisten wurden interniert oder mußten untertauchen. Am 25. Juli 1934 wurde Dollfuß bei einem Putschversuch der Nationalsozialisten ermordet. Vgl. Garscha (1988, 28).

[139] Vgl. BDC-Akt Auersperg: Personal-Fragebogen der NSDAP.

[140] Vgl. BDC-Akt Auersperg: Beschluß des Kreisgerichtes Wien der NSDAP vom 1. Juni 1939.

[141] Auersperg gibt an, daß er im April 1938 als SS-Anwärter aufgenommen worden und am 11. November des gleichen Jahres auf den Führer vereidigt worden sei. Vgl. BDC-Akt Auersperg, Lebenslauf.

[142] Vgl. BDC-Akt Auersperg: R. u. S. Fragebogen.

[143] Vgl. BDC-Akt Auersperg: R. u. S. Fragebogen. Ebenso UA Wien, Ausschuß für die ärztliche Prüfung in Wien: „Betr. Alfred Auersperg" Personalblatt von 1945.

[144] Vgl. UA Wien, Ausschuß für die ärztliche Prüfung in Wien: „Betr. Alfred Auersperg" Personalblatt von 1945.

rassisch-biologischen Ideologie der Nationalsozialisten finden. Erbbiologische Theorien oder völkisch-ganzheitliche Auffassungen der Aufgabe des Arztes etwa im Sinne der „Ganzheitsmedizin" Erwin Lieks[145] greift Auersperg, anders als viele seiner Zeitgenossen, in seinen Veröffentlichungen nicht auf.

Ein etwas genauerer Eindruck über Auerspergs Haltung gegenüber Auffassungen des Nationalsozialismus läßt sich anhand eines noch im Jahr 1938 gehaltenen Vortrags, mit dem Titel *Ärztliche Beurteilung des Charakters*, gewinnen. Der Vortrag wurde vor der Ärzteschaft des SS-Oberabschnittes Donau gehalten und in der Wiener klinischen Wochenschrift veröffentlicht, die sich seit März 1938 eindeutig auf die Seite der Nationalsozialisten gestellt hatte[146]. Auersperg wird im Titel als „SS-Mann" bezeichnet.

Inhaltlich geht es um die Frage, wie die charakterliche Eignung von Bewerbern der SS festgestellt werden soll. Nach einem Exkurs in die Geschichte der Charakterkunde stellt Auersperg fest, daß es keine wissenschaftlichen Maßstäbe zur Beurteilung des Charakters gibt:

> „Wir haben kein gemeingültiges Schema der Charaktere, wir verfügen über keine an sich verbindliche Methode der charakterologischen Untersuchung. Das Urteil über den Charakter eines Menschen muß in jedem Falle vom Untersuchenden selbständig gebildet werden." Auersperg (1938c, 1239)

Die Charakterbeurteilung, so Auersperg, muß sich letztlich auf durch Erfahrung erworbene Menschenkenntnis stützen. Diese lasse sich am besten durch psychiatrische Tätigkeit erwerben. Auersperg schärft seinen Zuhörern ein, daß Ärzte, die nicht über eine entsprechende Erfahrung verfügen, in jedem Zweifelsfall einen psychiatrisch erfahrenen Arzt hinzuziehen müssen:

> „Die Frage nach dem Charakter sei in dem Falle, als der Bewerber bzw. die Braut als geeignet erscheint, mit nichts weiter zu beantworten als mit der Bezeichnung ‚einwandfrei'. Im Falle eines Bedenkens gegenüber dem Charakter des oder der zu Beurteilenden im Punkte der seelischen Eignung wären meiner Überzeugung nach unter allen Umständen und in allen Fällen psychiatrisch gebildete Ärzte zur weiteren Erkundung des Falles zuzuziehen." Auersperg (1938c, 1295)

Auersperg vertritt in psychotherapeutischer Hinsicht die Auffassung, daß es weniger auf psychotherapeutische Technik und Geschick, als vielmehr auf den persönliche Einsatz des Therapeuten und auf einen guten Kontakt mit dem Patienten ankommt. Er empfiehlt die Erhebung der Lebensgeschichte als diagnostisches Instrument.

Die von Auersperg hier dargebotene Mischung von psychotherapeutischer Einfühlung mit der Aufgabe der Schulung von Ärzten der SS in Sachen der Cha-

---

[145] Vgl. Schmiedebach (1989).
[146] Vgl. z.B. Pernkopf (1938).

rakterbeurteilung ihrer Bewerber mutet recht eigenartig an. Am ehesten läßt sich der Text als Produkt einer Art Gratwanderung zwischen nicht näher hinterfragter ideologischer Norm und vernünftigem Menschenverstand verstehen. Auersperg setzt sich in seinem Vortrag mit den Aufgaben und dem Aufnahmeverfahren der SS auseinander. Gleichzeitig vertritt er innerhalb dieses Rahmens, eine als moderat und überlegt zu bezeichnende Haltung in Bezug auf die Charakterbeurteilung durch Ärzte. Hetzerische Parolen oder ein leidenschaftliches Eintreten für die Sache der Nationalsozialisten und des Deutschtums, wie sie beispielsweise in den Reden des Anatomen und damaligen Dekans Eduard Pernkopf geäußert werden[147], finden sich in dem referierten Vortrag Auerspergs nicht.

Eduard Pernkopf, ein treibender Kopf der nationalsozialistischen Bewegung, scheint zumindest in den ersten Jahren des nationalsozialistischen Regimes in Österreich Alfred Auersperg protegiert zu haben. Wie schon geschildert, wurde Auersperg 1938 kurz nach dem Umsturz und im Zusammenhang mit den politischen Geschehnissen vorübergehend mit der Leitung der Neurologisch-psychiatrischen Universitätsklinik beauftragt. Pernkopf war es auch, der im September 1940 mit dem Vorschlag an Otto Pötzl herantrat, Auersperg zum außerplanmäßigen Professor zu ernennen, was jedoch erst 1943 geschah[148]. Die Dokumente hinsichtlich einer Protektion Auerspergs durch die Nationalsozialisten sind jedoch widersprüchlich. So wurde Auersperg beispielsweise im Juni 1938 vom Generalsekretär der Kaiser-Wilhelm-Gesellschaft Telschow „aus politischen Gründen als nicht geeignet" für die Leitung des Wiener Neurologischen Institutes bezeichnet[149]. Er wurde in der nationalsozialistischen Ära weder, wie von seinem Lehrer Otto Pötzl vorgeschlagen, Leiter des neurologischen Institutes, noch erhielt er eine ordentliche Professur. Vermutlich galt er als politisch wenig zuverlässig. Andererseits wurde er aber 1944 von dem Psychiater Maximinian de Crinis, der als Ministerialreferent im Reichsministerium für Wissenschaft, Erziehung und Volksbildung für alle Berufungsangelegenheiten der medizinischen Fakultäten zuständig war[150], als Nachfolger des Straßburger Neurologen Boström „als gegebenenfalls in Frage kommend" bezeichnet[151].

In dem umfangreichen Aufsatz des Historikers Wolfgang Neugebauer über ‚Euthanasie' in der Psychiatrie in Österreich von 1938–1945 findet sich kein Hinweis auf eine Beteiligung Auerspergs an Euthanasieaktionen und auch kein Hinweis auf solche Aktionen am Krankenhaus Maria-Theresien-Schlössl oder an

---

147 Vgl. Pernkopf (1938).
148 Vgl. UA Wien, Med. Dekanat, Zl. 2119 aus 1939/40. Schreiben von Pernkopf an Pötzl vom 25. September 1940.
149 Vgl. KWG Abt. 1, Rep. 1A, 1583. Schreiben von Dr. Telschow an Oberregierungsrat Huber aus Berlin, Ministerium für Erziehung und Unterricht in Wien vom 9. Juni 1938.
150 Vgl. Jasper (1991, 92) Die Biographie und Wirkung de Crinis ist ausführlich in der Arbeit von Jasper dargestellt.
151 BDC-Akt Auersperg: Personalnotizen des Bevollmächtigten für das Sanitäts- und Gesundheitswesen.

der Universitätsnervenklinik[152]. Dies schließt natürlich nicht aus, daß er an Maßnahmen der Patientenselektion, wie sie damals fast ausnahmslos und in großem Umfang an allen psychiatrischen Kliniken durchgeführt wurden, in seiner Eigenschaft als Klinikleiter beteiligt gewesen sein könnte.

Alfred Auersperg befand sich seinen Angaben nach am 10. April 1945, dem Tag des russischen Einmarsches, in Wien[153]. Seine chilenische Schülerin Ana Cid-Araneda berichtet, daß Alfred Auersperg in den letzten Kriegstagen, als die Russischen Streitkräfte immer näher an Wien heranrückten und die Österreichischen Behörden bereits allen Zivilisten und Militärs die Erlaubnis gaben, die Stadt zu verlassen, bei seinen Patienten im Luftwaffenlazarett blieb[154]. Sein Sohn Johannes Auersperg erinnert sich:

> „Das Ende des zweiten Weltkrieges sah meinen Vater als leitenden Stabsarzt des Wiener Luftwaffenlazaretts. Wien wurde in diesen letzten Tagen von der russischen Infanterie und der amerikanischen Luftwaffe systematisch in Schutt und Asche geschossen, und mein Vater vollbrachte das Wunder, das Lazarett mitsamt seinen Patienten nach Schwarzach-St. Veit, und damit in relative Sicherheit auszulagern. Mittlerweile hatten sich die meisten qualifizierten Ärzte von den einrückenden Russen abgesetzt und Wien buchstäblich seinem Schicksal überlassen; mein Vater erlaubte sich keine Alternative als in die Stadt zurückzukehren, um nach Kräften ein Minimum an ärztlicher Versorgung aufrecht zu halten; dort wurde er auch prompt von russischen Soldaten aufgegriffen. Angesichts der Stabs-Uniform – ihm war es gar nicht erst eingefallen, sich rechtzeitig in einen Zivilisten zu verwandeln – nahmen die Russen wohl an, einen seltenen Vogel gefangen zu haben und internierten ihn unter erschreckenden Bedingungen." Johannes Auersperg (1990, 4)

Nach dem Bericht seines Sohnes Johannes wurde Alfred Auersperg nach wochenlanger Einzelhaft schließlich eine Gerichtsverhandlung zugestanden, bei der er entlastet und danach freigelassen wurde[155]. In den folgenden Monaten, vermutlich bis Dezember 1945[156], blieb Alfred Auersperg in dem zur Sperrzone erklärten Wien, wo er sich um die medizinische Versorgung der in Wien verbliebenen Menschen kümmerte[157].

Seine zweite Ehefrau, Ingeborg Auersperg (geborene von Hardt), konnte mit der knapp 2 Jahre alten Tochter Andrea bei Kriegsende in die Schweiz flie-

---

[152] Vgl. Neugebauer (1983).

[153] Vgl. UA Wien, Ausschuß für die ärztliche Prüfung in Wien. Personalblatt vom 29. April 1945.

[154] Vgl. Cid Araneda (1983, 9).

[155] Vgl. Johannes Auersperg (1990, 4).

[156] In den Personalakten Auerspergs aus dem Universitätsarchiv Wien findet sich ein mit dem 21. Dezember 1945 datiertes Personalblatt, was nahelegt, daß sich Auersperg mindestens bis zu diesem Zeitpunkt in Wien aufgehalten hat. Vgl. UA Wien, Ausschuß für die ärztliche Prüfung in Wien. Personalblatt vom 21 Dezember 1945.

[157] Schriftliche Mitteilung von Johannes Auersperg vom 4. Juli 1994.

hen, wo sie mehrere Monate in Flüchtlingslagern verbrachte[158]. Es gelang ihr, von der Schweiz aus Kontakt mit ihrer eigenen Familie in Brasilien aufzunehmen – ihr Großvater war im letzten Jahrhundert nach Sao Paulo ausgewandert – um sich Geld schicken zu lassen. Schließlich konnte Alfred Auersperg mit Hilfe von Fluchthelfern in die Schweiz nachkommen. Wie Johannes Auersperg berichtet, beschlossen seine Eltern nach Brasilien auszuwandern, da kurz nach dem Ende des Krieges nicht vorauszusehen war, ob die Russen Wien wieder verlassen würden[159].

Auersperg wurde am 6. Juni 1945 offiziell aus seinem Dienstverhältnis als Leiter der Nervenheilanstalt Döbling entlassen[160]. Ausschlaggebend war die Mitgliedschaft in einer nationalsozialistischen Vereinigung, nach Paragraph 14 des am 8. Mai 1945 erlassenen Gesetzes über das Verbot der NSDAP in Österreich[161]. Im April 1946 wurde gegen ihn ebenfalls wegen der Mitgliedschaft in einer nationalsozialistischen Vereinigung auf Veranlassung des Landesgerichtes für Strafsachen in Wien eine Voruntersuchung eingeleitet[162]. Das Verfahren wurde Ende Juli des gleichen Jahres eingestellt[163].

1.6 Emigration und Wirken in Chile

Alfred Auersperg verließ Wien im Jahr 1946. Er traf seine Ehefrau in der Schweiz und emigrierte mit ihr nach Brasilien[164]. Die Familie seiner Frau hatte in Brasilien Ländereien und Industriebesitz. Sie selbst war in Brasilien geboren und betrachtete dieses Land als ihre zweite Heimat[165]. Aus Auerspergs zweiter Ehe entstammen insgesamt 3 Kinder, die 1943 in Wien geborene Tochter Andrea, der 1948 in Sao Paulo geborene Sohn Alfred und der jüngste, 1949 ebenfalls in Sao Paulo geborene Sohn Johannes[166].

Auersperg reagierte auf die Situation seiner Emigration mit der Entwicklung einer regen Forschungstätigkeit. Allein im Jahr 1949 veröffentlichte er 5 Arbei-

---

[158] Vgl. Cid Araneda (1983, 9).

[159] Schriftliche Mitteilung von Johannes Auersperg vom 4. Juli 1994.

[160] Vgl. UA Wien, Med. Dekanat, Zl. 308 aus 1935/36. Schreiben Doz. Karl Nowotny an Prof. Hermann Chiari vom 1. Oktober 1951.

[161] Vgl. Staatsgesetzblatt für die Republik Österreich. Jg. 1945: Verfassungsgesetz über das Verbot der NSDAP (Verbotsgesetz).

[162] Voruntersuchung wegen Paragraph 8, 10/3 des Verbotsgesetzes. Vgl. UA Wien, Med. Dekanat, Zl. 413 aus 1945/46. Schreiben des Landesgerichtes für Strafsachen Wien an das Bundesministerium für Unterricht vom 12. April 1946.

[163] Vgl. UA Wien, Med. Dekanat, Zl. 413 aus 1945/46. Schreiben des Landesgerichtes für Strafsachen Wien an das Dekanat der Medizinischen Fakultät vom 6. August 1946.

[164] Vgl. UA Heidelberg: H-III-507/6. „Lebenslauf" Auerspergs datiert 14. Juli 1961.

[165] Vgl. Cid Araneda (1983, 10).

[166] Vgl. UA Heidelberg: H-III-507/6. „Lebenslauf" Auerspergs datiert 14. Juli 1961.

ten. In Brasilien beschäftigte sich Auersperg als Gast der chirurgischen Klinik Vasconcelos in Sao Paulo mit Forschungsarbeiten zur Psychophysiologie des viszeralen und des übertragenen Schmerzes[167]. Er knüpfte damit an seine bereits in Wien begonnene Forschungen zur Schmerzthematik an[168]. An der gleichen Klinik führte er auch klinische Experimente zur Psychophysik der Mißempfindungen durch[169]. Bereits 1947 ging Auersperg zu einem Studienaufenthalt an das St. John's Riverside Hospital in New York. Er erscheint in zwei US-amerikanischen neuropathologischen Arbeiten aus dem Jahr 1994 als Co-Autor[170].

Trotz seiner regen Forschungsaktivität war Alfred Auersperg – folgt man der Darstellung von Ana Cid Araneda – im Jahre 1949 entmutigt, da alle vakanten Universitätsstellen in Brasilien bereits von anderen europäischen Emigranten besetzt waren und keine berufliche Perspektive in Aussicht war. Er begann sich die Frage zu stellen, ob er nach Europa zurückkehren könnte[171]. In dieser Situation wurde ihm von dem Dekan der medizinischen Fakultät in Conception/Chile überraschend angeboten, die Klinik und den Lehrstuhl für Psychiatrie aufzubauen. Die medizinische Fakultät in Conception war seit ihrer Begründung in den 20er Jahren durch den Einfluß verschiedener aus Deutschland berufener Professoren geprägt[172]. Bereits im Juli 1949 traf Auersperg in Chile ein und nahm seine Arbeit auf[173]. Bevor er den Ruf nach Conception erhielt, hatte sich Auersperg noch relativ wenig mit der Psychiatrie beschäftigt, da er davor hauptsächlich als Neurologe und als Neurophysiologe tätig gewesen war[174]. Die Psychiatrische Klinik, zu deren Einzugsbereich 120 000 Einwohner von Conception und den ländlichen Bereichen der Umgebung zählten, wurde im März 1951 eröffnet[175]. Alfred Auersperg beschreibt die besonderen Bedingungen, die er in Conception antraf, in einem 1961 verfaßten Lebenslauf:

> „Auf der Männerabteilung meiner Klinik waren es insbesondere die psychiatrischen Komplikationen des Alkoholismus, welche in ihrer Frequenz und in ihrem Formenreichtum jede bisher publizierte Statistik übertreffen. An der Frauenabteilung fallen als Besonderheit unseres Betreuungsgebietes die hohe Inzidenz akut verlaufender Psychosen auf."[176]

Auerspergs Auseinandersetzung mit den Besonderheiten der psychiatrischen Krankheitsbilder seiner chilenischen Patienten fand rasch ihren Niederschlag in

---

[167] Vgl. Auersperg (1949b), Hirschmann et al. (1949), Auersperg (1950a), (1950b), (1951a). Auerspergs Arbeiten zum Schmerz werden in Kapitel 6 ausführlich besprochen.
[168] Vgl. Auersperg (1938b), (1942a).
[169] Vgl. Auersperg et al. (1949).
[170] Vgl. Auersperg (1949b), Hirschmann et al. (1949).
[171] Vgl. Cid Araneda (1983, 10).
[172] Vgl. Dörr-Zegers (°1994a, 15).
[173] Vgl. Cid Araneda (1983, 10).
[174] Vgl. Dörr-Zegers (1994b, 1).
[175] Vgl. Auersperg und Solari (1953, 407).
[176] Vgl. UA Heidelberg: H-III-507/6. „Lebenslauf" Auerspergs datiert 14. Juli 1961, S. 3.

einer Reihe von Arbeiten zur vergleichenden Psychiatrie der Alkoholpsychosen[177] und zur mehrdimensionalen Diagnostik psychiatrischer Krankheiten im Sinne einer Einbeziehung des soziokulturellen Hintergrundes in die diagnostische Überlegung[178]. Außerdem führte er gemeinsam mit seinem Assistenten Jorge Weibel seine Studien zur Psychophysiologie des viszeralen Schmerzes und seiner Projektion auf zugehörige Hautareale fort[179].

In den Jahren 1956 und 1957 folgte Auersperg einer Einladung zu zwei längeren Forschungsaufenthalten am „Child Study Center" der Universität Yale. Auersperg beteiligte sich dabei an empirischen Beobachtungen über die psychische Entwicklung des Säuglings und Kleinkindes. Leiterin des „Child Study Center" war die aus Österreich emigrierte Kinderpsychologin Käthe Wolf, mit der Auersperg bereits aus seiner Wiener Zeit bekannt war[180]. Die Ergebnisse seiner Forschungsaufenthalte in Yale hielt Auersperg in der Studie „Vom Werden der Angst" fest[181].

In den 18 Jahren, in denen Alfred Auersperg den Lehrstuhl für Psychiatrie in Conception innehatte, entstanden 48 wissenschaftliche Aufsätze und 2 Monographien. Die Arbeiten aus dieser Schaffensperiode zeichnen sich durch einen über das neurologisch-psychiatrische Fachgebiet weit hinausreichenden Horizont aus. In vielen seiner Arbeiten wurde von Auersperg der theoretische, wie auch der experimentelle Ansatz der Gestaltkreislehre Viktor von Weizsäckers weitergeführt. Die Umsetzung der Gestaltkreislehre wurde von ihm aber im Sinne einer „phänomenologischen Biologie" nicht nur auf dem Gebiet der Sinnesphysiologie oder der Psychomotorik weiterverfolgt, sondern er übertrug sie auch auf die Bereiche der Anthropologie, der Metaphysik und auf die Evolutionslehre[182].

In Chile wurden in den Jahren 1983, 1986 und 1989 zu Ehren und in Erinnerung Auerspergs insgesamt drei Symposien unter dem Namen „Alfred Auersperg" abgehalten, die der anthropologisch-phänomenologischen Psychiatrie gewidmet waren und bei denen sich verschiedene Beiträge mit dem Denken und Wirken Auerspergs auseinandersetzten[183].

---

[177] Vgl. Auersperg und Solari (1953), Auersperg (1958c), (1960d), Auersperg und Cid Araneda (1970).

[178] Vgl. Auersperg und Derwort (1962), Auersperg et. al. (1964) und (1967).

[179] Vgl. Auersperg und Weibel (1953) und (1956b).

[180] Vgl. Spiel (1989, 130).

[181] Auersperg (1958b). Besprechung in Abschnitt 7.3 dieser Arbeit.

[182] Die entsprechenden Arbeiten Auerspergs werden im Kapitel 5 dieser Arbeit vorgestellt.

[183] Dörr-Zegers persönliche Mitteilung.

Alfred Auersperg kehrte erstmals 1953 nach Europa zurück, um sich von einer schweren Operation zu erholen. In den folgenden Jahren reiste er fast jährlich für einige Monate nach Deutschland, um Kontakte zu Freunden und zu Arbeitskollegen zu pflegen[184]. Eines seiner bevorzugten Reiseziele war Heidelberg, welches er regelmäßig besuchte und wo er längere Aufenthalte verbrachte.

Freundschaftliche Kontakte und ein intensiver wissenschaftlicher Austausch verbanden ihn mit Paul Christian, dem Nachfolger und Schüler Viktor von Weizsäckers, mit dem der Heidelberger Schule verbundenen holländischen Biologen und Phänomenologen Frederik Buytendijk, sowie mit dem philosophisch-phänomenologisch interessierten Internisten Herbert Plügge und mit dem Heidelberger Psychiater Walter Ritter von Baeyer[185]. Auerspergs „europäische Basis" war das Haus seiner Cousine, der Zoologin und Paläontologin Therese von Oettingen-Spielberg in Grünwald bei München. Mit ihr verband ihn eine enge Freundschaft seit seiner Jugend. Therese von Oettingen-Spielberg wurde Co-Autorin mehrerer seiner Arbeiten in den 60er Jahren[186]. In den 50er Jahren befreundete sich Auersperg mit dem in München lebenden Theologen und späteren Präsidenten der Akademie der bildenden Künste Aloys Goergen. Goergen schildert Alfred Auersperg als einen hoch sensiblen, von Ideen übersprühenden, vielseitig interessierten und außerordentlich regen Gesprächspartner[187].

Im Jahr 1958 wurde ein einjähriger Forschungsaufenthalt Auerspergs von der Deutschen Forschungsgemeinschaft finanziert[188]. Auersperg nutzte diesen Aufenthalt für gemeinsame Forschungsarbeit mit Herbert Plügge in Heidelberg[189] und für Experimentalarbeiten zur Blickmotorik mit Albrecht Derwort[190] in Freiburg, an der damals von Hans Ruffin geleiteten psychiatrischen Klinik.

Alfred Auersperg wurde für das Sommersemester 1961 eingeladen, einige Vorträge und Colloquien über vergleichende Psychiatrie an der Psychiatrischen und Neurologischen Klinik der Universität Heidelberg abzuhalten[191]. Zu dieser

---

[184] Vgl. Johannes Auersperg (1990, 3).

[185] Vgl. Christian (1989, 1).

[186] Vgl. Auersperg und Oettingen-Spielberg (1963a), (1963b), Auersperg (1965).

[187] Aloys Goergen persönliche Mitteilung.

[188] Vgl. UA Heidelberg H-III-507/6. Schreiben von W. Conze an W. Ritter von Baeyer vom 25. August 1961.

[189] Auersperg bedankt sich im Vorwort seiner Monographie „Schmerz und Schmerzhaftigkeit" für die Unterstützung durch die DFG, die ihm die Ausarbeitung der Monographie zusammen mit H. Plügge, P. Christian und A. Derwort ermöglicht habe. Vgl. Auersperg (1963a, 1).

[190] Vgl. Auersperg et al. (1960).

[191] Vgl. UA Heidelberg: H-III-507/6. Schreiben von W. von Baeyer an Auersperg vom 30. März 1961.

Zeit hatte Auersperg eine eigene Wohnung in Kleingemünd bei Heidelberg[192]. Im Juli 1961 wurde auf einstimmigen Beschluß der Medizinischen Fakultät Heidelberg, deren Dekan damals der mit Auersperg befreundete Psychiater Walter von Baeyer war, für Alfred Auersperg eine mehrsemestrige Gastprofessur für das Fach Vergleichende Psychiatrie am Indo-Asiatischen Institut beantragt[193]. Auersperg hatte zu dieser Zeit bereits mehrere Arbeiten zur vergleichenden Psychiatrie der Alkoholpsychosen anhand der Analyse der Besonderheiten der Krankheitsverläufe seiner chilenischen Patienten veröffentlicht[194]. Er hatte bis zu dieser Zeit jedoch noch nie vergleichende Studien im indo-asiatischen Raum angestellt. In dem Antrag auf Bestellung Auerspergs als Gastprofessor wurde argumentiert, daß er sich die entsprechenden Kenntnisse der Psychiatrie der indo-asiatischen Länder durch Studienreisen aneignen könne:

> „Für das Indo-Asiatische Institut wie für die Medizinische Fakultät würde es einen erheblichen Gewinn bedeuten, wenn A. in Vorlesungen, Übungen und Arbeitsgemeinschaften seine Methode vergleichend-psychiatrischer Forschung hier in Heidelberg entwickeln könnte. Studienreisen in den indo-asiatischen Raum würden ihn dann noch spezieller für seine hiesige Aufgabe qualifizieren. Wäre er jünger, hätte die Fakultät nicht angestanden, ihn für einen Lehrstuhl vorzuschlagen."[195]

Die beantragte Gastprofessur kam jedoch nicht zustande, denn sie konnte weder mit Mitteln des Indisch-Asiatischen Institutes finanziert werden, noch konnte die Deutsche Forschungsgemeinschaft für die Finanzierung gewonnen werden[196].

Als wichtiger biographischer Meilenstein ist das Jahr 1965 als Erscheinungsdatum der Monographie „Poesie und Forschung" zu erwähnen. Der der Heidelberger-Schule verbundene Psychiater Eckart Wiesenhütter schreibt in einem Geleitwort, daß die Monographie „mehr für die Zukunft als für die Gegenwart geschrieben" ist. In dieser Monographie, die in vieler Hinsicht eine Zusammenfassung seiner lebenslang verfolgten Ideen ist, versuchte Auersperg eine Synthese zwischen neurophysiologischen Forschungsergebnissen, der Wahrnehmungslehre Goethes und der Evolutionslehre des Paläontologen Teilhard de Chardin herzustellen[197].

---

[192] Vgl. UA Heidelberg: H-III-507/6, Bl. 3.

[193] Vgl. UA Heidelberg: H-III-507/6. Schreiben von W. von Baeyer an die Senatskommission für das Indo-Asiatische Institut der Universität Heidelberg.

[194] Vgl. Auersperg und Solari (1953b), Auersperg (1958c), Auersperg et. al. (1958), Auersperg (1960d).

[195] UA Heidelberg: H-III-507/6. Schreiben von W. von Baeyer an die Senatskommission für das Indo-Asiatische Institut der Universität Heidelberg (z.Hd. W. Conze und W. Hahn).

[196] Vgl. UA Heidelberg: H-III-507/6. Schreiben Prof. W. Conze an W. von Baeyer vom 25. August 1961.

[197] Die Monographie „Poesie und Forschung" wird in Abschnitt 5.4 dieser Arbeit ausführlich besprochen.

Es ist überliefert, daß Alfred Auersperg seit 1965 mehrfach mit dem Philosophen Martin Heidegger über Fragen der Wahrnehmung diskutierte[198]. Die Auseinandersetzung mit Gedanken Heideggers fand auch in Auerspergs Veröffentlichungen aus dieser Zeit Eingang. 1965 und 1966 traf sich Alfred Auersperg in Grünwald bei München zu gemeinsamen Gesprächen mit dem Biologen und Begründer der Systemtheorie Ludwig von Bertalanffy, mit dem er seit den 30er Jahren in Wien durch gemeinsame Interessen freundschaftlich verbunden war. Ein kleiner Teil der auf Tonband aufgenommenen Gespräche wurde 1985 von Therese zu Oettingen-Spielberg veröffentlicht[199].

Alfred Auersperg starb am 10. September 1968 in Hamburg.

---

[198] Vgl. Auersperg und Bertalanffy (1985, 15).
[199] Vgl. Auersperg und Bertalanffy (1985, 13).

Zweiter Teil

Das Werk Alfred Auerspergs

2 Neurologische und neuropathologische Arbeiten

Alfred Auersperg begann seine wissenschaftliche Tätigkeit bereits als Medizin-student mit neuropathologischen Studien. Auch wenn er sich immer wieder kri-tisch mit den Grundvoraussetzungen der lokalistischen Hirnforschung ausein-andersetzte, knüpft Alfred Auersperg mit seinen neurologischen und neuropathologischen Arbeiten an die Tradition der sogenannten Wiener neuro-pathologischen Schule an. Neurologische und neuropathologische Beobachtun-gen bildeten auch später oft den Ausgangspunkt für seine weiterführende Be-schäftigung mit biologischen Theoriemodellen.

2.1 Einführung: Lokalisationslehre und Reflextheorie

Die Tradition der Gehirnpathologie in Wien wurde von Theodor Meynert (1832–1892) begründet[200]. Meynert beschrieb am Hirnpräparat den zytoarchi-tektonischen Bau und den Verlauf der verschiedenen Nervenfasern. Ausgehend von den morphologischen Gegebenheiten versuchte er dann auf die Funktion der betreffenden Hirnstrukturen zu schließen. Auf diese Weise unterschied Meynert Projektions- und Assoziationsfasern, denen er eine entsprechende psy-chische Funktion zuschrieb. Damit war die Grundlage für die weitere Lokalisati-onsforschung gelegt, wie sie in der Folge und in ihrer Anwendung in der Psych-iatrie besonders durch Karl Wernicke (1848–1905) weiterentwickelt wurde und schließlich in den Gehirnkarten von Karl Kleist (1879–1961) ihren vorläufigen Höhepunkt fand[201]. In Wien wurde die von Theodor Meynert begründete Tradi-tion der hirnmorphologischen Forschung besonders von Heinrich Obersteiner und Otto Marburg an dem von Obersteiner gegründeten Neurologischen For-schungsinstitut weitergeführt.

Den hirnmorphologischen Forschungen Theodor Meynerts waren Versuche einer Lokalisation seelischer Leistungen in bestimmten Hirnarealen durch den

---

[200] Über die Biographie Meynerts informiert Stockert (1970).

[201] Übersichten über die Geschichte der Lokalisationslehre finden sich bei Goldstein (1927), Harrington (1989) und bei Lurja (1992, 14ff.).

Anatomen Franz Gall (1758–1828) vorausgegangen[202]. Gall beschrieb als erster den Unterschied zwischen grauer und weißer Hirnsubstanz. Nach seiner Ansicht führten besonders entwickelte seelische Fähigkeiten zu Erhebungen am Schädel, so daß sich dann wiederum aus der Schädelform auf das individuelle menschliche Vermögen schließen läßt[203]. Galls vorwiegend auf Spekulation gegründete Theorie stieß auf Kritik. Erst nach den Veröffentlichungen Wernickes[204], der im Anschluß an Untersuchungen Meynerts zusätzlich zum Brocaschen Zentrum der motorischen Sprache ein Zentrum für die sensorischen Sprachanteile abgrenzte, begann sich die Lokalisationslehre allgemein durchzusetzen. Die anschließende Entwicklung der Lehre von der Lokalisation psychischer Fähigkeiten fand vorwiegend innerhalb der Forschungen über Aphasie statt und führte zu Erkenntnissen, die zu immer differenzierter werdenden Gehirnkarten führten.

Schon kurz nach der Entdeckung des Sprachzentrums durch Paul Broca kritisierte der englische Neurologe Hughlings Jackson (1834–1911), zunächst ohne große Resonanz, die bedenkenlose Anwendung der Zentrenlehre. Jackson war der Ansicht, daß das Gehirn hierarchisch organisiert und nicht lokalistisch aufgebaut ist. Eine eigentliche Gegenbewegung gegen die Lokalisationslehre setzte allerdings erst in den 20er Jahren unseres Jahrhunderts ein. Es waren besonders die neurologisch interessierten Forscher Constantin von Monakow und Henry Head sowie der der Gestaltpsychologie nahestehende Neurologe Kurt Goldstein[205], die sich gegen eine allzusehr lokalistisch eingestellte Lehre von der Hirnfunktion wandten. Weitere Kritiker der Lokalisationslehre waren der Biologe und Mediziner Albrecht Bethe[206], der für die Plastizität des Nervensystems eintrat, wie auch der Heidelberger Neurologe Viktor von Weizsäcker, der dem Prinzip der Lokalisation ein Prinzip des Wandels der Funktion entgegensetzte. Damit ist gemeint, daß die neurologische Funktion im Falle einer lokalen Störung auch unter Inanspruchnahme anderer morphologischer Strukturen kompensatorisch aufrecht erhalten werden kann[207]. Weizsäcker formuliert den von ihren Kritikern allgemein geteilten Hauptvorwurf an die Lokalisationslehre folgendermaßen:

> „Der logische Fehler der Lokalisationslehre lag darin, daß die Funktionsbilder der Läsion keine Subtraktionsprodukte sind, weil die Restmasse anders funktioniert, als sie es im Verbande des unversehrten Ganzen tat."
> Weizsäcker (1954, 103)

---

[202] Vgl. Franz Gall: Sur les fonctions du cerveau. 2. Aufl. Paris 1822. Zit. nach Goldstein (1927).

[203] Vgl. Lurja (1992, 14).

[204] Wernicke: Der aphasische Symptomenkomplex. Breslau 1874. Zit. nach Goldstein (1927).

[205] Goldstein beschreibt in einer autobiographischen Schrift die Entwicklung seiner Ideen vor dem Hintergrund der ‚holistischen' Bewegung in der Biologie. Vgl. Goldstein (1971).

[206] Vgl. Bethe (1931).

[207] Vgl. Weizsäcker (1931a, 513) u. (1954, 102f.).

In Wien hatte die Kritik an der Lokalisationslehre zu Auerspergs Zeit bereits eine gewisse Tradition. Schon 1891 äußerte der Meynert-Schüler Sigmund Freud (1856–1939) in seiner Studie „Zur Auffassung der Aphasien"[208], unter Berufung auf Hughlings Jackson, radikale Zweifel an der anatomischen Lokalisierbarkeit der Hirntätigkeit[209]. In den 20er und 30er Jahren waren es dann besonders Otto Pötzl und Paul Schilder als Vertreter der Wiener neurologischen Schule, die für eine funktionell-ganzheitliche Interpretation der Hirntätigkeit eintraten.

Zeitlich parallel zur Entwicklung der Lokalisationslehre gewann die Lehre vom Reflex als allgemeinem neurophysiologischem Erklärungsmodell an Bedeutung[210]. Wie der mit Auersperg befreundete Wiener Biologe und Begründer der Systemtheorie Ludwig von Bertalanffy schreibt, war die wissenschaftliche Geisteshaltung der ersten Hälfte des 20. Jahrhunderts in der Psychologie durch die Anwendung des Reiz-Antwort-Schemas gekennzeichnet und entsprechend in der Physiologie durch das Ausgehen von einer Lehre der Reaktivität bestimmt. Das Verhalten des Organismus wurde im wesentlichen als Antwort auf Reize aus der Außenwelt verstanden[211]. Aber auch hier zeichnete sich, beginnend in den 20er Jahren unseres Jahrhunderts, eine kritische Gegenbewegung ab, die in engem Bezug zur Kritik an der Lokalisationslehre stand. Der Göttinger Physiologe H. D. Henatsch spricht in diesem Zusammenhang von einem traditionellen reflextheoretischen Paradigma in der Biologie und von einem, in den 20er Jahren dieses Jahrhunderts, einsetzenden Paradigmenstreit und Paradigmenwechsel[212].

Für ein neues kybernetisch-systemtheoretisches Paradigma traten im deutschsprachigen Raum besonders die Biologen Erich von Holst und Horst Mittelstaedt mit ihrem „Reafferenzprinzip"[213] ein. Kritik aus einer eher biologisch-phänomenologischen Sicht kam unter anderem von dem holländischen Biologen Frederik Buytendijk[214], von dem Neurologen Kurt Goldstein[215] sowie von Viktor von Weizsäcker, der auch eigene experimentelle Untersuchungen zur Reflexologie anstellte, mit denen er seine Kritik am Reflexbegriff belegte[216].

Das Hauptargument der Kritiker des Reflexmodells betraf die Unmöglichkeit, die Willkürbewegung als zusammengesetzt aus elementaren Reflexabläufen zu erklären. Hinter der Kritik am Reflexmodell stand bei den meisten Gegnern

208 Freud (1891).
209 Vgl. Vogel (1955/56).
210 Eine übersichtliche Darstellung der Geschichte des Reflexbegriffes findet sich bei Blasius (1965). Weitere Überblicksreferate bei Weizsäcker (1927) und (1939a) sowie bei Henatsch (1988).
211 Vgl. Bertalanffy (1967, 21).
212 Vgl. Henatsch (1988, 69).
213 Vgl. Holst und Mittelstaedt (1950)
214 Vgl. Buytendijk (1931).
215 Vgl. Goldstein (1934, 44ff.).
216 Vgl. Weizsäcker (1922) u. (1927b).

der Reflextheorie aber auch eine grundsätzliche Ablehnung behavioristischer und mechanistischer Erklärungen des Verhaltens.

Alfred Auersperg, der als Student die klassische Hirnpathologie kennengelernt hatte und dessen erste Arbeiten noch ganz in der Tradition der Wiener Hirnpathologie standen, hat sich bald der eben skizzierten kritischen Bewegung angeschlossen und sich in einigen Arbeiten mit dem Reflexbegriff und der Lokalisationslehre kritisch auseinandergesetzt. Er trat in der Folge, wiederholt auch in eigenen experimentellen Arbeiten, entschieden gegen jede elementaristische Lehre der Nervenfunktion ein. In diesem Sinne kann Alfred Auersperg als ein bedeutender und engagierter Vertreter einer „kritischen Neurologie" bezeichnet werden.

2.2 Frühe neuropathologische Arbeiten

Alfred Auerspergs erste wissenschaftliche Arbeiten entstanden am von Otto Marburg geleiteten neurologischen Institut der Universität Wien und behandeln neuropathologische Probleme.

Die allererste Publikation Auerspergs ist ein 1927 erschienener Aufsatz mit dem Titel *Das Verhalten der Kerne am Boden des 3. Ventrikels bei Hydrozephalus.* Auersperg war zu dieser Zeit noch Student der Medizin und arbeitete in den letzten Jahren seines Studiums als Demonstrator am neurologischen Institut der Wiener Universität. Der Aufsatz ist rein neuropathologischen Inhalts. Es handelt sich um eine Beschreibung neuroanantomischer und histopathologischer Befunde bei drei Sektionsfällen mit Hydrozephalus.

Eine zweite, mit 50 Druckseiten wesentlich umfangreichere neuropathologische Arbeit Auerspergs erschien 1929 unter dem Titel *Beobachtungen am menschlichen Plexus choroideus der Seitenventrikel.* In dieser Arbeit führte Auersperg seine Untersuchungen über histopathologische Befunde bei Hydrozephalus fort. Neben der Darstellung der Ergebnisse von neuropathologischen Untersuchungen an insgesamt 45 Sektionsfällen referiert Auersperg die zeitgenössischen Lehrmeinungen zur Entstehung des Hydrozephalus. Er zweifelt im Schlußteil seiner Arbeit, entgegen der damaligen gängigen Lehrmeinung, die Verursachung des Hydrozephalus durch eine Hypersekretion des plexus choroideus an.

Seine nächste Veröffentlichung ist ein 1930 in der Wiener klinischen Wochenschrift erschienener, von einer umfangreichen Kenntnis der Fachliteratur zeugender Fallbericht *Zum Krankheitsbilde der isolierten Lähmung des Nervus suprascapularis.* Dieser Aufsatz stammt, wie der folgende, aus Auerspergs Zeit der Tätigkeit an der Medizinischen Universitätsklinik Wien unter Leitung des neurologisch interessierten Internisten Franz von Chvostek.

Gemeinsam mit dem Neuropathologen Erwin Risak veröffentlichte Auersperg im gleichen Jahr eine weitere rein neuropathologische Arbeit mit dem

Titel. *Über die differentialdiagnostische Bedeutung der Xanthochromie im Liquor cerebrospinalis*. Diese Arbeit geht der Frage nach, ob der Xanthochromie, also der Gelbfärbung des liquor cerebrospinalis, eine differentialdiagnostische Bedeutung für die Erkennung einer intrazerebralen Blutung zukommt. Anhand von Kasuistiken belegte Auersperg, daß auch bei artifizieller, punktionsbedingter Blutung Liquorxanthochromie in Erscheinung tritt. Die differentialdiagnostische Bedeutung dieses Phänomens wurde daher von ihm bezweifelt.

Die Reihe der frühen neuropathologischen Arbeiten Auerspergs beschließt der 1932 erschienene Aufsatz *Betrachtungen über einen Fall von funikulärer Myelose bei achylischer Chloranämie*. Hier handelt es sich um eine neuropathologische Falldarstellung mit ausführlicher Diskussion der damaligen Erklärungsmodelle zur Pathologie der funikulären Myelose, einer durch den Mangel an Vitamin B12 hervorgerufenen Krankheit.

2.3 Elektrophysiologische Arbeiten

Auerspergs Lehrzeit als junger an neurologischen Fragen interessierter Arzt erhielt eine neue Wendung, als er 1932 nach Innsbruck ging, um die elektrophysiologische Methodik bei Ernst Theodor von Brücke zu erlernen. Seine nächsten Arbeiten waren folglich dieser Disziplin gewidmet. Insgesamt drei elektrophysiologische Arbeiten[217] entstanden in den Jahren 1932 und 1933 unter dem Physiologen Ernst Theodor von Brücke (1880–1941), der für seine neurophysiologischen Untersuchungen des vegetativen Nervensystems[218] bekannt war. Eine weitere elektrophysiologische Arbeit wurde 1933 während eines Studienaufenthaltes an der Heidelberger Medizinischen Klinik unter dem Sinnesphysiologen Johannes Stein verfertigt. In seinen elektrophysiologischen Arbeiten äußert Auersperg zunehmend deutlicher seine kritische Einstellung gegenüber der klassischen Reflexphysiologie.

Die erste Innsbrucker Arbeit *Über die Erregbarkeitsverhältnisse im zentripetalen Ast verschiedener Reflexbogen* geht der Fragestellung nach, ob es möglich ist, aus dem Reflexerfolg auf die Erregbarkeit des zugehörigen sensiblen Nerven zu schließen. Die Untersuchungsbefunde zeigten, daß nicht in jedem Fall Rückschlüsse aus dem Reflexerfolg auf die Erregbarkeit des afferenten Reflexschenkels möglich waren. Die somit festgestellte Unregelmäßigkeit der Beziehung zwischen dem Reflexerfolg und der chronaximetrisch bestimmten Erregbarkeit führt Auersperg auf den Einfluß nicht näher bestimmter „zentralfunktioneller Faktoren"[219] zurück.

---

[217] Auersperg (1932b), Brücke, Auersperg und Krannich (1933a), Auersperg (1934a).
[218] Vgl. Brücke (1932).
[219] Auersperg (1932b, 399).

In der gemeinsam mit Ernst Theodor Brücke und E. Krannich veröffentlichten zweiten Innsbrucker Arbeit über *Umstimmungsvorgänge bei Facialisreflexen durch den Sympathicus und durch starke Reize* untersuchte Alfred Auersperg den Einfluß der elektrischen Reizung sympathischer Nervenfasern auf die Reflexerregbarkeit. Seine Untersuchungen führten zu dem Ergebnis, daß keine exakte Beziehung zwischen der Reizung sympathischer Fasern und dem Reflexverlauf nachweisbar waren[220].

Eine 1933, während eines Studienaufenthaltes an der Heidelberger Medizinischen Klinik gemeinsam mit dem Sinnesphysiologen Johannes Stein durchgeführte Arbeit mit dem Titel *Experimenteller Beitrag zur Frage des Reizobjektes der chronaximetrischen Prüfung der Hautsensibilität* geht der Frage nach, welche Rezeptoren bei der elektrischen Schwellenwertbestimmung der Hautsensibilität erregt werden. In abwechselnden Selbstversuchen wurde von den beiden Autoren nach Vertaubung der Haut eine elektrische Reizung kleiner Hautbezirke vorgenommen. Eine eindeutige Zuordnung des Reizerfolges zu einzelnen Rezeptoren gelang nicht. Die chronaximetrische Methode wird von Auersperg und Stein sogar als prinzipiell unzureichend zu Bestimmung der Schwellenpotentiale einzelner Hautsinnesrezeptoren bezeichnet. Neben diesem negativen Ergebnis berichten Auersperg und Stein von Beobachtungen über verschiedene Schmerzcharaktere. Eine scharf lokalisierte, stechende, gegen Lokalanästhesie empfindliche und rasch adaptierende Schmerzqualität ließ sich von einem brennenden, nicht in gleichem Maße durch Lokalanästhesie beeinflußbaren Schmerz unterscheiden. Diese Unterscheidung, die in etwa den von Henry Head als epikritisch, bzw. protopathisch bezeichneten Schmerzqualitäten gleichkommt, führen die beiden Autoren auf die Reizung unterschiedlicher nervöser Strukturen zurück[221].

Eine dritte, noch 1933 in Innsbruck durchgeführte, aber erst 1934 erschienene Arbeit aus Brückes physiologischem Institut trägt den Titel *Messende Versuche am Schluckreflex und ihre prinzipiellen Voraussetzungen*. Der Schilderung seiner Untersuchungsergebnisse stellt Auersperg eine grundsätzliche Erörterung über den Geltungsbereich reflexologischer Untersuchungen voran. Insbesondere beschäftigt ihn die Problematik der Summationsvorgänge im Reflexbogen und die Rolle des Reflexes als Funktionsmodell auch für das zentralnervöse Geschehen. Auersperg formuliert hier erstmals in aller Deutlichkeit seine Kritik an der Reflexlehre. Daher soll diese Arbeit etwas ausführlicher vorgestellt werden.

Auersperg charakterisiert die klassische Reflexlehre als Schöpfung einer an mechanistischen Vorstellungen ausgerichteten Physiologie. Das Vorbild dieser Forschung sei die einem planmäßigen Kräftespiel gehorchende Maschine. Unter Zuhilfenahme des Reflexbegriffes habe die Physiologie den Versuch unternommen, den Funktionsplan des zentralen Nervensystems wissenschaftlich zu ob-

---

[220] Vgl. Brücke, Auersperg und Krannich (1933a, 210).

[221] Diese Beobachtungen werden in Auerspergs späteren Untersuchungen zu Schmerz und Schmerzhaftigkeit wieder aufgegriffen.

jektivieren. Dieses Vorgehen findet nach Auersperg eine Grenze bei den mit einem Begriff des englischen Reflexologen Charles Scott Sherrington (1859–1952) als „integrierend" bezeichneten Leistungen des Zentralnervensystems[222]. Die integrierenden Leistungen lassen sich, so Auersperg, nicht größenmäßig messen und daher auch nicht vollständig objektivieren. In diesem Sinne bezeichnet er die Ergebnisse der Erregungsforschung am peripheren Nerven als unzulänglich. Zudem lassen sich die am peripheren Nerven erforschten Erregungsvorgänge nicht direkt auf das zentrale Geschehen übertragen. Auersperg zieht aus seinen Überlegungen den Schluß, daß die reflexologische Untersuchung der Leistungen des Organismus einen eingeschränkten Aussagewert hat. Er geht davon aus, daß eine ganze Welt von Tatsachen nur unter Zwang dem Reflexschema untergeordnet werden kann. Das Reflexschema bekommt unter diesem Gesichtspunkt den Stellenwert eines wissenschaftlichen Dogmas:

> „Wir mußten die Illusion preisgeben, den Reflex als ein Geschehen zu betrachten, in dem die ‚Erregung' quantitativ, also als Größe erfaßbar wäre. Wir glaubten vielmehr auch für diese noch relativ einfache zentrale Leistung ein übermaschinelles ordinatives Prinzip annehmen zu müssen." Auersperg (1932b, 559).

Folgt man Auerspergs Darstellung, so liegt es an der „übermaschinellen Natur" der zentralen Leistung, daß diese nicht als meßbare Erregungsgröße zu erfassen ist. Die zentrale Erregung enthält einen ordinativen, gestaltenden Faktor. Aber auch im einfachen Reflex waltet ein übermaschinelles ordinatives Prinzip. Erregungsgröße, Reizgröße und Summation lassen sich letztendlich nicht in eine eindeutige quantitative Beziehung bringen. Der Reiz ist, zumindest auf der Ebene des zentralen Geschehens, in seiner Bedeutung variabel. Die zentrale Wirksamkeit des Reizes ist nur sekundär aus dem Reizerfolg zu erschließen.

Auch wenn Auersperg in dem umfangreichen theoretischen Vorspann zu seiner Experimentalarbeit die quantitative Erfaßbarkeit des Reflexgeschehens grundsätzlich in Frage stellt, hält er die messende Untersuchung der Reflexabläufe für gewisse physiologische Fragestellungen dennoch für sinnvoll, da unter den einschränkenden Experimentalbedingungen eine relative Konstanz der Beziehung zwischen den objektiven Gegebenheiten und ihrer Reizentsprechung besteht. Mit der Betonung eines ordinativen, gestalterischen und übermaschinellen Prinzipes wird von Auersperg eine, über die bloße Kritik an der Reflexlehre hinausgehende, in seinem weiteren Werk häufig wiederkehrende Grundeinsicht ausgesprochen.

---

[222] Auersperg bezieht sich auf den von Sherrington (1906) geprägten Begriff der „Integrative action of the nervous system". Sherrington hat die Reflexlehre wesentlich ausgebaut und dafür 1932 den Nobelpreis für Physiologie erhalten. Sherrington bezeichnete den Reflex als Grundbaustein der nervösen Integration: „The reflex-arc is the unit mechanism of the nervous system when that system is regarded in his integrative function" Sherrington (1906, 7).

2.4 Weitere Arbeiten zur Neurologie und Neuropathologie

Im Jahr 1934 veröffentlichte Alfred Auersperg seine erste ausschließlich theoretische Arbeit mit dem Titel *Zur Frage der Bedeutung des Lokalisationsprinzips im Nervensystem*. Dies ist zugleich die erste einer Reihe von Arbeiten Auerspergs, die an der Nervenabteilung der medizinischen Klinik Heidelberg unter Leitung von Viktor von Weizsäcker entstanden. Auersperg zieht hier die theoretische Bilanz aus seinen vorangegangenen elektrophysiologischen Arbeiten. Er verbindet an dieser Stelle seine bereits in der letzten Innsbrucker Arbeit formulierte Kritik der Reflexlehre mit einer scharfen Kritik an der Lokalisation nervösen Geschehens.

Auerspergs Auseinandersetzung mit dem Lokalisationsprinzip nimmt an dieser Stelle Ausgang von einer Kritik der klassischen Neurophysiologie, die den Reflex als einen elementaren Grundbaustein des nervösen Geschehens betrachtet. So gesehen ist der Reflex Modellvorstellung einer mechanistisch orientierten Forschung. Fraglich ist dann, ob sich die nervöse Erregung tatsächlich – wie von der Reflexphysiologie vorausgesetzt – als ein elementares Geschehen auffassen läßt. Diese Auffassung findet ihren Ausdruck z.B. in dem von dem englischen Physiologen E.D. Adrian eingeführten „Alles-oder-Nichts-Gesetz"[223]. Auersperg argumentiert, daß ein dem Alles-oder-Nichts-Gesetz gehorchender Erregungsvorgang nicht summationsfähig sei. Gerade die Summation werde aber für die Erklärung zentraler Erregungsverarbeitung herangezogen. Demnach sind die Grundannahmen der Erregungsforschung am peripheren Nerven nicht ohne weiteres auf die zentralnervöse Erregungsform übertragbar. Auersperg lehnt die Annahme einer einheitlichen und elementaren Erregungsform und damit einen elementaristischen Reflexbegriff ab. Gleichzeitig wendet er sich gegen den Versuch der nervösen Funktion eine feststehende Lokalisation zuzuschreiben:

> „Mit dem Reflexbegriff fällt der Versuch, der nervösen Struktur, bzw. dem Lokalisationsprinzip den Sinn örtlich bestimmter, maschinenmäßig begreifbarer Konstellation zu geben. (...) Die Reflexfiktion ist für uns untragbar geworden. Damit hat das Lokalisationsprinzip seinen bisherigen heuristischen Sinn verloren. Auersperg (1934b, 471f.)

Auersperg spricht an dieser Stelle von einer immer deutlicher einer Krise zustrebenden Situation, in der sich die gegenwärtige Physiologie befinde. Nach seiner Überzeugung müsse sich die physiologische Forschung von der Annahme eines reflexgebundenen Strukturgeschehens befreien. Das von Viktor von Weizsäcker stammende Schlagwort einer „Physiologie ohne Anatomie"[224] weise den Weg aus dieser Krise.

---

[223] Vgl. Adrian (1914).

[224] Vgl. Weizsäcker (1931b, 507). Diese Bemerkung steht in Zusammenhang der Beschreibung neuropathologischer Symptome aus einem Wandel der Funktion der neurologischen Struktur. Aus dem gleichen Jahr stammt eine, in ihrer Aussage dem Auerspergschen Aufsatz

„Diese immer deutlicher einer Krise zustrebende Situation wurde schon vor Jahren gesehen, und der Weg aus dieser Krise in dem Schlagwort ‚Physiologie ohne Anatomie‘ gefaßt. Die Forschung muß sich in ihrer Leistungsprüfung bewußt vom Banne der Vorstellung eines reflexgebundenen Strukturgeschehens befreien und sich vom Phänomenalen, von der Leistung selbst und ihrem im Abbau sich vollziehenden Wandel leiten lassen." Auersperg (1934b, 472)

Damit benennt Auersperg ein Programm dem er selbst in seinen weiteren Arbeiten treu bleiben wird. Er schreibt, daß der am Phänomen orientierte Weg unbewußt schon von manchen Vertretern der Großhirnpathologie eingeschlagen worden sei. Als Beispiele erwähnt er die Einführung der Gestaltlehre in die Neuropathologie[225] und die Einbeziehung psychoanalytischer Erfahrungen zur Beschreibung von hirnpathologischen Defektzuständen[226], beide Ansätze sind seiner Ansicht nach jedoch noch zu sehr in der Reflexlehre befangen.

Der Aufsatz schließt mit einem Bekenntnis Auerspergs zur gerade im Entstehen begriffenen Gestaltkreislehre Viktor von Weizsäckers[227]. Diese biete einen neuen Forschungsansatz in der Weise, daß die Leistung unabhängig von der organischen Struktur untersucht wird. Dabei orientiere sich diese Forschungsrichtung primär am biologischen Phänomen. Gleichzeitig lasse sich der Gestaltkreis als ein Bild für den geschlossenen Wirkungskreis des Intentionalen mit dem Rezeptiven und damit als ein Gleichnis des nervösen Geschehens verstehen.

Alfred Auersperg kehrte im November 1935 aus Heidelberg nach Wien an die psychiatrisch-neurologische Universitätsklinik zurück. Nach seiner Rückkehr aus Heidelberg machten neurologische Arbeiten den Hauptteil seiner Publikationen aus. Es handelte sich dabei vorwiegend um Fallberichte und Fortbildungsvorträge zu klinisch interessierenden Themen[228]. Diese Arbeiten sollen nur kurz referiert werden.

1937 erschien in der angesehenen neurologischen Fachzeitschrift „Nervenarzt" ein kasuistischer Bericht Auerspergs mit dem Titel *Ein Fall von Neurinom des Nervus trigeminus*. Noch im gleichen Jahr veröffentlichte Auersperg im „Nervenarzt" eine weitere neurologische Kasuistik mit dem Titel *Kasuistischer Beitrag über einen Fall von hemianopischer Lesestörung*.

Aus dem Jahr 1938 stammt eine allgemeiner gehaltene Studie über *Die Rückbildung der Funktion nach organischen Hirnstörungen des Menschen*, die Au-

---

durchaus vergleichbare, Auseinandersetzung Weizsäckers mit dem Lokalisationsprinzip. Vgl. Weizsäcker (1931a).

[225] Der hervorragendste Vertreter dieser Richtung ist der Neurologe Kurt Goldstein, der von Auersperg an dieser Stelle jedoch nicht namentlich erwähnt wird.

[226] Hier spielt Auersperg vermutlich auf Paul Schilders Versuch einer Verbindung von Psychoanalyse und Hirnpathologie an.

[227] Vgl. Viktor von Weizsäcker (1933).

[228] Auerspergs Arbeiten zum Thema Körperschema und zum Schmerz werden, aufgrund des Umfangs dieser Arbeitsgebiete gesondert besprochen. Siehe Kapitel 4 und 6 dieser Arbeit.

erspergs Probevortrag zur Erlangung der venia legendi entnommen wurde. In dieser Arbeit bezieht sich Auersperg besonders auf Albrecht Bethes Lehre von der Plastizität des Nervensystems[229] als Erklärungsmodell für die Rückbildung der Funktion und für den Funktionswandel nach hirnorganischen Störungen. Anstelle der organischen Regeneration des Substanzdefektes, die bei zentralnervösen Läsionen nicht möglich ist, tritt der Wandel und die Reorganisation des zentralnervösen Funktionsplans. Auersperg spricht unter Bezug auf Goethe von einer „beweglichen Ordnung"[230], die die Rückbildung einer Leistungsstörung ermöglicht.

Im folgenden Jahr erscheint in der Wiener klinischen Wochenschrift ein Aufsatz mit dem Titel *Zu dem Begriff ‚Freude in der Funktion'*. Es handelt sich dabei um die schriftliche Fassung eines vor der Fachschaft für Hygiene und Sport gehaltenen Vortrages. Auersperg behandelt den Zusammenhang zwischen Motivation und körperlicher Leistung. Er vertritt die Meinung, daß nur die Freude an der sportlichen Betätigung zu hohen Leistungen befähigt. Er sieht diese Auffassung bestätigt in klinischen Beispielen, die den Zusammenhang von intentionaler Einstellung und vegetativer Regulation belegen. Es sei angemerkt, daß sich Auersperg in diesem fachlich ansonsten wenig ergiebigen Aufsatz keiner nationalsozialistischen „Kraft durch Freude"-Parolen bedient.

In der Zeit zwischen 1940 und 1945 veröffentlichte Auersperg einige, im Vergleich zu seinen Heidelberger Arbeiten recht konventionelle neurologische Fortbildungsvorträge in der Wiener klinischen Wochenschrift. So über *Ischias*, über *Die Migraine und ihre Behandlung* und über *Die neuromuskulären Erkrankungen und ihre Behandlung*.

Ein Vortrag Auerspergs, der etwas aus dem Rahmen seines übrigen Werkes fällt, ist ein im Januar 1942 anläßlich eines Fortbildungskurses der Wiener Akademie für ärztliche Fortbildung in Salzburg gehaltenes Referat mit dem Titel *Die Psyche der Frau*. Auersperg bekundet eingangs die Unmöglichkeit, vom ärztlich-wissenschaftlichen Standpunkt aus eine Definition der Seele der Frau zu liefern. Es sei vielmehr Aufgabe der bildenden Künstler ein, wenn auch immer auf eine bestimmte Kultur und Zeit bezogenes, Seelenbild der Frau darzustellen. Auersperg versucht dann das Thema von der praktischen Seite anzugehen, indem er Beispiele aus der ärztlich-psychotherapeutischen Beratung heranzieht. Er plädiert für die Anwendung des „gesunden Menschenverstandes" und der an der Erfahrung geschulten Menschenkenntnis im Umgang mit Patientinnen, bei denen eine psychische Problematik vorliegt. Der sehr allgemein gehaltene Vortrag fällt

---

[229] Vgl. Bethe (1930, 793): „Unter ‚Plastizität des Nervensystems' verstehe ich die Eigenschaft der nervösen Zentralorgane, sich veränderten inneren oder äußeren Bedingungen automatisch so anzupassen, daß die innervierten Organe von neuem zu zweckmäßig erscheinenden Handlungen zusammengefaßt werden."

[230] Auersperg (1938a, 917).

insofern aus dem Rahmen des Werkes Auerspergs, da er seine einzige Veröffentlichung zu einem psychologischen Thema ist.

In den ersten Jahren seiner Emigration, als es für ihn noch keine berufliche Perspektive in Südamerika gab, schloß sich Alfred Auersperg mehrfach neuropathologischen Forschungsgruppen an. Aus dieser Zeit stammen einige Veröffentlichungen, an denen er als Co-Autor beteiligt war.

So wird Alfred Auersperg in zwei aus dem Jahr 1947 stammenden, im „American Journal of Clinical Pathology" erschienenen Arbeiten zur Pathologie und Therapie des zerebralen Milzbrandes mit dem Titel *Effect of penicillin and antianthrax serum in experimental anthrax* und *Anthrax meningitis; report of case internal anthrax with recovery* als Mitautor aufgeführt. Die beiden Arbeiten wurden bei einem Gastaufenthalt Auerspergs am St. John's Riverside Hospital in Yonkers, New York angefertigt.

Aus dem Jahr 1949 stammt eine in Brasilien veröffentlichte neuropathologische Arbeit in portugiesischer Sprache aus der Neurologischen Abteilung der Universitätsklinik Sao Paulo, bei der Auersperg ebenfalls als Mitautor erscheint. Es handelt sich bei der Arbeit mit dem Titel *Trombose bilateral das arterias cerebrais anteriores, com encefalomalácias, e meningoependimite purulenta, consequentes a sinusite maxilo-etmoidal purulenta operada* um einen Bericht über einen Fall von beidseitiger Thrombose der arteriae cerebri anteriores mit eitriger Meningitis als Folge der operativen Behandlung einer Sinusitis.

In den folgenden Jahren, in denen Auersperg die Psychiatrische Klinik in Conception aufbaute und leitete, war er, seinen Publikationen nach zu schließen, eher an grundsätzlichen Fragen der Neuropathologie, wie beispielsweise des krankhaften Leistungsabbaues und der Organdesintegration interessiert. Besonders in seine Arbeiten zur theoretischen Biologie flossen immer wieder neuropathologische Fragestellungen ein[231].

Dies läßt sich beispielhaft an einem 1960 auf der 76. Wanderversammlung Südwestdeutscher Neurologen und Psychiater in Baden-Baden gehaltenen Referat mit dem Titel *Großhirnpathologische Syndrome als Zeitigungsstörung der Aktualgenese* zeigen. Das Referat, das 1963 in einem Sammelband veröffentlicht wurde, bietet ein gutes Beispiel dafür, wie Auersperg konkrete neuropathologischer Beobachtungen mit Gedanken über eine allgemeine psychophysiologische Theorie verbindet.

Auersperg führt seine Zuhörer zunächst in die Ideenwelt der aktualgenetischen Konstitution von Wahrnehmung und Bewegung ein. Mit dem Begriff Aktualgenese wird die Gesamtheit der psychophysiologischen Vorgänge bezeichnet, die eine komplexe biologische Leistung ermöglichen[232]. Wahrnehmung wie

---

[231] Vgl. Kapitel 5 dieses Buches.
[232] Ausführlicher äußert sich Auersperg zu Fragen der Aktualgenese in einem Beitrag zu einer Festschrift zum 70. Geburtstag von Otto Pötzl mit dem Titel: Das Schema des getasteten Gegenstandes. Auersperg (1949a).

Bewegung konstituieren sich nach Auerspergs Auffassung nach dem gleichen Grundprinzip: einer Zweiheit von vorauslaufendem, proleptischem Entwurf und anschließender rückläufiger Bestimmung. Diesem Verständnis der Aktualgenese stellt Auersperg den, in zeitlicher Hinsicht linearen, Ansatz der klassischen naturwissenschaftlichen Physiologie gegenüber.

Auersperg überträgt nun seine theoretischen Überlegungen auf konkrete neuropathologische Erkrankungen. Er führt mehrere, auch ätiologisch unterschiedliche Syndrome visuell-agnostischer Störungen als Beispiel auf, so die halbseitige Aufmerksamkeitsstörung (sogenanntes Hemineglect), die Seelenlähmung des Betrachters und die Simultanagnosie (das Balintsche Syndrom). Als gemeinsamen Charakter dieser drei neurologischen Syndrome bezeichnet Auersperg die Negation der vorgegebenen visuellen Wirklichkeit. Unter dem Gesichtspunkt der Aktualgenese mit den einander wechselseitig fordernden, komplementären Funktionen des proleptischen Entwurfes und der rückläufigen Bestimmung erscheinen die aufgeführten klinischen Syndrome durch ein unterschiedlich ausgeprägtes Überwiegen einer der beiden aktualgenetischen Funktionen, d.h. des antizipativen Entwurfes oder der rückläufiger Determination gekennzeichnet zu sein. Die angeführten optisch-agnostischen Störungen werden somit von Auersperg als Störung der Aktualgenese aufgefaßt. Er drückt dies folgendermaßen aus:

> „Nun hat es tatsächlich den Anschein, als ob der integrale Akt der zeitüberbrückenden Vergegenwärtigung als solcher im differenzierten Funktionssubstrat seiner Regulationszentren betroffen würde, und als ob es von weiteren noch zu erhellenden konstellierenden Bedingungen abhängen dürfte, welche der komplementären teleologischen Funktionen die pathologische Abwandlung der Zeitigung des Wahrgenommenen im besonderen Fall bestimmt." Auersperg (1963d, 28)

Vor dem Hintergrund dieser Überlegungen macht Auersperg ein pathologisches Überwiegen der antizipativen Funktion für die apperzeptive Agnosie verantwortlich, während eine übermäßige Einschränkung der Antizipation, also ein Überwiegen der (rückläufigen) Determination, im extremen Fall zur Simultanagnosie führt. Weitere Berührungspunkte und Anwendungsmöglichkeiten seiner eigenen theoretischen Auffassung mit der Neuropathologie sieht Auersperg im Bereich der kortikalen Regulation vegetativer Funktionen. Hier unterscheidet er eine dem Neokortex eigene Regulation auf der Ebene komplizierter koordinativer Leistungen von einer dem Paläokortex eigenen Regulation basaler vegetativer Funktionen, wie etwa der grundlegenden cerebralen Aktivität. Dabei greift er auf zu seiner Zeit neue elektrophysiologische Forschungsergebnisse zurück, insbesondere auf die Entdeckung der in der formatio reticularis lokalisierten Steuerung des Aktivitätsniveaus durch die Neurophysiologen Magoun und Hernandez-Péon.

Auch wenn es in der zuletzt referierten Arbeit um relativ komplexe Zusammenhänge geht, die insbesondere das Verständnis der Zeitabläufe biologischen Geschehens betreffen, wird an dieser Stelle anschaulich, welchen zentralen Stellenwert die Neurologie und Neuropathologie im Denken Auerspergs einnahmen und wie diese Themen zeitlebens seine Arbeit prägten.

3 Arbeiten zur Sinnesphysiologie und Gestaltkreislehre

Mit Beginn seiner Assistententätigkeit an der neurologischen Abteilung der Heidelberger Universitätsklinik im Herbst 1933 setzte sich Alfred Auersperg intensiv mit der damals in ihren ersten Ansätzen bestehenden Gestaltkreislehre Viktor von Weizsäckers auseinander, welche aus einer kritischen Haltung gegenüber einer Physiologie entstand, die sich mit immer feineren, aber prinzipiell mechanistischen Methoden und Erklärungsmodellen dem Lebensprozeß zu nähern versuchte. Angeregt durch Viktor von Weizsäcker, beschäftigte sich Alfred Auersperg in den folgenden Jahren besonders mit Fragen des Bewegungssehens und der optischen Konstanz der Wahrnehmungsobjekte. Seine Experimentaluntersuchungen führten ihn zu einer Kritik der naturwissenschaftlichen Grundlagen der Sinnesphysiologie und zu einer Kritik des Zeitbegriffes, aus der dann seine Theorie des Koinzidentialparallelismus entstand.

Nach einem kurzen Überblick über die geschichtliche Entwicklung der Sinnesphysiologie und über die Entwicklung des Gestaltkreiskonzeptes Viktor von Weizsäckers, sollen im folgenden Auerspergs Arbeiten zur Sinnesphysiologie und zur Gestaltkreislehre vorgestellt werden.

3.1 Einführung: Sinnesphysiologie und Gestaltkreislehre

Der Beginn einer systematischen, auf naturwissenschaftlichen Grundlagen aufbauenden Sinnesphysiologie läßt sich mit Johannes Müllers (1801–1858) Untersuchungen zur Physiologie der Sinne datieren[233]. Im zweiten Band seines Handbuches der Physiologie des Menschen, das 1840 erschien, teilte Johannes Müller die verschiedenen Sinne nach Empfindungsqualitäten ein. Anschließend stellte er die Frage, wie das Zustandekommen einer bestimmten Empfindung zu erklären sei. Da Johannes Müller davon ausging, daß die Sinnesempfindung nicht allein durch äußere Ursachen hervorgebracht werden kann, sah er den Sinnesnerv als eigentliche Bedingung einer bestimmten Wahrnehmung an. Er schrieb den Sinnesnerven bestimmte, nur jeweils einer bestimmten Empfindungsqualität zugehörende Energien zu. Diese Einsicht formulierte er in einem Gesetz, das als das „Gesetz der spezifischen Sinnesenergien" bekannt geworden ist:

> „Die Sinnesempfindung ist nicht die Leistung einer Qualität oder eines Zustandes der äußeren Körper zum Bewußtsein, sondern die Leistung einer Qualität, eines Zustandes eines Sinnesnerven zum Bewußtsein, veranlasst durch eine äussere Ursache, und diese Qualitäten sind in den ver-

---

[233] Über die Entwicklung der Theorien des Wahrnehmens seit den Vorsokratikern informiert Grüsser (1986). Über Johannes Müllers Persönlichkeit und seine Theoriebildung informiert Lohff (1977). Ein Überblick über die Sinnesphysiologie seit Johannes Müller findet sich bei Weizsäcker (1934) und bei Hensel (1962).

schiedenen Sinnesnerven verschieden, die Sinnesenergien." (Müller (1840, 254)

Nach Müllers Ansicht werden diese für jede Sinnesqualität spezifischen Sinnesenergien vom menschlichen Vorstellungsvermögen aufgrund gesammelter Erfahrungen in die Außenwelt projiziert. Die Theorie der spezifischen Sinnesenergien hat den Vorzug, ein Erklärungsmodell zu bieten, das die psychische Wahrnehmungsqualität und die physiologisch-anatomische Struktur umfaßt. Nicht zuletzt deshalb wurde das Gesetz der spezifischen Sinnesenergien für lange Zeit Leitprinzip der klassischen Sinnesphysiologie. So bezeichnete zum Beispiel der Physiologe und Müller-Schüler Hermann von Helmholtz (1821–1894), der sich besonders um die Erforschung der physikalischen Grundlagen der optischen Wahrnehmung verdient gemacht hat, das Gesetz der spezifischen Sinnesenergien als Johannes Müllers bedeutsamste Leistung für die Physiologie des Nervensystems, wie für die Erkenntnistheorie:

„(...) eine wissenschaftliche Errungenschaft, deren Werth ich der Entdeckung des Gravitationsgesetzes gleichzustellen geneigt bin." Helmholtz (1877, 24)

Ein weiterer bedeutender Pionier der Sinnesphysiologie, ebenfalls Schüler von Johannes Müller, ist Ewald Hering (1834–1918). Hering führte mit Helmholtz eine Kontroverse über die dem Farbensehen zugrundeliegenden physiologischen Vorgänge. Hering betrachtete die Farbempfindung als Produkt einer auf chemischen Prozessen beruhenden Eigentätigkeit der Netzhaut[234], während Helmholtz von einer physikalisch meßbaren Zuordnung von Reiz und Empfindung ausging. Für unsere erkenntnisgeschichtliche Betrachtung ist von Bedeutung, daß Hering das Problem der Konstanz des Sehdings erstmals deutlich benannt hat. Hering ging dabei von dem Problem der farblichen Konstanz der Wahrnehmungsgegenstandes bei wechselnder Beleuchtung aus[235].

In der weiteren Entwicklung der Physiologie der Sinne im deutschsprachigen Raum setzte sich der von Helmholtz vertretene Physikalismus und damit die Forschungsrichtung durch, welche mit der quantitativen Korrelation meßbarer Größen den Zusammenhang zwischen Reiz und Empfindung zu beschreiben sucht. Bestimmte Phänomene, wie beispielsweise die von Hering problematisierte Farbenkonstanz oder allgemein die Konstanterhaltung eines Sehdinges, beispielsweise bei der Wahrnehmung eines bewegten Objektes, aber konnten mit

---

[234] „Nicht also handelt es sich fortan nur darum, dass vom Auge dem menschlichen Geiste ein Complex von Empfindungen übergeben wird, die derselbe dann mit Hilfe richtiger und falscher Urteile oder Schlüsse zu Vorstellungen verarbeitet, sondern was uns als Gesichtsempfindung zum Bewußtsein kommt, ist der psychische Ausdruck oder das bewusste Correlat des Stoffwechsels der Sehsubstanz." Hering (1874, 188).

[235] Vgl. Hering, Ewald: Grundzüge der Lehre vom Lichtsinn. In: A. Graefe (Begr.) Handbuch der gesamten Augenheilkunde. 2. Aufl. Springer, Berlin (1925, 16). Zit. nach Weizsäcker (1926b, 369 Anm.).

physikalistischen Modellen nicht zureichend erklärt werden. Bereits Hering hat hierauf aufmerksam gemacht und Fechners messende Psychophysik kritisiert[236].

Die Erfolge der messenden Erforschung der Sinneswahrnehmung ließen solche Überlegungen jedoch zunächst in den Hintergrund treten. Es war besonders Gustav Theodor Fechner (1801–1887), der mit seiner von ihm als „Psychophysik" (1860) bezeichneten Lehre von den exakten, meßbaren Beziehungen zwischen physikalischem Reiz und seelischer Empfindung der psychophysischen Forschung ein Konzept gab. Fechner ging von einem Parallelismus von Leib und Seele aus, d.h. er nahm an, daß jedem Körpervorgang ein bestimmter seelischer Vorgang entspricht und umgekehrt[237]. Die messende Psychophysik bediente sich in den folgenden Jahrzehnten der immer mehr verfeinerten elektrophysiologischen Methodik. Ein Ergebnis dieser Forschungsrichtung ist beispielsweise die als „Weber-Fechnersches Gesetz" bekannte Formel, die eine mathematisch exakte Beziehung zwischen Reiz und Empfindung zu beschreiben sucht.

Auch den Physiologen Ernst Mach (1838–1916) und den Philosophen Melchior Palagyi (1860–1924) beschäftigten erkenntnistheoretische Fragen im Zusammenhang mit sinnesphysiologischen Experimenten. Beide gingen von der Einsicht aus, daß Wahrnehmung und Bewegung nicht unabhängig voneinander betrachtet werden können und daß in die Analyse des psychophysischen Geschehens stets beide Elemente einbezogen werden müssen[238]. Ernst Mach war der Auffassung, daß zwischen Leib und Seele eine zumindest teilweise Identität besteht. Daher bezeichnete er das Leib-Seele-Problem als ein Scheinproblem: es handle sich lediglich um zwei Beobachtungsweisen desselben Vorganges[239].

Die zu Beginn des 20. Jahrhunderts von dem Psychologen Max Wertheimer (1880–1943) begründete Gestaltpsychologie war bereits Ausdruck einer kritischen Bewegung gegen den Physikalismus der klassischen Sinnesphysiologie[240]. Die Gestaltpsychologie geht davon aus, daß Wahrnehmungen nicht aus Empfindungen, d.h. nicht aus der Erregung von Rezeptoren abgeleitet werden können. Für die Konstitution der Sinneswahrnehmung macht die Gestaltpsychologie

---

[236] Vgl. Fechner (1877, 35f.).

[237] Vgl. Fechner (1860, Bd. 2, 526).

[238] Vgl. Mach (1922, 146), Palagyi (1925, 47).

[239] „Ich bin von dem ursprünglichen Fechnerschen Parallelismus ausgegangen. Aber selbst die Betrachtung des Psychischen und Physischen als zwei Seiten eines Dritten, kann ich nicht so verächtlich finden. Es liegt ein besonnener Kompromiß des Spiritualismus mit dem Materialismus darin, der zu weiteren wissenschaftlichen Konsequenzen führt. Setzen wir statt dessen zwei Beobachtungsweisen desselben Vorganges, so wird an dieser Formel kein Naturforscher mehr Anstoß nehmen." Mach (1922, 305).

[240] Der Beginn der Gestaltpsychologie wird mit einer 1912 erschienen Studie Max Wertheimers über das Sehen von Bewegung datiert. Vgl. Wertheimer (1912). Auerspergs experimentelle Untersuchungen zur Sinnesphysiologie, die ihn zu einer grundlegenden Kritik an deren wissenschaftlichen Voraussetzungen führen, gelten dem gleichen Thema. Vgl. Auersperg und Sprockhoff (1935), Auersperg und Buhrmester (1936).

statt dessen Feldkräfte, Gestaltgesetze und auf eine Ganzheitlichkeit des Wahrnehmungsgebildes gerichtete Selbstordnungstendenzen verantwortlich[241].

Der Sinnesphysiologe Johannes von Kries (1853–1928), Schüler des aus der Müllerschen Schule stammenden Leipziger Physiologen Carl Ludwig (1816–1895), war ebenfalls schon zu Beginn des 20. Jahrhunderts kritisch gegenüber einer einseitig mechanistischen Auffassung von der Sinneswahrnehmung eingestellt. Kries begann die Gültigkeit des Müllerschen Gesetzes von den spezifischen Sinnesenergien in Frage zu stellen[242]. Er spricht von einer „zwangsmäßigen Unmittelbarkeit"[243] des Wahrnehmungserlebnisses. Außerdem machte er darauf aufmerksam, daß selbst eine scheinbar einfache Empfindung individuell sehr unterschiedlich wahrgenommen werden kann[244]. Viktor von Weizsäcker bezeichnet Johannes von Kries als „den letzten großen Sinnesphysiologen"[245]. Mit Kries setzt ein Wandel in der Sinnesphysiologie ein. Zunehmend wurde bezweifelt, daß das physiologische Geschehen mit einer der Physik entlehnten Methode angemessen zu erforschen ist.

Viktor von Weizsäcker (1886–1957) war von 1910–1914 Assistent bei Johannes von Kries in Freiburg[246]. Weizsäcker, der zunächst als Internist, später als Neurologe in Heidelberg tätig war, beschäftigte sich immer wieder mit sinnesphysiologischen Fragen. Weizsäcker hatte entscheidenden Anteil an der Entwicklung einer am Wahrnehmungsphänomen orientierten Sinnesphysiologie[247]. Er kritisierte unter anderem Johannes Müllers Gesetz von den spezifischen Sinnesenergien. Dieses sei ein Versuch gewesen, das Qualitativ-Vielfältige aus dem Quantitativ-Einfachen abzuleiten[248]. Dem Prinzip der nervösen Leitung, wie es das Gesetz der spezifischen Sinnesenergien darstellt, setzte er ein Prinzip der Leistung des Organismus entgegen[249]. In den 20er Jahren untersuchte Weizsäcker gemeinsam mit Johannes Stein die Veränderlichkeit der Drucksinnesschwelle bei Hirnverletzten. Er entdeckte, daß es eine besondere Funktion des Drucksinnes ist, die Sinnesschwelle konstant zu erhalten. Damit war widerlegt, daß die Sinnesschwelle, wie ursprünglich von Theodor Fechner angenommen, eine ele-

---

[241] Vgl. Wertheimer (1922, 52).

[242] Die wohl früheste Kritik an Müllers Lehre von den spezifischen Sinnesenergien stammt von dem Philosophen Hermann Lotze (1817–1881). Vgl. Woodward (1975).

[243] Kries (1923, 133).

[244] „Was uns also als scheinbar einfaches Empfinden unmittelbar ins Bewußtsein tritt, das werden wir uns in einer gar nicht hoch genug zu veranschlagenden Weise vermöge der durch früheres Erleben erworbenen Residuen verändert und bereichert denken müssen." Kries (1923, 292).

[245] Weizsäcker (1954, 12).

[246] Vgl. Weizsäcker (1954. 11ff.).

[247] Vgl. Hensel (1962, 747), Scheurle (1987).

[248] Vgl. Weizsäcker (1934, 240).

[249] Vgl. Weizsäcker (1931a, 511).

mentare Größe ist[250]. Durch seine Beobachtungen der pathologisch veränderten Sinnesfunktionen kam Weizsäcker zu dem Begriff des Funktionswandels der Sinne. Darunter verstand er, daß sich eine bestimmte biologische Leistung nicht aus den immer gleichen elementaren Funktionen zusammensetzen muß, sondern daß der Organismus eine biologische Leistung durchaus auf verschiedenen Wegen unter Beanspruchung unterschiedlicher morphologischer Strukturen vollziehen kann. Die Theorie des Funktionswandels trägt der Plastizität der nervösen Struktur Rechnung, sie schränkt aber gleichzeitig die Objektivierbarkeit des biologischen Geschehens ein.

Ausgehend von dem Funktionswandel der Sinne entwickelte Weizsäcker in den folgenden Jahren seine Theorie des Gestaltkreises, die er 1933 erstmals der Öffentlichkeit vorstellte[251] und die hier in aller Kürze referiert werden soll. Anstoß zur Formulierung der Gestaltkreistheorie gaben Experimente seines Mitarbeiters Paul Vogel zum Drehschwindel. Diese zeigten, daß die objektiv beobachtbare Bewegung und die subjektive Wahrnehmung einander vertreten können, wenn beide im Dienste der Leistung „Körpergleichgewicht" stehen[252]. Diese Beobachtung ließ Weizsäcker davon ausgehen, daß der biologische Akt eine Einheit von Wahrnehmen und Bewegen ist:

> „(...) das Wesentliche des Gestaltkreises ist, daß das Wahrnehmen und das Bewegen einander vertretbare Zustände in jedem biologischen Akte sind, daß sie jeweils gegeneinander verborgen bleiben und daß an dieser Verschränkung, Vertretung und Verborgenheit auch das Subjekt und Objekt teilnehmen: das ‚Wirkliche' erscheint bald im einen bald im anderen."
> Weizsäcker (1940, 15)

Kennzeichnend für die Gestaltkreistheorie – die einen Gegenentwurf zur mechanistisch-kausalen Objektivierung der Lebensvorgänge darstellt – ist, daß dem Organismus als Subjekt der Biologie durchweg eine aktive Rolle in der Auseinandersetzung mit seiner Umwelt, also auch in der Sinneswahrnehmung zugebilligt wird. Darüber hinaus möchte Weizsäcker auch die Subjektivität des beobachtenden Forschers in den wissenschaftlichen Erkenntnisprozeß einbeziehen. Er spricht in diesem Zusammenhang von einer „Einführung des Subjekts in die Biologie"[253]. Die methodische Besonderheit des Gestaltkreisansatzes besteht in der Einführung einer dritten Variablen in den physiologischen Untersuchungsaufbau[254]. Werden üblicherweise im sinnesphysiologischen Experiment der Einfluß eines Reizes auf die Empfindung, bzw. der Einfluß eines Reizes auf die Motorik

---

[250] Vgl. Weizsäcker und Stein (1927).

[251] Vgl. Weizsäcker (1933). Der Begriff Gestaltkreis wird von Weizsäcker erstmals 1927 gebraucht. Vgl. Weizsäcker (1927a, 184). Über die Entwicklung der Gestaltkreistheorie berichtet Weizsäcker in (1954, 56ff.).

[252] Vgl. Vogel (1933).

[253] Vgl. Weizsäcker (1940a, 4).

[254] Weizsäcker spricht von einem „methodischen Trialismus". Vgl. Weizsäcker (1933, 634)

untersucht, so registrierte Weizsäcker drei Variablen (Reiz, Empfindung, Bewegung) zur gleichen Zeit. Über die Änderung des Versuchsansatzes hinaus mußten dann aber auch erkenntnistheoretische Grundbegriffe wie Raum, Zeit, Kausalität einer Revision unterzogen werden[255].

Weizsäcker berichtet in seiner autobiographischen Schrift „Natur und Geist", daß die Gestaltkreistheorie bis zu Auerspergs Eintritt in die Heidelberger Klinik keinen rechten Fortschritt machte, da er sich in den Jahren nach 1933 hauptsächlich mit klinischen Fragen beschäftigt habe:

> „In diesen Jahren erschien also noch diese oder jene Nachlese zu den bisher entwickelten Problemen, aber einen neuen Aufschwung und eine Weiterführung erfuhr die Theorie erst mit dem Eintritt von Prinz Auersperg in die Heidelberger Klinik." Weizsäcker (1954, 75)

Weizsäcker hebt hervor, daß von Auersperg die Wirkung einer originalen Forscherpersönlichkeit ausgegangen sei. Die weitere Entwicklung der Gestaltkreisforschung sei nicht nur das Ergebnis seiner eigenen Entwicklung, sondern eng mit der gleichzeitigen Entfaltung der Ideen Auerspergs verbunden gewesen. Er schreibt über sein Verhältnis zu Auersperg:

> „Allerdings war hier der Fall gegeben, daß aus ihm und mir eine elliptische Einheit sich bildete, die an jeder Stelle von beiden Brennpunkten abhängig war." Weizsäcker (1954, 75)

3.2 Heidelberger Arbeiten: „Koinzidentialparallelismus"

In einem gemeinsam mit Weizsäcker verfaßten Aufsatz und fünf weiteren Arbeiten aus seiner Heidelberger Zeit erarbeitete sich Alfred Auersperg eine methodische Grundlage, die sein gesamtes weiteres Werk bestimmen sollte und die ihn zu einem wichtigen Vertreter der Heidelberger Schule werden ließ. In den zwei Jahren seiner Tätigkeit in Heidelberg entwickelte Auersperg darüber hinaus ein auf der Kritik des naturwissenschaftlichen Zeitbegriffes aufbauendes, forschungsmethodisches Konzept, dem er den Namen Koinzidentialparallelismus gab.

Die einzige gemeinsam mit Viktor von Weizsäcker verfaßte Arbeit erschien 1935 unter dem Titel *Zum Begriffswandel der Biologie* in der Zeitschrift für die gesamte Naturwissenschaft. Auersperg und Weizsäcker nehmen in ihrem Artikel eine Auseinandersetzung mit theoretischen Auffassungen des durch seine Umweltlehre bekannt gewordenen Biologen Jakob von Uexküll (1864–1944)[256] als Ausgangspunkt für eine Darstellung ihres eigenen Forschungsansatzes. Sie be-

---

[255] Vgl. Weizsäcker (1940a, 159ff.).

[256] Eine Einführung in das Werk Jakob von Uexexternal gibt sein Sohn Thure von Uexküll in: Jakob von Uexküll (1980) 17–85.

ziehen sich dabei auf einen kurz zuvor am gleichen Ort erschienen Aufsatz von Jakob von Uexküll und Friedrich Brock mit dem Titel „Vorschläge zu einer subjektbezogenen Nomenklatur in der Biologie"[257], dieser wiederum knüpft an eine Arbeit an, die Uexküll bereits 1899 gemeinsam mit den Biologen Albrecht Bethe und Th. Beer unter dem Titel „Vorschläge zu einer objektivierenden Nomenklatur in der Physiologie des Nervensystems"[258] veröffentlicht hatte.

Auersperg und Weizsäcker bekunden in ihrem programmatischen Aufsatz zunächst Übereinstimmung mit Uexkülls Forderung nach einer „Einführung des Subjektes" in die biologische Forschung, wobei sie sich auf seine Lehre von der individuell durch das Lebewesen konstituierten Umwelt beziehen. Sie gehen jedoch noch einen Schritt weiter als Uexküll, indem sie auch die Einbeziehung der Subjektivität des Forschers und seiner Beobachtungstätigkeit in die Biologie fordern. Uexküll verschließe sich dieser Konsequenz, indem er „Subjektivität" lediglich auf die Gliederung der Umwelt des Tieres durch dasselbe beziehe. Nach Auersperg und Weizsäcker beruht aber letztlich alle biologische Erkenntnis auf Beobachtung. Daher kann Biologie niemals zu einer vom Beobachter unabhängigen Wissenschaft werden. Trotzdem ist es möglich, exakte und objektive Biologie zu betreiben:

> „Es ist das, daß wir im Zuge der Entwicklung der Wissenschaft an den Punkt gekommen sind, von dem ab wir diese Natur nicht mehr erkennen können, wie sie unabhängig von uns ist, sondern nur mit ihr lebend erkennen können, wie sie wird. (...) Wir behaupten nicht, daß diese Situation und Aufgabe der Wissenschaft die einzig wahre und endgültige sei, aber wir behaupten, daß sie nicht weniger notwendig, nicht weniger exakt und nicht weniger objektiv lösbar sei als irgendeine andere." (Auersperg und Weizsäcker 1935, 319)

Auersperg und Weizsäcker halten es für die Aufgabe einer künftigen biologischen Wissenschaft, eine wissenschaftliche Methode zu finden, welche sowohl die kausalmechanische als auch die lebendige und spontane Seite des biologischen Aktes umfaßt und in welcher diese beiden Seiten des lebendigen Geschehens in strenger Zuordnung erscheinen. Von einer Lösung dieser Aufgabe hänge das weitere Schicksal der Biologie ab.

Einen möglichen Weg zur Lösung dieser Aufgabe sehen die beiden Autoren in einem Neuaufbau des Experimentalansatzes, wie er sich bereits in den ersten Experimentaluntersuchungen zur Gestaltkreistheorie bewährt hatte. Anstatt die Beziehung von Reiz und Reaktion in einem zweiseitigen Untersuchungsschema zu untersuchen, wird vorgeschlagen ein dreiseitiges Schema zugrunde zu legen. Betrachtet werden sollen dabei gleichzeitig Reiz, Bewegung und Empfindung[259].

---

[257] Zeitschrift für die gesamte Naturwissenschaft 1/2 (1935) 36–47. Nachdruck in Uexküll (1980) 129–142.

[258] Zoologischer Anzeiger 22 (1899) 275–280. Nachdruck in Uexküll (1980) 92–100.

[259] Den dreiseitigen Versuchsansatz beschreibt Weizsäcker erstmals in (1933, 634).

Der Kerninhalt des dreiseitigen Schemas sei nicht die Herstellung einer noch exakteren Experimentalsituation, sondern es gelte den Organismus als an der Erschaffung der Umwelt beteiligt zu erkennen, auch wenn das Wie der gegenseitigen Bestimmung von Organismus und Umwelt noch zu erforschen bleibe. Auersperg und Weizsäcker gehen sogar so weit zu behaupten, daß es in der biologischen Forschung gar keine Möglichkeit gibt, das Subjekt zu eliminieren, da jede Naturbeobachtung notwendigerweise eine subjektive Erkenntnis ist:

> „Der Traum der unabhängig vom erlebnisfähigen menschlichen Subjekt darstellbaren Erkenntnis ist ausgeträumt." Auersperg und Weizsäcker (1935) 321

Auch wenn die Kategorien der Biologie andere sind als die der Physik, behält aber die quantitative Methode für Auersperg und Weizsäcker einen wichtigen Stellenwert für die biologische Erkenntnis:

> „Nur wo die quantitative Methode festgehalten und so dem Problem der Biologie in voller Schärfe gegenübergestellt wird, kann der Sinn beider sich allmählich entwickeln." Auersperg und Weizsäcker (1935, 322)

Die Formen der klassischen Naturwissenschaften sind somit nicht an sich ungültig, aber sie beziehen sich auf einen anderen Geltungsbereich.

Zusammenfassend läßt sich sagen, daß Alfred Auersperg und Viktor von Weizsäcker in diesem Aufsatz über prinzipielle Bedingungen biologischer Forschung nachdenken. Die Umweltforschung Uexkülls und die unter Verwendung von Begriffen wie Ganzheit oder Gestalt operierende Psychologie werden von ihnen zum einen mit Anerkennung bedacht, zum anderen aber wird von ihnen kritisiert, daß das Prinzip der Subjektivität in der Forschung bislang zu wenig konsequent angewandt werde und daß die Biologie auf vitalistische Hilfsannahmen zurückgreife. Es liegt nahe, diesen Aufsatz wegen der authentischen Darstellung des Gestaltkreisansatzes überwiegend dem Einfluß Viktor von Weizsäckers zuzuschreiben. Für Auersperg dürfte diese Arbeit Anlaß geboten haben, sich in der Auseinandersetzung mit biologischen Theoriemodellen zu orientieren. Darüber hinaus war die gemeinsam mit seinem Lehrer verfaßte Arbeit sicher ein Ansporn, um sich der praktischen Aufgabe einer Einbeziehung des Subjekts in die biologische Wissenschaft zu widmen.

Ein weiteres Ergebnis der intensiven Zusammenarbeit Auerspergs mit Weizsäcker ist ein 1935 in der Deutschen Zeitschrift für Nervenheilkunde erschienener Aufsatz mit dem Titel *Kasuistischer Beitrag zur Pathologie raumzeitlicher Bestimmungen der Wirklichkeit.* Hier berichtet Auersperg über einen Fall des von Viktor von Weizsäcker seit 1919 insgesamt dreimal kasuistisch dargestellten Syndroms von paradoxer Raumwahrnehmung[260]. Weizsäcker selbst hatte dieses Syndrom, entsprechend der Entwicklung seiner eigenen theoretischen Auffassung jeweils unterschiedlich interpretiert. Von einer anfänglich an der Organpa-

---

[260] Vgl. Weizsäcker (1919), (1924), (1930).

thologie orientierten Analyse der Phänomene gelangte Weizsäcker im Laufe der Entwicklung seiner Gestaltkreislehre zu einer Interpretation des Syndroms als funktionelle Umordnung der Erregungsabläufe. Auersperg bemerkt, daß sich diese Entwicklung auch in den Titelüberschriften von Weizsäckers kasuistischen Darstellungen widerspiegelt: „Über einige Täuschungen in der Raumwahrnehmung bei Erkrankungen des Vestibularapparates" (1919), „Über eine systematische Raumsinnesstörung" (1924), „Funktionswandel bei Störungen räumlicher Leistungen in der Wahrnehmung und Bewegung" (1930).

Auersperg hebt bei seinem Fallbericht einer 60-jährigen Patientin, die nach einen Schädeltrauma unter Wahrnehmungsstörungen litt, besonders die Paradoxie einiger Untersuchungsergebnisse hervor. So konnte sich die Patientin trotz starkem Verzerrtsehen und erheblicher Fehlschätzung von Entfernungen in ihrer Umwelt relativ sicher und problemlos bewegen. Die Störung schien auf geometrische, regelmäßig begrenzte Gebilde beschränkt zu sein. Auersperg erweitert die bereits von Weizsäcker geleistete Darstellung und Deutung des Syndroms paradoxer Raumwahrnehmung um die Beschreibung einer mit der Wahrnehmungsverzerrung gleichzeitig bestehenden Störung von in der Zeit verlaufenden Wahrnehmungen. Eine Störung zeitlicher Abläufe sieht Auersperg beispielsweise darin, daß die Patientin Bewegungen eines auf sie zukommenden Balles oder eines Autos nicht als kontinuierlichen Ablauf wahrnehmen konnte. Statt dessen schilderte sie den Eindruck plötzlichen ruckartigen Näherkommens, von dem sie wieder überrascht wurde. Auersperg fordert abschließend, daß zur besseren Beschreibung derartiger Phänomene, ein besonderer Zeitbegriff eingeführt werden sollte:

> „Eben die Einführung und Ausgestaltung eines Zeitbegriffes, in dem sich die Ereignisse nicht folgen, sondern erfüllen, scheint uns maßgebend in der Erforschung der Aktstruktur". Auersperg (1935a, 124)

Diese besondere Zeitstruktur biologischer Akte vollzieht sich demnach in diskontinuierlichen, subjektiv durch erlebte Ereignisse gekennzeichneten Zeitquanten. Auch wenn Auersperg seinen Zeitbegriff hier nicht näher erläutert, lassen sich Ähnlichkeiten zu dem Begriff der erfüllten Zeit im Sinne eines eschatologischen „Kairos" feststellen. In seinem Spätwerk äußert sich Auersperg näher zu diesen Fragen[261].

Viktor von Weizsäcker sah in der eben referierten Arbeit Auerspergs ein Ergebnis der produktiven Verbindung der Wiener Tradition der Neurologie mit seiner eigenen Heidelberger Forschungsrichtung[262]. In einem Resümee seiner ei-

---

[261] Vgl. Auersperg 1967b, 92. Vgl. auch das Kapitel „Zeit und Zeitigung" in Auersperg (1965).
[262] Vgl. Weizsäcker (1954, 95).

genen neurologischen Arbeit lobt er die Falldarstellung Auerspergs als einen Fortschritt in der Analyse der systematischen Raumsinnesstörung[263]:

> „Durch die Untersuchungen Auerspergs ist soviel klar geworden: die Pathologie eines solchen Falles von ‚systematischer Raumsinnesstörung‘ belehrt uns, daß die ‚raumzeitlichen Bestimmungen der Wirklichkeit‘ etwas ganz anderes sind, wenn wir unter Wirklichkeit die geometrisch-richtungshaften geordneten Gebilde verstehen, als wenn wir darunter die in Nähe, Ferne, groß, klein, schnell, langsam sich entwickelnden Gegenstände verstehen, mit denen wir im Alltag praktisch umzugehen haben." Weizsäcker (1954, 95)

Die beiden nun folgenden experimentellen Arbeiten Auerspergs mit Sprockhoff (1935) und mit Buhrmester (1936) gehören zu seinen wichtigsten Veröffentlichungen. Sie sind auch seine mit Abstand am meisten zitierten Arbeiten[264]. Beide Arbeiten beziehen sich auf wahrnehmungsphänomenologische Untersuchungen der Wahrnehmung bei rascher Blickbewegung, beziehungsweise bei der Wahrnehmung bewegter Objekte. Den Untersuchungen wurde der von Viktor von Weizsäcker vorgeschlagene, seinem Gestaltkreiskonzept entsprechende, dreiseitige Experimentalansatz zugrundegelegt. Sie können als das Ergebnis der Bemühungen verstanden werden, die in dem Aufsatz „Zum Begriffswandel der Biologie" geforderte Einführung des Subjekts in die Wissenschaft der Praxis zu erproben. Beide Arbeiten entstanden an der neurologischen Abteilung der Heidelberger Klinik unter engem Austausch mit Viktor von Weizsäcker, der später in seiner eigenen Wahrnehmungslehre einige der hier von Auersperg erstmals benutzten Begrifflichkeiten übernahm.[265] Weizsäcker widmete ein ganzes Kapitel seines theoretischen Hauptwerkes „Der Gestaltkreis" (1940) der von Auersperg in den beiden Arbeiten mit Sprockhoff und Buhrmester entwickelten Theorie des Koinzidentialparallelismus. Da diese beiden Arbeiten Grundlage und Ausgangspunkt für Auerspergs weiteres theoretisches Schaffen darstellen – in fast allen späteren Arbeiten kommt er auf diese beiden Studien und deren Ergebnisse zurück – sollen sie entsprechend ausführlicher besprochen werden.

Die gemeinsam mit Helmut Sprockhoff, einem Assistenten der Heidelberger Klinik[266] verfaßte Arbeit trägt den Titel *Experimentelle Beiträge zur Frage der Konstanz der Sehdinge und ihrer Fundierung*. Ausgangspunkt der Untersuchung ist ein Nachbildphänomen, das zuvor bereits von Ernst Mach unter der Bezeich-

---

[263] Eine experimentelle Untersuchung über Dysmorphopsien, die Weizsäckers und von Auerspergs Analyse des Krankheitsbildes zum Ausgangspunkt nimmt, führte Derwort (1953) durch.

[264] Der subjektive Eindruck bestätigte sich bei Durchsicht des „Science Citation Index".

[265] Beispielsweise die Begriffe „zeitüberbrückende Gegenwart", Weizsäcker (1940a, 102) und „prädikativer Charakter des Wahrnehmens", Weizsäcker (1940a, 140).

[266] Nach Christian (1948c, 147) führte Helmut Sprockhoff im Jahr 1938 gemeinsam mit Viktor von Weizsäcker unveröffentlicht gebliebene Untersuchungen zum Binokularen Sehen durch. Es ließen sich keine weiteren Angaben über seine Person finden.

nung „regelwidrige Nachbildstreifen" beschrieben worden war: Nach genügend langer Fixierung einer starken Lichtquelle führt eine rasche Blickbewegung zum Auftreten eines in die entgegengesetzte Richtung eilenden Lichtschweifes[267]. Auersperg berichtet an anderer Stelle, wie er durch eine zufällige Entdeckung auf das bereits von Mach beschriebene Phänomen aufmerksam wurde:

> „In dem obengenannten, am Ischiadicus des Frosches vorgenommenen Experiment stand der eine von uns zum ersten Mal vor einem Kathodenstrahl-Oscilograph, um dem V.L. die dem Aktionsstrom entsprechenden Ausschläge zu melden, welche auf Grund des experimentell gesetzten Schmerzreizes zu erwarten waren. Eine Meldung folgte der anderen, ohne daß der V.L. den Nerven gereizt hätte. Der Grund dieser Fehlmeldung lag, wie sich nachträglich herausstellte, in unwillkürlichen Blickbewegungen des noch ungeübten Beobachters." (Auersperg 1965, 10)

Auersperg wählte folgende Versuchsanordnung zur Untersuchung des Nachbildphänomens: Eine um ihre Achse drehbare Trommel, mit auf den Umfang verteilten kleinen Öffnungen, wird von innen beleuchtet und in Rotation versetzt. Die Versuchsperson nimmt bei Blick auf die rotierende Trommel eine Reihe von Lichtpunkten und bei zunehmender Rotationsgeschwindigkeit eine Verschmelzungslinie wahr. Die Versuchsperson wird nach Fixation der rotierenden Lichtpunktreihe aufgefordert Blickbewegungen nach oben oder unten auszuführen. Dabei sind eine Reihe S-förmig aus der Verschmelzungslinie schießende und im Leeren endende Leuchtlinien wahrnehmbar, sowie gleichzeitig die – trotz Blickwendung – unverändert an ihrem alten Ort bestehende Verschmelzungslinie. Die Fluchtlinien entsprechen dabei dem von Ernst Mach beschriebenen Nachbildphänomen.

Nach klassischer sinnesphysiologischer Deutung wäre das Machsche „regelwidrige" Nachbildphänomen als Korrelat der bei Blickbewegung auf der Retina hinterlassenen Lichtspur aufzufassen. Als „richtiges" Nachbild wäre eine mit der Blickbewegung verschobene Lichtlinie zu erwarten, die laut Auersperg und Sprockhoff bei dieser Versuchsanordnung nicht in Erscheinung trat, ansonsten aber leicht reproduzierbar ist. Die Tatsache der gleichzeitig an unveränderter Stelle wahrgenommenen Verschmelzungslinie stellt ein mit der Theorie des Nachbildes nicht erklärtes Phänomen dar.

Das retinale Bild der Lichtlinie bei Bulbusruhe verhält sich entsprechend dem von Ewald Hering aufgestellten Prinzip der „Konstanz der Sehdinge", indem es fortwährend als identisch wahrgenommen wird. Die Fluchtlinien als Erscheinungsbilder bei Blickbewegung dagegen stellen eine reizgebundene Täuschung dar. Beide Tatsachenbereiche sind an und für sich unvereinbar, aber in

---

[267] Vgl. Mach (1922, 107).

der Wahrnehmung dennoch gleichzeitig gegeben, wie der Versuch bewies[268]. Es liegt somit eine phänomenale Gleichzeitigkeit eines objektiv Ungleichzeitigen (nämlich der Verschmelzungslinie und der Fluchtlinie) vor. Auersperg spricht daher von einem „zeitparadoxen Phänomen". Dies führt ihn zu der Forderung nach einer grundsätzlichen Revision der Auffassung von der Zeitstruktur biologischer Abläufe:

> „Wir finden also in unserem Experiment nicht die lineare Zeit der Physik, sondern die Erlebnisform der Zeit relevant für das phänomenale Ergebnis. Erwartung und Überraschung auf Grund eines Gegebenseins bzw. eines Nichtgegebenseins scheinen uns also in unserem Experiment darüber zu entscheiden, ob jeweils und auch gleichzeitig Konstanz der Sehdinge oder reizgebundene Täuschung in Erscheinung tritt." Auersperg (1935c, 312)

Auersperg benennt die in der Ausrichtung der Wahrnehmung auf Erwartetes zu Tage tretende, auf die Zukunft ausgerichtete Gestaltungsfähigkeit mit dem Begriff Prolepsis[269]. Der Begriff der Prolepsis stellt einen Grundbaustein von Auerspergs Theoriebildung dar, auf den er in der Folge immer wieder zurückgreift. Auersperg betont an dieser Stelle, daß die Prolepsis der Einordnung des Individuums in seine Umwelt dient, mit Weizsäckers Begriff ausgedrückt: der Kohärenz von Subjekt und Umwelt. Prolepsis meint nicht eine bewußte Antizipation[270].

Durch die Tatsache, daß Auersperg die Kohärenz als Ausgangspunkt seiner Analyse des Wahrnehmungsphänomens nimmt, stellt er die gewöhnliche Auffassung von Wahrnehmungstäuschung geradezu auf den Kopf. Wenn die ruhende Verschmelzungslinie trotz Blickbewegung am selben Ort wahrgenommen wird, so dient diese Wahrnehmung, obwohl sie dem objektiven Reizgeschehen eindeutig nicht entspricht, doch der Erhaltung einer umweltadäquaten Ordnung. Nur diese auf Prolepsis beruhende, dem Erhalt einer realitätsgerechten Wahrnehmung dienende „Täuschung" ermöglicht eine Überbrückung der Bewegungsphase im Blickakt:

> „Soll also im Falle einer einseitigen durch Blickwendung erfolgten Systemverschiebung keine Störung der Kohärenz auftreten, so muß eben diese Verschiebung unter scheinbarer Objektruhe ablaufen. Eben diese notwendige Überbrückung der kritischen Bewegungsphase in scheinbarer Objektruhe dürfte sich nach unseren Ergebnissen nur insoweit vollziehen können, als das betreffende Objekt in der Ausgangsphase des Blickes

---

[268] Bereits Johannes von Kries wies darauf hin, daß es in der Sinneswahrnehmung in direkt physiologischer Weise erzeugte Erscheinungen gibt, die untereinander in Widerspruch stehen. Vgl. Kries (1927, 293).

[269] Der Begriff Prolepsis (von griech. „prolambanein" = vorausnehmen) wurde in der epikuräischen Philosophie geprägt für eine von der Anwesenheit eines Wahrnehmungsgegenstandes unabhängige Vorstellung, die als Voraussetzung der Wahrnehmung des Gegenstand angesehen wurde. Vgl. Krug (1832, 361).

[270] Vgl. Auersperg und Sprockhoff (1935, 317). Vgl. auch Auersperg (1954, 2).

vorgegeben, bzw. seiner Endphase vorweggenommen, mit anderen Worten in der Prolepsis enthalten ist." Auersperg und Sprockhoff (1935, 313)

Die ursprünglich als „regelwidrige Nachbildstreifen" bezeichneten Fluchtlinien entsprechen dem objektiven Reizgeschehen, wie Auersperg anhand eines Modellversuches mit einem Photoapparat belegt. Die ruhende Verschmelzungslinie läßt sich fotografisch nicht reproduzieren, sie ist demnach ein Täuschungsphänomen. Die Phänomene, die gewöhnlich als Wahrnehmungstäuschung bezeichnet werden, haben somit – hierin deckt sich Auersperg Auffassung mit der Viktor von Weizsäckers[271] – eine für unsere Wahrnehmung der objektiven Wirklichkeit konstitutive Funktion:

> „Als Täuschungsphänomen in unserem Sinne wird also jeweils nur die zur Kohärenzsprengung führende Irreleitung der Prolepsis aufzufassen sein."
> Auersperg und Sprockhoff (1935, 314)

Aus zeitlicher Perspektive betrachtet ist die Wahrnehmung kein der kontinuierlichen Reizexposition parallelistisch entsprechender Vorgang, sondern ein diskontinuierliches Geschehen, das sich in einer „zeitüberbrückenden Gegenwart"[272] konstituiert. Die kontinuierlich ablaufende physikalische Zeit ist demnach nicht geeignet, den Vorgang der Wahrnehmung adäquat zu beschreiben. Eine diskontinuierliche, biologische „schöpferische" Zeitauffassung hat an ihre Stelle zu treten:

> „Die experimentelle Tatsache hat uns gezwungen, die Zeit als numerischhomogene Abstraktion aus dem Geschehen selbst zu eliminieren und an ihre Stelle die Idee der Zeit als schöpferisches Prinzip zu setzen." Auersperg und Sprockhoff (1935, 318)

Diese biologische Zeit ist, so Auersperg, nicht messend erfaßbar. Damit solle aber nicht die exaktwissenschaftliche Orientierung aufgegeben werden. Mathematische und biologische Zeit sind verschiedene Darstellungsweisen der gleichen Wirklichkeit mit unterschiedlichem Geltungsbereich. Die Einführung einer biologischen Zeit ist nach Auersperg als ein Wandel der theoretischen Begriffsbildung zu verstehen, der ein Analogon in der durch die Relativitätstheorie gewandelten Physik hat[273]. Auersperg grenzt sich ausdrücklich gegen den Verdacht ab, mit seiner Einführung einer biologischen Zeit auf vitalistische Prinzipien zurückzugreifen. Auch betont er, daß er seine Auffassung von der biologischen

---

[271] „Wenn das, was uns die Sinne in Empfindung und Wahrnehmung über die Umwelt sagen, als Täuschung bezeichnet wird, dann sind diese Täuschungen jedenfalls konstitutiv für unser sinnliches Bild von der Umwelt." Weizsäcker (1940a, 43).

[272] Auersperg und Sprockhoff (1935, 316).

[273] Zu dieser Problematik vgl. Weizsäcker, C. F. (1956) und Küppers (1992).

Zeit nicht der Philosophie entlehnt hat[274]. Vielmehr habe er seine Einsichten unter Verfolgung naturwissenschaftlichen Methoden und an der naturwissenschaftlichen Erfahrung entwickelt[275].

Den biologischen Geschehensablauf sieht Auersperg durch ein übergreifendes entelechiales Ordnungsprinzip bestimmt. Dieses entelechiale Prinzip gelte es, im Sinne einer Erweiterung der naturwissenschaftlichen Methode, in die wissenschaftliche Darstellung aller Bereiche zentralnervöser Leistungen einzuführen:

> „Wir glauben, dieses entelechiale Prinzip, wie es schon die naive Erfahrung nahegelegt, hypothetisch in alle Bereiche der zentral-nervösen Leistungen einführen zu können und damit der naturwissenschaftlichen Darstellung nach adäquaten Ordnungsprinzipien neue Bereiche zu eröffnen." Auersperg und Sprockhoff (1935, 320)

Viktor von Weizsäcker würdigt in seiner autobiographischen Schrift „Natur und Geist" die Arbeit von Auersperg und Sprockhoff als Konsequenz eines Wandels der sinnesphysiologischen Grundlagen. Er erkennt in Auerspergs Einführung einer biologischen Zeit einen Versuch, den Kompetenzbereich der kausalistischen Erklärungsweise zu begrenzen[276]. Dabei hebt er besonders hervor, daß Auersperg dabei nicht in naturphilosophische Spekulation verfallen sei, wie etwa der Biologe Hans Driesch (1867–1941), der mit Hilfe seiner Theorie des Vitalismus[277] versuchte, das naturwissenschaftliche Bild zu korrigieren. Statt dessen habe Auersperg die Erlebniswirklichkeit als den Ort der Biologie bestimmt:

Eine im folgenden Jahr erschienene, gemeinsam mit Harry Buhrmester verfaßte Arbeit mit dem Titel *Experimenteller Beitrag zur Frage des Bewegtsehens* knüpft direkt an die Problematik der vorhergehenden Experimentaluntersuchung an. Ging es in der Arbeit mit Sprockhoff um die Frage der Konstanz des Wahrnehmungsgegenstandes bei unbewegter Reizquelle und bewegtem Auge, so wird in der Arbeit mit Buhrmester genau umgekehrt die Wahrnehmung des sich bewegenden Gegenstandes bei ruhendem Auge untersucht. Auch in dieser Arbeit werden die Versuchsergebnisse besonders hinsichtlich ihrer zeitlichen Struktur befragt. Auersperg benutzt in diesem Aufsatz erstmals die Bezeichnung „Koinzidentialparallelismus" für seine Theorie von der zeitüberbrückenden Struktur des Wahrnehmungsakts. Allerdings formuliert Auersperg seine Überlegungen recht unsystematisch, so daß es einige Mühe bereitet, aus der umfangreichen Interpretation der Untersuchungsergebnisse die wichtigsten Gedanken zu

---

[274] Tatsächlich bewegt sich Auerspergs Zeitbegriff in der Nähe der phänomenologischen Zeitauffassung Husserls, worauf auch der von Weizäcker beeinflußte Sinnesphysiologe Yriö Reenpää (1966, 44) hinweist. Vgl. Husserl (1922, 162f.).

[275] Vgl. Auersperg und Sprockhoff (1935, 318).

[276] Zum Einfluß von Auerspergs Theorie der biologischen Zeitabläufe auf Viktor von Weizsäcker vgl. Emondts (1993, 202ff.) und Buggle (1964, 35ff.).

[277] Vgl. Driesch (1928).

destillieren. Zunächst soll der Aufbau des Experimentalversuches geschildert werden.

Auf Anregung Weizsäckers wurde eine Versuchssituation gewählt, bei der einfache geometrische Vorlagen, beispielsweise ein Kreuz oder Dreieck, durch eine Apparatur in stetige Kreisung versetzt wurden. Die Vorlage bewegte sich also auf einer kreisförmigen Bahn vor dem Gesichtsfeld. Abhängig von der Kreisungsgeschwindigkeit, dem Durchmesser der Kreisungsbahn und der Figurgröße nahm die Versuchsperson charakteristische Verschmelzungsbilder wahr, die je nach exponierter Figur eine besondere Gestalt aufwiesen. Die den tatsächlichen Reizgegebenheiten entsprechenden Verhältnisse wurden, wie in der vorangegangen Arbeit, mit einem Fotoapparat überprüft.

Um die Vorstellung zu erleichtern, was eine Versuchsperson unter den geschilderten Bedingungen wahrnehmen kann, sei eine Passage aus dem Versuchsprotokoll zitiert:

> „Zunächst erscheint das Quadrat, das wir eben in Ruhe gesehen haben, in langsam kreisender Bewegung. Mit zunehmender Geschwindigkeit auf der Reizseite wird die Konfiguration des Quadrates etwas instabil, die einzelnen Kanten erscheinen zueinander in ‚strickender‘ Bewegung, da und dort klafft ein Eck bzw. überkreuzen sich die Enden der zwei zueinander senkrechten Quadratseiten. Schließlich blitzen innerhalb des Quadrates Längs- und Querstriche auf. Der figurale Zusammenhang erschien für einzelne Beobachter überhaupt aufgehoben. Sie sprachen von einem Bewegungschaos zueinander senkrechter Linien. Die Krise ist eingetreten. Bei der kritischen Geschwindigkeit der Reizseite formiert sich dem Beobachter aus diesem Bewegungschaos bei Dauerbeobachtung immer wieder bald das Quadrat, bald erscheint die Konfiguration des bewegt Gegenwärtigen der ersten Zwischenphase, wie es bei weiterer geringfügiger Beschleunigung der Circumduktion eindeutig in Erscheinung tritt: ein Quadrat mit eingeschriebenem Kreuz." Auersperg und Buhrmester (1936, 278f.)

Der Versuch ergab, daß mit zunehmender Kreisungsgeschwindigkeit die Gestalt der wahrgenommenen Figur charakteristische Änderungen erfährt. Diese Änderungen sind untereinander jeweils durch krisenhafte Übergangsphasen phänomenaler Unbestimmtheit verbunden. Vom objektiven Reizgeschehen ausgehend wäre aber bei zunehmender Geschwindigkeit der Kreisung, eine kontinuierlich zunehmende Auflösung des Sehobjektes zu erwarten, wie es auch die fotografische Überprüfung der Reizgegebenheiten zeigte. Tatsächlich sieht die Versuchsperson aber eine in Phasen gegliederte Umwandlung der Gestalt des Wahrnehmungsobjektes.

Wie in der Arbeit mit Sprockhoff richtet sich Auerspergs Aufmerksamkeit auf den Widerspruch zwischen objektivem Reizgeschehen und subjektiver Wahrnehmung. Er sucht nach einer Möglichkeit, die Entstehung der eigentümlichen geometrischen Gestalten zu erklären. Dabei leitet ihn zunächst die Auffassung, daß die Bewegungswahrnehmung als ein prädizierendes Erlebnis zu verstehen ist[278]. Das bedeutet: es kann kein Bewegungserlebnis schlechthin geben, es wird immer ein Gegenstand, ein Etwas, als bewegt wahrgenommen und diesem die Bewegung zugeschrieben:

> „Gerade diese zunächst als banal anmutende Feststellung des in allen Phasen phänomenal verwirklichten Subjektprädikatsverhältnisses erscheint uns das Grund- und Ausgangsphänomen der Erforschung des Bewegungserlebnisses und damit der phänomenalen Ordnung überhaupt zu bezeichnen. Jedes Bewegungserlebnis ist notwendig so strukturiert." Auersperg und Buhrmester (1936, 284)

Diese Grundannahme verbindet Auersperg mit seiner Auffassung von einer die kontinuierlich-physikalische Zeit übergreifenden biologischen Zeitstruktur. Er geht dabei davon aus, daß die prädikative Grundstruktur der Wahrnehmung nur unter Voraussetzung einer biologischen Zeitlichkeit begriffen werden kann. Das Entscheidende an der erlebten Wahrnehmung ist seiner Ansicht nach eine Vergegenwärtigung. Vom Gesichtspunkt der zeitlichen Strukturierung erlebter Wirklichkeit aus ist die Wahrnehmung des bewegten Objektes als ein kompositioneller Akt aufzufassen, der zu einem Gegenwartserlebnis führt. Auersperg betont, daß ohne Zugrundelegung eines solchen kompositionellen Aktes nicht erklärbar wird, warum im Versuch geometrische Objekte wahrgenommen werden und nicht vielmehr sich zunehmend auflösende Gestalten. Es geht ihm darum, ausgehend vom Wahrnehmungsphänomen die Bedingungen der Wahrnehmungsgestaltung zu untersuchen:

> „Unsere Frage kann also noch nicht lauten: auf Grund welcher Vorgänge im Zentralnervensystem kommt das Erlebnis der Bewegung zustande, sondern derzeit lautet die Frage: welcher Art sind die Bestimmungen der phänomenalen Wirklichkeit, dargestellt in ihrer Entsprechung zu den physikalisch definierten Notwendigkeiten des jeweils aktuellen Umweltgeschehens. Denn daß hier notwendige Abhängigkeiten und somit wissenschaftliche Darstellungsmöglichkeiten bestehen, beweist uns die Tatsache der Kohärenz." Auersperg und Buhrmester (1936, 286)

Wie schon in der Arbeit mit Sprockhoff gilt ihm die Prolepsis als wichtigste bedingende Funktion. Diese ermöglicht die Konstituierung des Gegenwartserlebnisses indem sie zeitlich getrennte Sensationen, das heißt Gegebenes mit Kommendem verbindet. Die Prolepsis ist Bedingung dafür, daß ein Wahrnehmungsgegenstand als identisch (wieder) erkannt wird. Die Prolepsis ist somit Bedingung der Vergegenwärtigung des Wahrnehmungsobjektes.

Die kohärente Einordnung des Organismus in eine Umwelt, wie sie zum Beispiel ein geglückter Bewegungsakt darstellt, vollzieht sich als aktiv antizipati-

---

[278] Unter Berufung auf Auersperg bezeichnet Viktor von Weizsäcker diesen Sachverhalt als „prädikativen Charakter der Wahrnehmung". Vgl. Weizsäcker (1940a, 246).

yer, proleptischer Akt und nicht als Reaktion auf vorgegebene Außenreize[279]. Die motorische Einordnung orientiert sich auf ein „noch-nicht", auf ein Erwartetes und noch nicht Erfülltes. Diese proleptische Orientierung vollzieht sich unbewußt, quasi automatisch.

Mit Hinblick auf zeitgenössische Theorien der optischen Wahrnehmung, besonders in Abgrenzung zur Wahrnehmungslehre der Gestaltpsychologie, vertritt Auersperg die Auffassung, daß es nicht möglich ist, das physiologische Geschehen von einer psychischen wahrnehmungsgestaltenden Instanz zu trennen. Das Wahrnehmungserlebnis und die Konstanz des Wahrnehmungsgegenstandes sind nach Auersperg auch nicht mittels einer Theorie der Wechselwirkung von Körper und Seele zu erklären. Damit erteilt er der Theorie des psycho-physischen Parallelismus eine klare Absage. Seinem eigenen theoretischen Modell, das die Entsprechung von Umwelt und Organismus hinsichtlich ihrer zeitlichen Korrespondenz beschreibt, gibt Auersperg die Bezeichnung „Koinzidentialparallelismus". Er erklärt den Begriff:

> „Dieser Notwendigkeit haben wir methodisch im Schema des Koinzidentialparallelismus Rechnung getragen: Lebendiges Geschehen und physikalischer Ablauf berühren sich auf numerischer Zeitachse. Das Gewicht liegt also auf dem Begriff der Gleichzeitigkeit, der Koinzidenz;" Auersperg und Buhrmester (1936, 300)

Unter Koinzidentialparellismus versteht Auersperg somit ein sich im biologischen Akt ereignendes Zusammentreffen von sich in physikalisch-kontinuierlicher Zeit vollziehenden Geschehen, mit einer aus erlebnishaft strukturierten Momenten bestehenden historischen Zeit. Der Koinzidentialparallelismus ist kein umfassendes Modell des psychophysischen Aktes, er bezeichnet vielmehr eine forschungsmethodische Position. Die Koinzidenz von physikalisch vorgegebenen Umweltreizen mit phänomenalen Erlebnissen kann untersucht werden, ohne daß ein Kausalzusammenhang zwischen beiden Wirklichkeitsbereichen angenommen werden muß. Eine weitergehende Aussage – über die Koinzidenz hinaus – kann sinnesphysiologisch nicht getroffen werden.

Die Besonderheit an Auerspergs Interpretation seiner Experimentalbefunde liegt weniger in der Einführung eines antizipativen Faktors[280] – der Prolepsis – in die Analyse der Wahrnehmung, sondern vielmehr darin, daß er den physikalischen Zeitbegriff als unangemessen zur Beschreibung biologischer Zeitabläufe erkennt und eine Einführung einer biologischen, historischen Zeit in die Analyse der Wahrnehmung fordert. Damit stellt Auersperg die Anwendbarkeit wesentlicher Grundsätze der klassischen Naturwissenschaft im Bereich der Wahrnehmungsphänomenologie in Frage.

---

[279] Auersperg weist an dieser Stelle auf die Verwandtschaft seiner Überlegungen zum Begriff der „virtuellen Bewegung" bei Melchior Palagyi hin. Vgl. Palagyi (1925, 77).

[280] Die Einsicht, daß Wahrnehmung ohne Antizipation nicht denkbar ist wird von der modernen Sinnesphysiologie durchweg geteilt. Vgl. Lurja (1992, 9).

Viktor von Weizsäcker widmete ein Kapitel seines Hauptwerkes „Der Gestaltkreis" einer Auseinandersetzung mit dem Auerspergschen Koinzidentialparallelismus[281]. Er hebt die Bedeutung des Koinzidentialparallelismus für die Entwicklung einer der Biologie angemessenen Forschungsmethode hervor:

> „Die Relation zwischen physischem Vorgang und sinnlichem Erlebten erschöpft sich in eben jener Koinzidenz; weiteres ist darüber nicht auszumachen. Aber damit wird das eigentümliche Prinzip der Biologie, eben im Gegensatz zur Physik und Physiologie, in das Erlebnis verlegt, und daraus erwachsen nun sehr einschneidende Folgen. Die Annahme des Kohärenzprinzips hat die des Erlebnisprinzips zur Folge und mit ihm ist die Einführung des Subjektes in die Biologie gegeben." Weizsäcker (1940, 245)

Weizsäcker bezeichnet Auerspergs Theorie des „Koinzidentialparallelismus" jedoch einschränkend als eine Hilfskonstruktion, die der Gefahr unterliege, in die von Auersperg verlassene Konzeption des psychophysischen Parallelismus zurückzufallen[282]:

> „Es ist nicht zu übersehen, daß der geistvolle und zu radikaler Folgerichtigkeit bereite Autor sich doch nicht so vollständig von der alten sinnesphysiologischen Theorie der Wahrnehmung gelöst hat, daß nichts mehr von der Fabrikattheorie übrig wäre. Er hat die Gefahr aller ‚parallelistischen' Formeln erkannt, und doch ist das Wort auch aus seiner Terminologie noch nicht verschwunden." Weizsäcker (1940, 246)

Auersperg änderte, die Kritik Weizsäckers aufgreifend, später die Bezeichnung Koinzidentialparallelismus in Koinzidentialkorrespondenz[283].

Die letzte Arbeit aus Auerspergs Heidelberger Zeit trägt den Titel *Zur Frage der psychophysischen Fundierung der Großhirnpathologie als einer Grenzwissenschaft von Neurologie und Psychiatrie*. Sie ist, im Gegensatz zu den beiden vorangegangenen Arbeiten, die in Pflügers Archiv für Physiologie, beziehungsweise in der Zeitschrift für Sinnesphysiologie erschienen sind, in der von einem größeren Publikum gelesenen „Zeitschrift für die gesamte Neurologie und Psychiatrie" erschienen. Auersperg wiederholt in diesem Aufsatz seine Kritik an der Reflextheorie und an der Lokalisationslehre, vor allem aber stellt er die Ergebnisse seiner beiden experimentellen Arbeiten mit Sprockhoff und mit Buhrmester und seine Theorie des Koinzidentialparallelismus zusammengefaßt vor.

Eine bereits in der Arbeit mit Buhrmester geäußerte Kritik an der Gestaltpsychologie wird an dieser Stelle noch deutlicher formuliert. Auersperg wendet sich besonders gegen den Versuch, die Entstehung einer Wahrnehmungsgestalt mittels gesetzmäßiger Prinzipien – beispielsweise den Prinzipien der Feldtheorie Köhlers und Lewins – aus einem Reizgeschehen kausal erklären zu wollen. Er

---

[281] Vgl. Weizsäcker (1940a, 243–247).
[282] Vgl. auch Weizsäcker (1954, 79).
[283] Vgl. Auersperg (1954).

wirft der Gestaltpsychologie einen Physikalismus an einer Stelle vor, wo anstelle von physikalischen Kategorien Erlebniskategorien herrschend sind:

> „Denn Köhlers Versuch, die physikalische Determiniertheit der organismischen Reizentsprechung in der ‚Feldtheorie‘ aufrecht zu erhalten, muß als fruchtlos abgelehnt werden. Was sollte es für einen Sinn haben, eine exaktwissenschaftlich definierte Normiertheit in Bereichen zu postulieren, die sich, weil unter der Bedingung des Lebens stehend, grundsätzlich dem unmittelbar experimentellen Zugriff entziehen müssen." Auersperg (1936b)

Auersperg geht in seinem eigenen Theorieansatz davon aus, daß es keine einseitige kausale Abhängigkeit des Organgeschehens von den physikalisch definierten Einflüssen der Umwelt gibt. Er zieht eine Verbindung zwischen der Agnosicforschung seines Wiener neurologischen Lehrers Otto Pötzls zur Weizsäckerschen Schule. Die Gemeinsamkeit bestehe darin, daß beide Lehren Wahrnehmung als einen aktiven gestaltenden Akt auffassen[284]. Den von Weizsäcker stammenden Begriff der Kohärenz zwischen Organismus und Umwelt[285] bezeichnet Auersperg als Ausgangspunkt seiner eigenen Theorie. Da die Kohärenz nur als „Gleichzeitigkeit" von Umweltgeschehen und subjektiver Wahrnehmung verstehbar sei, habe er den Terminus „Koinzidentialparallelismus" eingeführt. Er faßt seine theoretischen Überlegungen zusammen:

> „Diese an Stelle der kausalnormierten (reflektorischen) Abhängigkeit gesetzte Entsprechung zwischen phänomenaler und physikalischer Welt nennen wir Kohärenz. Da diese Kohärenz nur über die ‚Gleichzeitigkeit‘ in Erscheinung treten kann, sprechen wir von Koinzidentialparallelismus zwischen erlebtem und physikalisch darstellbaren Umweltgeschehen. Methodisch ergibt sich hieraus die Konsequenz, nicht Reiz und Erlebnis in eine kausale Geschehensfolge zu setzen, sondern Erlebnisfolge und Reizablauf nach ihrer gemeinsamen zeitlichen Erstreckung miteinander in Beziehung zu setzen." Auersperg (1936, 623)

Auersperg gibt in dieser Arbeit eine recht klare Beschreibung seiner Konzeption des Koinzidentialparallelismus. Er definiert die Aufgabe der von ihm angestrebten wissenschaftlichen Vorgehensweise darin, die Entsprechungen zwischen den erlebten und den physikalisch bestimmbaren Umweltabläufen zu erforschen.

3.3 „Landschaft und Gegenstand" (Wien bis 1945)

Im November 1935 kehrte Alfred Auersperg an die von Otto Pötzl geleitete Universitätsklinik für Psychiatrie und Neurologie in Wien zurück. Seinen Publikationen nach zu urteilen, tritt die Beschäftigung mit grundsätzlichen Proble-

---

[284] Vgl. z.B. Weizsäcker (1940a, 159) und Weizsäcker (1923, 203), sowie Pötzl (1928, 2).
[285] Vgl. Weizsäcker (1940a, 33).

men der Sinnesphysiologie von dieser Zeit an zugunsten neurologischer, vor allem kasuistischer Arbeiten in den Hintergrund. Es sind im wesentlichen drei Arbeiten, in denen Auersperg seine wahrnehmungsphysiologischen Überlegungen aus der Heidelberger Zeit in direkter Weise fortführt.

Der 1937 erschienene Aufsatz *Landschaft und Gegenstand in der optischen Wahrnehmung* entspricht einem vor der Wiener Gesellschaft für Medizinische Psychologie gehaltenen Vortrag. Auersperg führt hier eine Idee weiter aus, die sich schon in seiner letzten Heidelberger Arbeit angedeutet findet[286]. Die hier skizzierten Gedanken fanden eine Fortsetzung in Auerspergs Arbeiten zur Schmerzproblematik.

Wichtiges und Unwichtiges Umweltgeschehen werden im Wahrnehmungsakt in Vordergrund und Hintergrund geschieden. In seinem Vortrag widmet sich Auersperg der Darstellung dieses Phänomens innerhalb der optischen Wahrnehmung. Die Unterscheidung von Figur und Hintergrund ist eines der Grundthemen der Gestaltpsychologie. Auersperg hatte bereits in seinen vorhergehenden Arbeiten ausführlicher die Auffassung der Gestaltpsychologie kritisiert. Es war daher sicher kein Zufall, daß er hier, obwohl er vor einer Gesellschaft medizinischer Psychologen sprach, die Nähe seiner Gedanken zur Gestaltpsychologie außer Acht ließ.

Wodurch ist der Hintergrund der Wahrnehmung bestimmt? Auersperg gibt darauf die Antwort, daß er sich durch Ruhe und Unbewegtheit definieren lasse. Beispielhaft verweist er dabei auf die mittelalterliche Landschaftsmalerei, in der diese Eigenschaften ebenfalls wiederzufinden seien. Die Landschaft bildet ein ruhendes Bezugsmedium und als solches Orientierung. Nach Auersperg vollzieht sich beispielsweise auch die Orientierung eines Tieres in der Landschaft in einer raum- und zeitübergreifenden Struktur. Er spricht von einem „potentiellen Charakter der Landschaft im Gegensatz zum aktuellen Charakter des Gegenstandes"[287]. Ähnlich wie in der Malerei der Hintergrund dem Bedürfnis nach Orientierung entspreche, werde die Darstellung eines Orientierung gebenden Raumes in der figürlichen Plastik des Mittelalters durch das Formelement des Heiligenscheines, durch eine ornamentale Umfassung oder eine Nische symbolisiert:

> „Wir werden erinnert an das Bedürfnis frühmittelalterlicher Figuraldarstellungen, jede einzelne heilige Gestalt mit Nimbus, Ornament und Nische zu umgrenzen. Nur von diesem starken Raumgefühl her ist der Sinn mancher Kultursymbole zu verstehen – wie Krone, Mantel und Baldachin, welchen den Menschen mit einem besonderen Raum umgeben, abgehoben von der gemeinen Welt seiner Untertanen. Es ist schließlich das gleiche Raumgefühl unserer Vorfahren, dem wir Dome zu verdanken haben, die

---

[286] Vgl. Auersperg (1936, 624).
[287] Auersperg (1937a, 137).

als eine erhabene Welt um die Mitte alles Seins aufgebaut sind." Auersperg (1937a, 138)

Das Orientierungsbedürfnis lasse sich als ein auch auf die Phänomenologie der optischen Wahrnehmung beziehbares Problem der Begrenzung formulieren. In der optischen Wahrnehmung gehe es beispielsweise um die Begrenzung von Nahwelt und Ferne. Ein Gegenstand, der der „Nahwelt" angehört, wird konstant groß wahrgenommen, auch wenn sich der Abstand des Auges zu diesem Gegenstand ändert, während die Größe von in der Ferne liegenden Gegenständen in physikalisch getreuem Maßstab entsprechend dem Sehwinkel verkleinert dargestellt wird. Die Malerei habe das Problem der widersprüchlichen Darstellung der Größenverhältnisse von Nähe und Ferne durch geschickte Trennung von Vordergrund und Hintergrund, von Landschaft und gegenständlicher Szene gelöst. Auch in der Erscheinungsweise der Farbe gebe es so etwas wie einen Unterschied zwischen Landschaft und Gegenstand. Die Farbigkeit des Hintergrundes stehe in einer geradezu notwendigen Beziehung zur Erscheinungsweise der Farbe im Vordergrund.

Der Farbhintergrund verkörpert für Auersperg eine Grundstimmung[288]. Analog werden im Bereich der eigenen Körperlichkeit beispielsweise ein parästhetisches Körperglied erst durch seinen Unterschied zur gestimmten Grundbefindlichkeit im Sinne einer Hintergrundsempfindung als gegenständlich und krank wahrgenommen.

Die hier geäußerten Erkenntnisse über das für die Wahrnehmungslehre grundsätzliche Phänomen von Hintergrund- und Vordergrundbildung führt Auerspergs wenig später in der Gegenüberstellung des Hintergrund bildenden interoceptiven Schmerzsinnes im Gegensatz zur Vordergrund bildenden exteroceptiven Schmerzwahrnehmung fort. Die Hintergrund bildende Funktion läßt sich beim Schmerz am ehesten als Gestimmtheit beschreiben, sie ist eng mit der Allgemeinbefindlichkeit des Menschen verknüpft[289].

Im gleichen Jahr erschien ein gemeinsam mit der Wiener Psychologin Auguste Flach[290] verfaßter neurologischen Fallbericht mit dem Titel *Zur Symptomatologie der Delirien bei occipito-parietalen Herden*. Dabei handelt es sich um die Beschreibung eines Patienten mit einer progredienten deliranten Symptomatik aufgrund einer arteriosklerotischen Enzephalomalazie. Die Interpretation, die in diesem Aufsatz gegeben wird, geht über den Rahmen eines gewöhnlichen Fallberichtes hinaus. Auersperg knüpft sowohl an seine Arbeit über „Landschaft und Gegenstand", als auch an seine Experimentalarbeiten mit Sprockhoff und Buhrmester an. Er setzt die dort gewonnenen Einsichten in Beziehung zu Otto Pötzls

---

[288] Vgl. Auersperg (1937a, 140). Er beruft sich an dieser Stelle auf Goethes Farbenlehre.

[289] Vgl. Auersperg (1937b, 6), später z.B. Auersperg (1963a, 70).

[290] Auguste Flach, eine Vertreterin der Gestaltpsychologie, beschäftigte sich besonders mit der Fragen der Psychophysiologie von Bewegungsabläufen und mit dem Schemabegriff. Vgl. Flach (1925) und (1934).

Untersuchungen über Wahrnehmungsstörungen aufgrund von Störungen der Blickmotorik. Auersperg führt die an seinem Patienten beobachtete Unfähigkeit, Einzelgegenstände in den räumlichen Zusammenhang einzuordnen auf eine Störung der „landschaftlichen Einordnung" der Sinnesdaten zurück[291]. Pötzl selbst fügte dem Aufsatz von Auersperg und Flach, deren Analyse des vorgestellten Falles er sich zustimmend anschloß, eine Beschreibung des anatomisch-pathologischen Befundes an[292].

Im Jahr 1938 hielt Auersperg einen Vortrag auf der 4. Jahresversammlung der Gesellschaft deutscher Neurologen und Psychiater in Köln mit dem Titel *Blickbewegung und optischer Erfassungsakt*. Den Hauptvortrag zu dem Tagungsthema „Ohr und Nervensystem" hielt Viktor von Weizsäcker[293]. Als weiterer Vertreter der Heidelberger Schule berichtete Paul Christian „Über unbewußte Vestibulariswirkung"[294].

Ein weiteres Zeichen der, auch nach seiner Rückkehr nach Wien fortbestehenden Verbundenheit Alfred Auerspergs mit Viktor von Weizsäcker, ist die *Buchbesprechung Der Gestaltkreis*. Sie erschien 1940, im gleichen Jahr der Erstveröffentlichung der Monographie Weizsäckers, in der „Deutschen Zeitschrift für Nervenheilkunde", deren Herausgeber Weizsäcker zu dieser Zeit gemeinsam mit dem Hamburger Neurologen Max Nonne (1861–1959) war. „Der Gestaltkreis" ist Weizsäckers bedeutendstes theoretisches Werk. Er faßt in diesem Werk seine Auseinandersetzung mit der klassischen Sinnesphysiologie und Reflexlehre zusammen und setzt den von ihm kritisierten klassischen Auffassungen eine Lehre der Einheit von Wahrnehmen und Bewegen entgegen. Auersperg Buchbesprechung beweist eine große Vertrautheit mit den Gedankengängen der Gestaltkreislehre. Das Erscheinen der Buchbesprechung in der für die wissenschaftliche Diskussion wichtigen Zeitschrift und die Bedeutung, die Weizsäcker Auerspergs Ideen in seinem Werk einräumt, weist auf die Vertrautheit und auf die Fruchtbarkeit der Zusammenarbeit beider hin. So hatte Weizsäcker allen Grund, Auersperg im Rückblick als seinen Bundesgenossen zu bezeichnen:

> „Auersperg verließ Heidelberg und fand in Wien die eigene Wirkung und Gefolgschaft, mit der ein neues Kapitel anhebt: jetzt ist dort zum ersten Male außerhalb meiner eigenen Wirkungsstätte eine zweite sichtbar, mit der ich mich durch eine Bundesgenossenschaft verknüpft wissen kann."
> Weizsäcker (1954, 88)

---

[291] Vgl. Auersperg und Flach (1937, 634).
[292] Vgl. Pötzl (1937).
[293] Vgl. Weizsäcker (1939b).
[294] Vgl. Christian (1939).

4 Arbeiten zur Physiologie der Motorik

Alfred Auersperg ließ sich in den Jahren 1934 und 1935 von Viktor von Weizsäcker zu Untersuchungen über die Physiologie der Motorik anregen. Auf der Suche nach Gesetzmäßigkeiten der Bewegungsgestaltung führte ihn diese Beschäftigung in den folgenden Jahren zur Auseinandersetzung mit dem Begriff des Schemas. In diesem Kapitel soll zum einen über einige, durch die Geschehnisse des zweiten Weltkrieges unveröffentlicht gebliebene Untersuchungen Auerspergs zur Physiologie der Motorik berichtet werden, zum anderen werden Auerspergs Arbeiten zum Begriff des Schemas vorgestellt.

4.1 Einführung: Physiologie der Motorik und Körperschema

Wenn man der Darstellung von Viktor von Weizsäcker folgt, war die Psychophysiologie und die messende Psychophysik der Motorik um 1940 ein noch relativ wenig untersuchter Zweig der Physiologie[295]. Weizsäcker schreibt:

> „Es ist merkwürdig, daß diese sogenannte Psychophysik sich nur im Gebiet der sensorischen Leistung, also in der Erforschung der Sinneswahrnehmung, entfaltet hat, während sie in der Motorik kaum Anfänge zustande gebracht hat. (..) Eine Psychophysik der Willkürbewegung wäre also die andere Hälfte dessen, was man sich vornahm, gewesen." Weizsäcker (1943, 465)

Die Ursache für die einseitige Bevorzugung der Sinneswahrnehmung als Forschungsgegenstand sah Weizsäcker in einer sensualistischen Grundhaltung der modernen Wissenschaften[296]. Weizsäcker lag die Entwicklung einer Psychophysik der Willkürmotorik besonders am Herzen. Er selbst ging, angeregt durch Ergebnisse von Untersuchungen seines Schülers Paul Vogel über den optokinetischen Drehschwindel[297], Fragen der Verschränkung von Sinneswahrnehmung und Willkürmotorik nach, die ihn schließlich zu seinem Gestaltkreiskonzept führten[298]. Wahrnehmen und Bewegen sind nach Weizsäcker einander vertretende, gegenseitig verborgene, komplementäre Zustände, die jedem biologischen Akt zugrunde liegen:

---

[295] Weizsäcker bezieht sich in dem zitierten Vortrag mit dem Titel „Über Psychophysik" auf die messende Psychophysik der willkürlichen Motorik. Er versäumt die Arbeiten des Breslauer Physiologen Kurt Wachholder zu erwähnen, der sich seit 1920 in mehreren Veröffentlichungen (z.B. Wachholder 1925) mit der Physiologie der Motorik beschäftigt hatte. Über neuere Theoriemodelle zur Physiologie und Neurophysiologie der Motorik informieren Henatsch (1988) und Lurja (1992).

[296] Vgl. Weizsäcker (1943, 465).

[297] Vgl. Vogel (1933).

[298] Vgl. z.B. Weizsäcker (1930), (1933), (1940).

„Wir können nichts tun ohne auch irgend etwas zu empfinden, wir können nichts empfinden, ohne uns auch irgendwie motorisch zu verhalten: jede Trennung selbst ist schon eine ‚Abstraktion‘. Das Leben ist darin also nie ein Entweder-Oder. Sollte sich das nicht wissenschaftlich erfassen lassen?“
Weizsäcker (1933, 631)

Aus dem Kreise seiner Schüler beschäftigten sich besonders Paul Christian, Albrecht Derwort und Alfred Auersperg mit Fragen der Motorik. Die genannten Forscher führten eine ganze Reihe von Experimentaluntersuchungen durch, beispielsweise über die Gestaltung von Bewegungsabläufen mit beweglichen Mechanismen (Pendel) oder mit einem veränderlichen Widerstand (Rührgerät)[299], sowie eine Reihe von Experimenten zur Wahrnehmung von Bewegung[300]. Diese Untersuchungen erbrachten experimentelle Belege für eine Grundelement des Gestaltkreiskonzepts, nämlich der gegenseitigen Vertretbarkeit von Wahrnehmen und Bewegen. Als weiteres Ergebnis fand sich, daß die Gestaltung der willkürlichen Bewegung im Einklang mit physikalischen Gesetzmäßigkeiten steht, ein Phänomen, das Weizsäcker mit dem Begriff „Nomophilie“ beschrieb.[301]

Nach dem Krieg wurden die Arbeiten zur Psychophysiologie der Motorik aus der Heidelberger Schule vor allem von Paul Christian fortgeführt. In seiner 1948 erschienenen Studie „Vom Wertbewußtsein im Tun“[302] untersuchte er den intentionalen Vorsatz der Bewegung. Am Modell einer durch zwei Personen zu bedienenden Säge studierten Paul Christian und Renate Haas in einer 1949 veröffentlichten Arbeit mit dem Titel „Wesen und Formen der Bipersonalität“ die Physiologe der gemeinsamen Arbeit zweier Partner[303]. Christian und Haas stellten bei ihren Messungen der Kräfteverhältnisse und der geleisteten Arbeit bei unterschiedlichen partnerschaftlichen Konstellationen fest, daß für die Dauer des gemeinsamen Tuns die Autonomie der Einzelsubjekte in eigentümlicher Weise aufgehoben ist, das gemeinsame Ziel der Arbeitsleistung unter Berücksichtigung des Kräfteeinsatzes des Partners (z.B. auch eines kranken Partners) bestimmt den Kräfteeinsatz und den Bewegungsrhythmus. Die beiden Autoren betrachteten ihre messende Untersuchung der Intersubjektivität im Vollzug einer motorischen Leistung als empirische Grundlage für eine medizinische Soziologie[304].

Aus einer mehr phänomenologisch orientierten Sicht entstanden einige Jahre später weitere Arbeiten zur Physiologie der Motorik von den Heidelbergern Paul Christian und Herbert Plügge[305], sowie von dem in engem Kontakt mit der

---

[299] Vgl. z.B. Derwort (1938), (1943) u. (1948), Christian, (1948b) u. (1952), Auersperg (1944a).
[300] Vgl. z.B. Christian (1940), Christian und Pax (1943), Auersperg und Buhrmester (1936).
[301] Vgl. Weizsäcker (1943, 468).
[302] Christian (1948a).
[303] Vgl. Christian und Haas (1949).
[304] Vgl. Christian und Haas (1949, 38ff.).
[305] Vgl. Christian (1956), Plügge (1963).

Heidelberger Schule stehenden niederländischen Biologen und phänomenologisch beeinflußten Psychologen Frederik J.J. Buytendijk[306]. Gemeinsam ist diesen Arbeiten, daß als Ausgangspunkt für die Betrachtung der menschlichen Bewegung Aspekte der tätigen Auseinandersetzung mit der Welt, des kommunikativen Ausdrucks und der schöpferische Formgestaltung gewählt wurden. Die Bewegung wird von diesen Autoren als ein Geist und Natur vermittelndes, Einheit stiftendes Medium verstanden[307].

Mit der Entwicklung von Modellvorstellungen zur Psychophysiologie der Motorik eng verbunden ist die Benutzung des Begriffes „Schema" in der Physiologie. Eine besondere Rolle kommt hierbei dem Begriff „Körperschema" zu. Vorläufer der begrifflichen Konzeption des Körperschemas sind die bereits anläßlich der Erstbeschreibung der motorischen Apraxie im Jahr 1900 durch Hans Liepmann beschriebenen „Bewegungsvorstellungen"[308]. Ähnlich wie Liepmann beschrieb der an der Phänomenologie von Wahrnehmung interessierte Philosoph Melchior Palagyi in seiner 1925 erschienenen „Wahrnehmungslehre", daß den ausgeführten Bewegungsakten Bewegungsphantasmen bzw. von ihm so genannte „virtuelle Bewegungen"[309] zugrunde liegen. Palagyi unterstellte, daß jedem Bewegungsakt ein vitaler Phantasieprozeß zugrunde liegt, welcher die reelle Bewegung schematisch vorwegnimmt.

Der Begriff Köperschema wurde von dem Neurologen Henry Head (1861–1940) geprägt[310]. Nach Heads Definition sind Körperschemata „organisierte Muster, mit denen alle späteren Änderungen der Körperhaltung verglichen werden, bevor sie in das Bewußtsein eintreten"[311]. Head ging davon aus, daß das Körperschema eine a priori gegebene, prinzipiell aber wandlungsfähige physiologischen Struktur ist. Er stützte sein Konzept des Körperschemas auf Beobachtungen an Patienten mit durch zentrale Prozesse gestörten Körperraumbildern und auf Beobachtungen an Amputationsphantomen. Eine Zerstörung des Körperschemas durch eine Hirnläsion macht, nach Head, jedes Erkennen der Lage oder des Ortes eines gereizten Punktes an dem betreffenden Teil des Körpers unmöglich.

---

[306] Vgl. Buytendijk (1956) u. (1957).

[307] So lautet beispielsweise der Titel einer gemeinsamen Publikation von Frederik J.J. Buytendijk, Paul Christian und Herbert Plügge: „Über die menschliche Bewegung als Einheit von Natur und Geist". Vgl. Plügge (1963).

[308] Vgl. Liepmann (1900, 121).

[309] Vgl. Palagyi (1925, 77).

[310] Laut Critchley (1950, 335) sowie Poeck und Orgass (1964, 539) ist der gewöhnlich Hery Head zugeschriebene Begriff Körperschema schon 1893 und 1905 von dem französischem Neurologen P. Bonnier vorgeschlagen worden. Zur Geschichte des Begriffes ‚Körperschema' vgl. Conrad (1933), Critchley (1950) und Poeck (1964).

[311] Im Original: „For this combined standard, against wich all subsequent changes of posture are measured before they enter consciousness, we propose the word ‚schema'." (Head u. Holmes 1911, 187).

In der Folge war es vor allem der Wiener Psychologe und Psychiater Paul Schilder (1886–1940), der den Begriff des Körperschemas bekannt gemacht hat. In seiner Monographie: „Das Körperschema" von 1923 definiert Schilder den Begriff Körperschema wie folgt:

> „Als Körperschema bezeichne ich das Raumbild, das jeder von sich selber hat. Man darf annehmen, daß dieses Schema in sich enthalte die einzelnen Teile des Körpers und ihre gegenseitige räumliche Beziehung zueinander."
> Schilder (1923, 2)

Anders als für Henry Head, der das Schema als eine organische Gegebenheit ansah, ist für Paul Schilder das Körperschema eine psychische Repräsentanz der Körperselbstwahrnehmung. Schilder belegte seine Theorie mit Beobachtungen anhand von Fällen von Apraxie des Körperschemas, d.h. von krankhaften Zuständen, bei denen das intakte Körperschema nicht im Handeln verwertet werden kann. Auch hysterische Lähmungserscheinungen erklärt Schilder als eine Verwertungsstörung des Körperschemas[312].

Mit Heads und Schilders unterschiedlichen Auffassungen vom Körperschema als zerebral lokalisierbare Struktur, bzw. als psychische Repräsentanz, sind die beiden in der weiteren Diskussion des Schemabegriffs immer wieder auftauchenden und kontrovers diskutierten Positionen vorgegeben. Besonders eingehend analysiert der Psychiater und Anhänger der Gestaltpsychologie Klaus Conrad (1905–1961) in einem 1933 veröffentlichten, dem Körperschema gewidmeten Aufsatz, den eben skizzierten Zwiespalt und die geschichtliche Entwicklung des Schemabegriffs[313]. Conrad zieht ein recht negatives Resümee der Schwierigkeiten, die eine Verwendung des Begriffes Körperschema mit sich bringt[314]:

> „Aber sogar schon eine einfache, kategoriale Einordnung des Begriffes stößt auf größte Schwierigkeiten. Behalten wir nämlich die verschiedenen, geäußerten Auffassungen im Auge, so sehen wir, daß der Begriff bald als ein psychologischer, bald als ein physiologischer und endlich auch als ein logisch-formaler Tatbestand erscheint." Conrad (1933, 351)

Die Geschichte des Schemabegriffes wird auch von Herbert Plügge in seiner 1970 erschienenen Monographie: „Der Spielraum des Leibes" behandelt. Am Beispiel des Amputationsphantoms diskutiert Plügge, ähnlich wie Auersperg[315] und unter ausdrücklichem Bezug auf ihn, die verschiedenen Konzeptionen des Körperschemas. Nach Plügges Ansicht umgreift das Körperschema neben der als Bauplan und Muster vorgegebenen Struktur, die ganze sensorisch und motori-

---

[312] Vgl. Schilder (1923, 84).
[313] Conrad (1933, 348).
[314] In diesem Sinne schreibt der Philosoph Maurice Merleau-Ponty in seinem Buch „Phänomenologie der Wahrnehmung": „Die Theorie des Körperschemas ist implicite schon eine Theorie der Wahrnehmung." Merleau-Ponty (1945, 242).
[315] Vgl. Auersperg (1950c).

sche gegebene Reichweite, d.h. die leibliche Seite des menschlichen Organismus mit ein. Er schreibt an anderer Stelle über seine Auffassung des Körperschemas:

> „Das Körperschema handelt von der Weise, wie mir (und jedermann) Arm und Bein, Kopf und Herz gegeben sind; es handelt von der Weise, wie ich diese Körperteile erlebend habe." Plügge (1962, 55)

Plügge bezieht das Körperschema auf das Erleben des Menschen. Nach seinem von der Phänomenologie der Körperlichkeit ausgehenden Ansatz ist das Körperschema als ein ständig sich im Fluß befindlicher, menschlichem Handeln wie Erleben zugrunde liegender, körperlicher Spielraum des Menschen zu denken[316].

Es sei zum Schluß darauf hingewiesen, daß der Begriff des Schemas, wie er in der Philosophie Immanuel Kants als Schematismus der reinen Vernunft eingeführt wurde, eine über die Physiologie hinausreichende Bedeutung als erkenntnistheoretische Kategorie hat[317]. Der Begriff Schema wird von einigen Autoren auch im Sinne eines allgemeinen biologischen Ordnungsprinzip benutzt. Beispielsweise verwendet der Biologe Jakob von Uexküll in seiner „Theoretischen Biologie" den Begriff Schema in diesem Sinne[318]. In der Psychologie spielt der Schemabegriff als allgemeines Strukturprinzip, besonders bei dem Entwicklungspsychologen Jean Piaget[319], wie auch in der Gestaltpsychologie und in der Erforschung der Genese von Wahrnehmungsakten beispielsweise bei Friedrich Sander[320] eine Rolle.

4.2 Unveröffentlichte Experimentaluntersuchungen zur Motorik

Bereits während seiner Heidelberger Zeit, also in den Jahren 1934 und 1935, beschäftigte sich Alfred Auersperg, auf Viktor von Weizsäckers Anregung hin, mit Untersuchungen zur Gestaltung von Bewegungsabläufen. Wie Weizsäcker in seiner Autobiographie „Natur und Geist" berichtet, hat Auersperg in seiner Heidelberger Zeit zahlreiche Ideen zur Experimentalanalyse motorischer Akte entwickelt und in ersten Versuchsanordnungen überprüft. Er dürfte dabei allerdings nicht sehr systematisch vorgegangen sein[321]. Da Auersperg die Ergebnisse seiner Untersuchungen zur Motorik aus dieser Zeit selbst nicht publiziert hat,

---

[316] Vgl. Plügge (1970b).

[317] Für Kant ist das Schema des reinen Verstandesbegriffes eine zwischen Intelligenz und Sinnlichkeit vermittelnde Vorstellung. Er bezeichnet dem Schematismus „Als eine verborgene Kunst in den Tiefen der menschlichen Seele". (Kritik der reinen Vernunft, B 181).

[318] Jakob von Üeküll widmet ein ganzes Kapitel seines Buches dem Schema. Vgl. Uexküll (1920, 116ff.).

[319] Piaget benutzt den Begriff „Vehaltensschemata" und „sensomotorisches Schema", um die Entwicklung der Sensomotorik zu beschreiben. Vgl. Piaget (1959, 58) u. (1967, 184).

[320] Ein Überblick zur Entwicklung der aktualgenetischen Forschung findet sich bei Graumann (1959). Vgl. auch Conrad (1947, 290).

[321] Vgl. Weizsäcker (1954, 88).

können wir über die von ihm angestellten Versuche nur indirekt, anhand von Hinweisen in Publikationen seiner Mitarbeiter und anhand von Ankündigungen von Publikationsvorhaben, die wegen der Kriegsereignisse nicht zustande kamen, Auskunft erhalten. Es soll in der Folge versucht werden anhand dieser Hinweise einige der unveröffentlichten Experimentaluntersuchungen zu beschreiben.

Auersperg führte während seiner Heidelberger Zeit an dem neurologischen Labor der Heidelberger Universitätsklinik Versuche zur Gestaltung von Bewegungsabläufen durch. Die gemeinsame Arbeit mit Auersperg regte den damaligen Assistenten der neurologischen Abteilung und späteren Leiter der neurologischen Abteilung der Freiburger Universitätsklinik für Psychiatrie, Albert Derwort, zu seiner 1938 erschienenen Arbeit „Untersuchungen über den Zeitablauf figurierter Bewegungen beim Menschen" an. Derwort schreibt in der Einleitung zu dieser Arbeit:

> „Im Verlauf seiner Studien über den Aufbau von Bewegungsakten machte Prinz Auersperg darauf aufmerksam, daß es dem Menschen nicht ohne weiteres möglich ist, einer bestimmt figurierten Bewegung beliebige Geschwindigkeitsabläufe absichtlich zu erteilen. Zum Beispiel gelingt es nicht, mit dem frei durch die Luft geführten Zeigefinger, eine gerade Linie zu beschreiben und dabei die Geschwindigkeit stetig und wiederholt an und abschwellen zu lassen." Derwort (1938, 662)

Derwort untersucht in der zitierten Arbeit die Bindung räumlicher Bewegungsgestalten an die Zeit. Er konnte mit bewegungsfotografischen Methoden nachweisen, daß es beispielsweise nicht möglich ist, eine beliebige in die Luft geschriebene Figur in ihrem zeitlichen Ablauf zu variieren, ohne sie dabei zugleich in ihrer Gestalt zu verändern. Eine bestimmte Figur, beispielsweise ein Kreis, wird auch bei unterschiedlicher Größe innerhalb eines gewissen Größenbereiches, immer in der selben Zeit ausgeführt. Diesen Sachverhalt bezeichnete Derwort als „Regel der konstanten Figurzeit"[322]. Die Figurzeit ist bereits im Bewegungsentwurf vorwegnehmend, in Auerspergs Terminologie ausgedrückt, „proleptisch", gegeben. Die in der Bewegungsintention entworfene Bewegungsgestalt determiniert also vorwegnehmend die Bewegungsgeschwindigkeit. Derwort kam zu dem Ergebnis, daß der motorische Vollzug einer Bewegung paradoxerweise nicht der Absicht entsprechend geschaffen ist. Eine bestimmte Figur läßt sich nicht absichtlich in einer bestimmten Zeit vollziehen, sie läßt sich jedoch in ihrer eigenen unwillkürlich vorgegebenen Figurzeit präzise vollziehen. Die Gesetzmäßigkeit der Bewegung, so schließt Derwort, liegt demnach in ihrer Form.

Die referierte, auf einer Anregung Auerspergs basierende Arbeit Albert Derworts hat für die an der Gestaltkreislehre orientierte Forschung große Be-

---

[322] Derwort (1938, 666).

deutung, da hier erstmals explizit die Motorik messend unter dem Gesichtspunkt der Einheit von Wahrnehmen und Bewegen untersucht wurde.

Weitere von Auersperg angeregte Versuche hatten die Gestaltung von Bewegungen gegen einen variierbaren Widerstand zum Gegenstand. Diese Versuche wurden ebenfalls von Derwort fortgeführt und weiterentwickelt und von ihm 1943 unter dem Titel „Über die Formen unserer Bewegung gegen verschiedenartige Widerstände und ihre Bedeutung für die Wahrnehmung von Kräften" publiziert. Auersperg schreibt hierzu:

> „Von der Reizseite her habe ich gemeinsam mit Derwort, allerdings im Bereiche der Reibungsbewegungen (Rühren in einem Brei), in einführenden Versuchen feststellen können, daß überraschend, also im Bewegungsentwurf proleptisch nicht vorgesehene Veränderungen zu erstaunlichen Täuschungen Anlaß geben." Auersperg (1944a, 221)

Auersperg war auch später in gemeinsamem wissenschaftlichen Interesse mit Albert Derwort verbunden. Im Jahr 1960 führte er beispielsweise gemeinsam mit Derwort eine experimentelle Arbeit zur Psychophysiologie der Blickbewegung in dessen neurophysiologischem Labor in Freiburg durch[323].

4.3 Auerspergs Arbeiten zur Motorik und zum Schema

Auch nach seiner Rückkehr nach Wien, Ende 1935, beschäftigte sich Alfred Auersperg weiter mit Fragen der Psychophysiologie der Motorik. Insbesondere interessierten ihn Gesetzmäßigkeiten der Bewegungsgestaltung und ihre Veränderung bei pathologisch abgewandelten Bewegungsabläufen. Bereits 1938 schlug er dem Dekanat der medizinischen Fakultät der Universität Wien die Einrichtung einer Forschungsstelle für „Leistungspathologie" vor[324]. Im Herbst 1942 wurde Alfred Auersperg die Einrichtung einer Forschungsstelle für neurophysiologische Fragen an der von ihm geleiteten Nervenheilanstalt Döbling, durch eine Förderung der deutschen Forschungsgemeinschaft ermöglicht[325]. Aus dieser Zeit stammen einige Veröffentlichungen Auerspergs und seiner damaligen Mitarbeiter über Untersuchungen zur Gestaltung von Bewegungsabläufen. Auersperg trug sich sogar mit dem Gedanken, seine Untersuchungen zur Motorik und zum Schema gemeinsam mit einem Wiener Kollegen, dem Neurologen Walter Birkmeyer, in einer Monographie mit dem Titel „Das Schema" zusammenzufassen[326].

---

[323] Auersperg et al. (1960) referiert in Kapitel 5 dieses Buches.

[324] Vgl. UA Wien, Med. Dekanat, Zl. 1160, aus 1937/38. Schreiben Auerspergs an das Dekanat der Medizinischen Fakultät vom 11. Mai 1938.

[325] Vgl. DFG Akt. Nr. Au 2/10/1. Schreiben von Auersperg an die Deutsche Forschungsgemeinschaft vom 11. August 1942.

[326] Vgl. BDC-Akt Auersperg: Verzeichnis der wissenschaftlichen Arbeiten von Prof. Dr. Alfred Auersperg. Vgl. auch Birkmayer (1951, 283).

Trotz des großen Interesses Alfred Auerspergs an der Psychophysiologie der Motorik seit seiner Heidelberger Zeit, dauerte es lange, bis er selbst eine Arbeit zu diesem Thema veröffentlichen konnte. Seine erste Veröffentlichung zur Psychophysiologie der Motorik ist eine 1944 in der Deutschen Zeitschrift für Nervenheilkunde erschienene Arbeit mit dem Titel *Dal Biancos Formgesetz der schwunghaft durchgeführten Bewegung*. Die Arbeit trägt den Untertitel „Ein Beitrag zur Theorie der Einheit von Wahrnehmung und Bewegung" und bezieht sich damit explizit auf den Gestaltkreisansatz Viktor von Weizsäckers. Anlaß dieses Aufsatzes war eine am gleichen Ort erschienene Experimentalstudie seines Mitarbeiters Peter dal Bianco, die unter dem Titel „Zur Koordination schwunghafter Bewegungen und ihrer Störung bei Kleinhirnschädigung" die Phänomenologie pathologischer Bewegungsmuster bei Kleinhirngeschädigten behandelt. In einer Fußnote der Arbeit Dal Biancos findet sich der Hinweis, daß die Untersuchung aufgrund eines an Auersperg ergangenen Forschungsauftrages der Luftwaffen-Sanitätsinspektion finanziell gefördert wurde. Da sich Auersperg in seinem zu besprechenden Aufsatz direkt auf die Arbeit von Dal Bianco bezieht, sei diese, um ein besseres Verständnis zu ermöglichen, zunächst kurz referiert.

Dal Bianco untersuchte mit stereofotografischer Methode den Vollzug schwunghaft ausgeführter Bewegungen, mit dem Ziel, eine Gesetzmäßigkeit des Bewegungsablaufes zu beschreiben. Er konnte in seiner Experimentaluntersuchung nachweisen, daß schwunghaft ausgeführte Bewegungen einen sinusoidalen Ablauf der Geschwindigkeits- und Beschleunigungskurven aufweisen, daß diese Bewegungen einer optimalen Ökonomie durch Verwendung passiver Kräfte entsprechen und daß sich komplizierte, schwunghaft in die Luft geschriebene Figuren als eine Kombination zweier zueinander abgestimmter Schwingungen auffassen lassen. Zusammengefaßt besagt dies, daß eine schwunghafte Bewegung mathematisch als Überlagerung zweier sinusoidaler Pendelschwingungen zu beschreiben ist. Unter Bezug auf die Arbeit Albert Derworts zur konstanten Figurzeit[327] zieht Dal Bianco den Schluß aus seinen Beobachtungen, daß der schwunghaft ausgeführten Bewegung ein Formgesetz zugrunde liegt, und daß die einzelnen Bewegungsakte bereits im Ansatz der Bewegung im Sinne dieses Formgesetzes proleptisch determiniert sind.

In seinem Dal Bianco kommentierenden Aufsatz stellt Auersperg einleitend fest, daß die Versuche Dal Biancos, auf dem Gebiet der Sensomotorik eine Weiterführung der in seinen eigenen Arbeiten mit Sprockhoff (1935) und Buhrmester (1936) versuchten Analyse des Verhältnisses der Wahrnehmung zur Blickmotorik darstellen. Im Sinne der Gestaltkreislehre gehört zu jeder vollständigen Beschreibung der Wahrnehmung auch eine Beschreibung der Bewegung des entsprechenden psychophysiologischen Aktes.

---

[327] Vgl. Derwort (1938).

Um Wahrnehmen und Bewegen miteinander in Bezug zu setzen, ist nach Auersperg der zweckhafte Charakter der Bewegung, also die proleptisch gegebene Bewegungsintention, in Entsprechung zu setzen, mit dem bedeutungshaften Charakter der Wahrnehmung, also mit dem Inhalt der Bewegungswahrnehmung:

> „Wahrnehmen und Bewegen werden auf gleicher Ebene ins Verhältnis gesetzt, wenn wir den zweckhaften Charakter der Bewegung dem bedeutungshaften Charakter des Reizes entsprechen lassen." Auersperg (1944a, 213)

Auersperg macht darauf aufmerksam, daß Heinrich von Kleist in seiner Novelle „Über das Marionettentheater" am Beispiel eines Kampfes zwischen einem Fechter und einem Bären die Prädeterminiertheit der Bewegungsabläufe beschreibt. Der Bär ist der Überlegene des von Kleist beschriebenen Zweikampfes, aufgrund seiner Gabe die vollständige Bewegung des Fechters – ob Finte oder Treffversuch – bereits im Ansatz zu erkennen[328]. Wenn die Bewegung schon von Beginn an ein formbestimmter Ablauf ist, dann müssen die koordinierenden Leistungen des Organismus in der Lage sein, die jeweiligen mechanischen Kräfte (das Trägheitsmoment des Körpergliedes etc.) vorwegzunehmen, um einen den mechanischen Bedingungen angemessenen Bewegungsvollzug zu erreichen. Das Wahrnehmungsgebilde, das den Bewegungsapparat in der Summe seiner mechanischen Gegenwirkungen repräsentiert, bezeichnet Auersperg als Aktionsphantom. Das Aktionsphantom bildet sich im motorischen Akt. Das Aktionsphantom ist keine Abbildung der Spannungszustände im Muskel, sondern es bildet sich an der Widerstandserfahrung im Umgang mit dem eigenen Körper, sowie mit beweglichen Medien und Werkzeugen. Seine Vorwegnahme im Bewegungsentwurf beruht auf Erfahrung und Übung:

> „Nicht Spannungsgefühle im Muskel, sondern bestimmte aktuelle Bewegungstendenzen des Aktionsphantoms, welche mir entgegenstehen und mir somit die Möglichkeit der Gegenwirkung geben, kommen mir zum Bewußtsein. Es ist praktisch gleichgültig, ob das Aktionsphantom mein Arm oder eine elastische Gerte, ob das Ende des Erfolgssystems meine Fingerspitze oder das Ende einer Angelrute ist." Auersperg (1944a, 219)

Die Geschicklichkeit im Umgang mit einem Werkzeug beruht nach Auersperg auf der Ausbildung eines adäquaten Aktionsphantoms. Die koordinatorische Leistung und die Bildung des Aktionsphantoms bezeichnet Auersperg als einen Akt der Vergegenwärtigung. Die Bildung des Aktionsphantoms verdeutlicht Auersperg am Beispiel des Amputationsphantoms, das bei rascher Bewegung des Stumpfes verschwindet, um einem dem tatsächlichen Aktionsphantom entsprechenden Erlebnis der wirklichen Kräfteverhältnisse und damit dem Stumpferlebnis Platz zu machen.

---

[328] Eine zu ähnliche Resultaten kommende, ausführliche Interpretation der Novelle Heinrich Kleists aus Sicht des Psychophysiologen stammt von Herbert Plügge. Vgl. Plügge (1963).

Gerade das Beispiel des Wandels des Amputationsphantoms zeigt, wie eng Wahrnehmen und Bewegen miteinander verwoben sind. Das Aktionsphantom entstammt einer Wahrnehmung des in der Bewegung erlebten Kräftespiels, als solche steuert es wiederum die Bewegung. Vor diesem Hintergrund bezeichnet Auersperg Wahrnehmen und Bewegen sehr überzeugend als Offenbarungen einer einzigen integralen Leistung:

> „Wahrnehmen und Bewegen sind als zweierlei Explikationsformen, als zweierlei Offenbarungen einer einzigen integralen Leistung aufzufassen, welche über der Korrespondenz zwischen einer in der Bewegung offenbar werdenden Wahrnehmungsdisposition und dem entsprechenden reizgebundenen afferenten Geschehen aufgebaut erscheint." Auersperg (1944a, 222)

Auersperg stellt somit die, unter seiner Anleitung angestellten Versuche zur Bewegungsphysiologie und das von Dal Bianco beschriebene Formgesetz der schwunghaften Bewegung, in Bezug zur Weizsäckerschen Lehre von der Einheit von Wahrnehmen und Bewegen. Die von ihm als Aktionsphantom bezeichnete Bewegungsgestalt ist ein Versuch die in der Regel unbewußte Wahrnehmungsseite der Bewegung zu beschreiben.

Die nächste Arbeit zur Physiologie der Motorik ist ein 1949 erschienener Beitrag zu einer Festschrift, anläßlich des 70. Geburtstags von Otto Pötzl. Der Beitrag Auerspergs mit dem Titel *Das Schema des getasteten Gegenstandes* dürfte jedoch schon in den Jahren 1944 oder 1945 verfaßt worden sein, was sich aus einigen Hinweisen im Text schließen läßt. Auch diese Arbeit hat ein Pendant in einer Arbeit Dal Biancos, die an gleicher Stelle erschienen ist[329].

Auersperg berichtet über eigene Untersuchungen zum Schematismus im Tastakt bei hirnkranken Patienten. Bei Patienten mit intakter Sensibilität und der Unfähigkeit, gezielte Tastbewegungen auszuführen, fand er, daß diesen mit der betroffenen Hand ein grobes, orientierendes Erkennen des Tastgegenstandes relativ rasch möglich war. Im Gegensatz dazu wurde der Tastgegenstand mit der gesunden Hand längere Zeit betastet, bis dann eine allerdings präzise und zutreffende Beschreibung gegeben werden konnte. Auersperg folgert aus diesen Beobachtungen, daß der grobe, im Normalfall nicht zu Bewußtsein kommende, skizzenhafte Entwurf des Tastgegenstandes, ein Werk des Augenblicks ist. Bereits mit dem ersten Umgreifen eines Gegenstandes wird ein Entwurf dieses Gegenstandes hervorgebracht. Von diesem ersten, nicht in jedem Fall zu Bewußtsein kommenden Entwurf des Gegenstandes nimmt die weitere Tastbewegung ihren Ausgang. Diese bestimmt dann rückläufig die präzise Gestalt des Gegenstandes. Der Tastakt gliedert sich somit in zwei Phasen: das grobe skizzenhafte Erkennen des Gegenstandes im Augenblick der Begegnung und das ins Einzelne gehende, ausführliche Abtasten. Der erste Sinneseindruck im Tastakt führt in einem unbewußten, proleptischen Akt zu einer Kreation einer Skizze des Tastgegenstan-

---

[329] Vgl. Dal Bianco (1949).

des, dem Schema des Tastgegenstandes, das dann in einer rückläufigen Bestimmung verifiziert und verfeinert wird.

Im Tastakt werden nach Auersperg zwei verschiedene Schemata aktiviert: das Schema der tastenden Hand, im Sinne des von Schilder beschriebenen Körperschemas und das von Auersperg beschriebene Schema des getasteten Gegenstandes, im Sinne eines vorwegnehmend gegebenen Entwurfes des zu betastenden Gegenstandes. Auersperg bezeichnet das Schema des Tastgegenstandes als ein eigengesetzliches, nicht weiter ableitbares Ordnungsprinzip.

Zusammenfassend kommt Auersperg zu dem Ergebnis, daß der Tastakt, wie auch der Sehakt durch einen proleptischen Entwurf des Gegenstandes und eine sich anschließende rückläufige Bestimmung beschreibbar ist. Den im Augenblick der ersten Begegnung mit dem Wahrnehmungsgegenstand sich konstituierenden, skizzenhaften Entwurf bezeichnet Auersperg als das Schema des Gegenstandes. Dieser Entwurf steht in keinem strengen Kausalverhältnis zu den objektiven Reizverhältnissen. Das Verhältnis von Schema zu Reizgeschehen läßt sich, da es der adäquaten Orientierung des Organismus in der Umwelt dient, vielmehr als eine harmonische Entsprechung verstehen. Unter Bezug auf die Ergebnisse seiner Arbeiten mit Sprockhoff und mit Buhrmester folgert Auersperg:

> „Der Tastakt ist ebenso in der Setzung gegenständlicher Schemata begündet wie der Sehakt. Der Parallelismus zu dem physikalisch gesetzten Reizgeschehen im Tastversuch und dem erlebten Tastvorgang ist nicht in das Verhältnis einer Causalabhängigkeit der Wahrnehmung vom Reizgeschehen umdeutbar. (...) Nicht Causalabhängigkeit vom Reizgeschehen, sondern harmonische Entsprechung zum Reizgeschehen längs der Zeitachse bildet die Grundlage der experimentellen Wahrnehmungsforschung." Auersperg (1949a, 95)

Bereits Viktor von Weizsäcker hatte den Tastakt als Beispiel gewählt, um die Verschränkung von Wahrnehmen und Bewegen zu erläutern[330]. Die von Auersperg in seinem Aufsatz beschriebene proleptische Setzung des Entwurfes eines zu betastenden Gegenstandes, findet in den ab 1947 erschienenen Arbeiten von Klaus Conrad über die „Vorgestalt" eine Entsprechung[331]. Aus der Weizsäckerschen Schule war es besonders Paul Christian, der den Gedanken vom Schema des getasteten Gegenstandes aufgriff und auch in Experimentaluntersuchungen weiterverfolgte[332].

In einem kurz gehaltenen Aufsatz aus dem Jahr 1950 mit dem Titel *Beobachtungen am Amputationsphantom und ihre psychophysiologische Bedeutung* überträgt Alfred Auersperg die Grundsätze seiner ersten Arbeiten über Formgesetze der Bewegung und Schematismen, auf das Phänomen des Amputationsphan-

---

[330] Vgl. Weizsäcker (1933, 632).
[331] Vgl. Conrad (1947) und (1950).
[332] Vgl. z.B. Christian (1952, 238) und (1956, 353).

toms. Er führt in dieser Arbeit Gedankengänge weiter aus, die er bereits in der 1944 erschienenen Arbeit über Dal Biancos Formgesetz skizziert hatte.

Auersperg berichtet von einer Reihe von Versuchen an Beinamputierten, die ergaben, daß die Empfindung eines Phantomgliedes durch die Ausführung einer schwungvollen Bewegung mit dem Stumpf verschwindet. Die Wahrnehmung des Stumpfes trat während des Bewegungsvollzuges an die Stelle der ursprünglich vorhandenen Phantomwahrnehmung, ein Phänomen, das auch übungstherapeutisch zur Behandlung des Amputationsphantoms eingesetzt werden kann. Auersperg folgert aus dieser Beobachtung, daß die in seinen Versuchen gefundene Veränderung der Wahrnehmung des bewegten Gliedes gegen die Annahme fester, kortikal vorgegebenen Körperschemata spricht. Das Schema des bewegten Körpergliedes entwickelt sich vielmehr erst in einem Akt der Vergegenwärtigung in der Bewegung:

> „Also nicht Parallelfundierung, sondern Vergegenwärtigung auf Grund der in der Aktion ablaufenden Erregungen ist der Prozeß, welcher der Funktion der schematischen Darstellung des Körpergliedes zugrunde zu liegen scheint." Auersperg (1950c, 425)

Zusammenfassend kommt Auersperg zu einer Kritik an der parallelistischen, somatotopen Zuordnung von Rezeptionsfeld und kortikalem Empfindungssystem. Das Schema des bewegten Körpergliedes ist nicht in der kortikalen Struktur vorgegeben, sondern es wird in jeder Bewegung und in jedem Tastvorgang, neu entwickelt. Auersperg sieht seine Schlußfolgerungen in Übereinstimmung mit den zu seiner Zeit neuen Ergebnissen der Neurophysiologie[333].

Der letzte, zugleich ausführlichste und in der theoretischen Schlußfolgerung am weitesten reichende Beitrag Auerspergs zur Problematik der Gestaltung von Bewegungsabläufen und zum Körperschema, ist 1960 unter dem Titel *Körperbild und Körperschema* in der Zeitschrift „Nervenarzt" erschienen. Der Aufsatz ist die schriftliche Fassung eines, am 24.5.1959 auf der 75. Wanderversammlung Südwestdeutscher Neurologen und Psychiater in Baden-Baden gehaltenen Vortrags.

Auersperg erinnert an Henry Heads Definition des Schemas als eines zerebral vermittelten Automatismus[334]. Head hatte eine physiologische Interpretation des Schemas gefordert. Anders als Head ging Paul Schilder in seiner einflußreichen Monographie „Das Körperschema" davon aus, daß das Körperschema ein durch Erfahrung erworbenes Körperbild ist[335]. Die unterschiedlichen Definitionen des Körperschemas bewegen sich somit zwischen einer physiologischen

---

[333] Auersperg bezieht sich an dieser Stelle auf Studien des Neurophysiologen H. Gasser zur Nervenleitgeschwindigkeit unterschiedlicher Fasertypen, sowie auf den von Edgar D. Adrian für die integrative Leistung des ZNS geprägten Begriff des „adjustment". Vgl. Adrian (1947).

[334] Vgl. Head und Holmes (1911, 187).

[335] Vgl. Schilder (1923, 2).

Interpretation im Sinne eines anatomischen Standards einerseits und einer erlebnismäßigen, psychologischen Deutung als Körperselbstwahrnehmung andererseits. Auersperg setzt die beiden unterschiedlichen Auffassungen des Schemas als „Körperschema" (Head) und als „Körperbild" (Schilder) gegeneinander und bringt sie in Beziehung zur Unterscheidung von physiologischen und psychologischen Funktionsabläufen. Physiologie und Psychologie sind nach Auersperg komplementäre Aspekte des biologischen Geschehens. Dem Begriff des Schemas komme eine vermittelnde, Physiologie und Psychologie umfassende Rolle zu, die sich anhand des psychophysiologischen Modells der Gestaltkreislehre explizieren läßt. Die integrierende Funktion des Schemas besteht darin, daß beispielsweise das Schema des getasteten Gegenstandes Orientierung für die folgenden Abtastbewegungen bietet. Das jeweils Ertastete wird in rückläufiger Bestimmung, zunehmend präzise zu einem Gesamtbild des Tastgegenstandes integriert. Der Tastakt gliedert sich somit in einen schrittweisen Prozeß, der aus zwei Teilen besteht: einem antizipativen Entwurf des zu betastenden Gegenstandes und einer am Entwurf orientierten Abtastbewegung, die eine zunehmend präzisere Bestimmung des Gegenstandes erlaubt.

Auersperg bezeichnet diese Struktur, in Anlehnung an die Ergebnisse seiner Experimente mit Sprockhoff (1935) und Buhrmester (1936), als eine schrittweise „zeitüberbrückende Vergegenwärtigung", sowie als eine aufsteigende Entwicklung, in der sich der teleologische Charakter des Erlebnismäßigen offenbart.

Schemata sind nicht notwendigerweise die physiologisch relevanten Determinanten, sondern, und hier äußert Auersperg einen neuen Gesichtspunkt, sie sind heuristische Hypothesen. Die Anwendung des Schemamodells hat nach Auersperg ihre Grenze dort, wo der Bereich meßbarer Psychophysiologie überschritten wird und wo von erlebhafter Begegnung, von „Mögen und Vermögen, Sollen und Wollen" die Rede ist. Diese Aspekte des erlebhaften Weltbezuges wurden von Weizsäcker als „pathische Kategorien" bezeichnet[336]. Eine Psychophysiologie jenseits der Grenzen exakt messender Forschung muß, so Auersperg, die Dimension der persönlichen Begegnung im Sinne der Begegnungsphilosophie Martin Bubers zum Ausgangspunkt nehmen. Damit ist eine anthropologische Wende in der Physiologie erreicht, die mit der kopernikanischen Wende des naturwissenschaftlichen Weltbildes vergleichbar ist:

> „Wir freuen uns mit v. Weizsäcker am Abenteuer einer neuerlichen kopernikanischen Wendung der Psychophysiologie, welche uns im Rahmen anthropologischer Horizonte aufgetragen erscheint." Auersperg (1960a, 23)

Auerspergs Plädoyer für eine, an den Befindensweisen und an der Leiblichkeit orientierte, anthropologische Physiologie spiegelt eine auch an anderen Stellen seines Werkes belegbare Entwicklung seiner Gedanken wider: ausgehend von einer an der Gestaltkreislehre Weizsäckers orientierten Psychophysiologie suchte

---

[336] Vgl. z.B. Weizsäcker (1940a, 270).

Auersperg ab etwa 1950 verstärkt nach einer Verbindung seiner psychophysisch ausgerichteten Forschung mit medizinisch-anthropologischen und daseinsanalytischen Gedanken.

5 Phänomenologische Biologie

Auerspergs Beschäftigung mit Fragen der Sinnesphysiologie und der Neurophysiologie wurde ab etwa 1950 immer deutlicher von dem Bemühen geleitet, die klassische, exakt naturwissenschaftliche Physiologie mit einer vom erlebenden Subjekt ausgehenden phänomenologischen Sichtweise zu verbinden. Auerspergs Forschungsansatz wurde von dem Heidelberger Psychiater Hubertus Tellenbach sehr zutreffend als „phänomenologische Biologie" bezeichnet[337]. Unter dieser Überschrift läßt sich ein großer Teil von Auersperg nach 1950 erschienenen Publikationen einordnen.

Nach einer kurzen Einführung in den wissenschaftsgeschichtlichen Hintergrund, auf den sich Auersperg in seinen Arbeiten zur phänomenologischen Biologie bezieht, sollen seine zu diesem Themenbereich erschienen Arbeiten vorgestellt werden. Dabei erschien eine weitere Unterteilung der referierten Arbeiten nach Themenschwerpunkten sinnvoll.

5.1 Einführung: Phänomenologische Biologie

Der weite Horizont des wissenschaftlichen Interessenbereiches Auerspergs, wie er sich in den in diesem Abschnitt besprochenen Arbeiten zeigt, umfaßt die Disziplinen Neurophysiologie, Biokybernetik und Entwicklungsbiologie, mit gelegentlichen Ausflügen in die Philosophie und Theologie. Am ehesten lassen sich die vielfältigen Gedankengänge Auerspergs in den Rahmen einer allgemeinen theoretischen Biologie einordnen.

Die theoretische Biologie ist eine relativ neue, zu Auerspergs Zeiten keineswegs etablierte Wissenschaftsdisziplin. Sie entstammt der Bemühung um eine Beleuchtung der erkenntnistheoretischen Voraussetzungen der biologischen Wissenschaften. Sieht man von philosophischen und erkenntnistheoretischen Überlegungen von Naturforschern, wie beispielsweise Johannes Müller und Hermann Helmholtz, ab, so sind für die Begründung einer eigenständigen theoretischen Biologie im deutschsprachigen Raum zwei, den gleichen Titel tragende Monografien von Jakob von Uexküll und von Ludwig von Bertalanffy von besonderer Bedeutung.

Der Biologe Jakob von Uexküll (1864–1944) geht in seinem 1920 veröffentlichen, wichtigsten theoretischen Werk mit dem Titel „Theoretische Biologie" davon aus, daß zwischen Umwelt und Organismus eine Wechselbeziehung in der Hinsicht besteht, daß jede Art ihre spezifische Umwelt konstelliert und daß sich das Lebewesen daher von seiner Umwelt her, an die es z.B. mit Wahrnehmungs- und Fortbewegungsorganen angepaßt ist, spezifisch beschreiben läßt. Als erkenntniskritische Grundlage für sein Konzept dienen ihm die Philosophie Im-

---

[337] Vgl. Tellenbach (1985, 270).

manuel Kants, insbesondere dessen Kategorienlehre, sowie die damals in Entwicklung begriffene Informationstheorie. Jakob von Uexküll prägte den Begriff „Funktionskreis" für die Beschreibung der Wechselwirkung von Organismus und Umwelt. Uexküll kommt zu der, von ihm an mannigfaltigen Beispielen belegten Erkenntnis, daß der lebendige Organismus, das Tier wie die Pflanze, jeweils optimal an seine Lebenswelt angepaßt ist. Sorgfältige Natur- und Verhaltensbeobachtung galten Uexküll als genuine Methode der Biologie. Insofern läßt sich seine an grundsätzlichen Fragen der Naturerkenntnis orientierte Forschung durchaus auch als phänomenologische Biologie bezeichnen.

Der aus Wien stammende, seit 1938 in Kanada lebende Biologe, Mathematiker und Philosoph Ludwig von Bertalanffy (1901–1972), der mit Auersperg freundschaftlich verbunden war[338], begründete in seinem 1932 erschienenen zweibändigen Werk „Theoretische Biologie" eine auf dem Phänomen der Selbsterhaltung des tierischen Organismus aufbauende Lehre der Biologie. Bertalanffy prägte den Begriff „Fließgleichgewicht". Der Organismus galt ihm als ein „offenes System", das in Informations- und Stoffaustausch mit seiner Umwelt steht. Bertalanffy gilt als Begründer der heute hoch aktuellen „allgemeinen Systemtheorie". Seine Theorie zeigt eine gewisse inhaltliche Nähe zu der von Norbert Wiener ins Leben gerufenen Kybernetik, entstand aber unabhängig von ihr[339].

Die von Norbert Wiener seit den 40er Jahren begründete, „Kybernetik", die Lehre von technischen, wie auch biologischen Regulationsvorgängen[340], fand rasch auch Interesse innerhalb der Biologie. Wiener selbst machte auf die Anwendbarkeit seiner Lehre auf biologische Regulationsvorgänge aufmerksam[341]. Insbesondere eignet sich der von ihm stammende Begriff „Rückkoppelung" für die Beschreibung physiologischer Regelkreise. Es war dann in der Folge besonders der Biologe Erich von Holst, der sich schon in den 50er Jahren, in seinen Untersuchungen zur Reafferenz bei Reflexvorgängen, auf die Modellvorstellungen der Kybernetik stützte[342].

Eine eigenständige Disziplin „phänomenologische Biologie" hat es unter diesem Titel innerhalb der biologischen Wissenschaften nie gegeben. Dennoch läßt sich eine geistige Strömung innerhalb der biologischen Wissenschaften, deren Beginn in die 30er Jahre unseres Jahrhunderts datierbar ist, sehr gut mit diesem Begriff beschreiben. Als Vertreter dieser Richtung ist zuerst der holländische Biologe und Psychologe Frederik J.J. Buytendijk (1887–1974) zu nennen. Er bemühte sich in seinem umfangreichen Werk um eine Verbindung von exakter Beobachtung von physiologischen Vorgängen und Verhaltensweisen mit verstehenden Ansätzen, die eher aus der Tradition der Psychologie und der Gei-

---

338 Vgl. Auersperg und Bertalanffy (1985, 13).
339 Zur Biographie und Gedankenentwicklung Bertalanffys vgl. Nierhaus (1981).
340 Vgl. Wiener (1961).
341 Vgl. Wiener (1961, 39).
342 Vgl. Holst und Mittelstaedt (1950).

steswissenschaften stammen. Wie andere Vertreter der phänomenologischen Biologie auch, fand Buytendijk ein Vorbild für seine Forschungsmethode in Goethes naturwissenschaftlichen Arbeiten. Mit Alfred Auersperg und mit anderen Vertretern der Heidelberger Schule verbanden Buytendijk persönliche Bekanntschaft und Freundschaft. In vielen seiner Arbeiten nach 1950 bezieht sich Buytendijk auf die Gestaltkreislehre Weizsäckers. Auch greift er wiederholt Gedanken Auerspergs auf und wendet sich wie dieser gegen eine mechanistische Interpretation der biologischen Regulationsvorgänge[343]. Buytendijks wahrscheinlich bedeutendste Veröffentlichung ist sein 1967 erschienenes Buch mit dem Titel „Prolegomena einer anthropologischen Physiologie". Dieses Werk stellt, unter dem Gesichtspunkt einer „spezifisch menschlichen Physiologie"[344], auch heute noch den bislang umfassendsten Versuch einer Verbindung von subjektivem Erleben mit Physiologie und Pathophysiologie dar und kann daher mit gutem Recht als ein Hauptwerk der phänomenologischen Biologie bezeichnet werden.

Ein weiterer, herausragender Vertreter der vom menschlichen Erleben ausgehenden Physiologie war der mit Auersperg befreundete Heidelberger Internist Herbert Plügge (1906–1972). Plügge ging in seinen Arbeiten von der Beobachtung und Beschreibung des subjektiven Befindens seiner Patienten aus. Sein besonderes Anliegen war es, das Befinden des Kranken und dessen Leiblichkeit in die medizinische Wissenschaft einzubeziehen[345].

Es wird hier schon deutlich, daß die Interessen Buytendijks und Plügges mit dem forscherischen Bemühen Auerspergs konvergieren. Zählt man noch Paul Christian hinzu, der zwar als Schüler und Nachfolger Viktor von Weizsäckers die Gestaltkreisforschung weiterführte, der aber auch an der Phänomenologie interessiert war[346], lassen sich diese vier Forscher als die wichtigsten Vertreter der „phänomenologischen Biologie"[347] bezeichnen.

Herbert Plügge und Frederik J.J. Buytendijk bezogen sich mit ihrem am Phänomen „Kranksein" orientierten Forschungsansatz unter anderem auf die phänomenologischen Konzeptionen der Philosophen Edmund Husserl, Martin Heidegger und dessen Schüler Wilhelm Szilasi, sowie auf die französischen Phänomenologen Jean Paul Sartre und Maurice Merleau-Ponty. Ein ebenso wichtiger Bezugspunkt waren ihnen die Gestaltkreislehre Viktor von Weizsäckers und dessen medizinische Anthropologie[348]. Eine Gemeinsamkeit der Vertreter der „phänomenologischen Biologie" besteht auch in einer besonderen Affinität zu

---

[343] Vgl. Buytendijk und Christian (1963).

[344] Buytendijk (1967, 21).

[345] Vgl. z. B. Plügge (1962).

[346] Vgl. Christian (1956), (1960).

[347] Es sei nochmals darauf hingewiesen, daß dieser Begriff nicht von Auersperg stammt, sondern erst von Tellenbach (1985b, 270) eingeführt wurde.

[348] Vgl. Weizsäcker (1927a), (1940a).

den naturwissenschaftlichen Studien Johann Wolfgang von Goethes[349]. Vor allem seine an der unvoreingenommenen, exakten Beobachtung des Naturphänomens orientierte Forschungsmethode war ein wichtiger methodischer Bezug.

Auch die Auseinandersetzung mit theologischen Fragen, insofern sie Bezug zu den Naturwissenschaften haben, verbindet die vier Vertreter der „phänomenologischen Biologie". So setzten sie sich beispielsweise intensiv mit der Begegnungsphilosophie des jüdischen Religionsphilosophen Martin Buber[350] auseinander, indem sie sich bei der Beschreibung der Arzt-Patienten-Beziehung auf seine Analyse des Begegnungsphänomens[351] beziehen. Alfred Auersperg stellte darüber hinaus eine Verwandtschaft seiner theoretischen Konzeptionen mit der entwicklungsgeschichtlichen Lehre des Jesuitenpaters und Paläoanthropologen Teihard de Chardin (1881–1955) fest. Nach dem Selbstverständnis Teilhards ist seine Herangehensweise an entwicklungsgeschichtliche Probleme eine phänomenologische Naturwissenschaft. Er schreibt in einer Vorbemerkung zu seinem Hauptwerk „Le phénomène humain":

> „Um das Buch, das ich hier vorlege richtig zu verstehen, darf man es nicht lesen, als wäre es ein metaphysisches Werk, und noch weniger wie eine Art theologischer Abhandlung, sondern einzig und allein als naturwissenschaftliche Arbeit. Schon die Wahl des Titel weist darauf hin. Nichts als das Phänomen. Aber auch das ganze Phänomen." Teilhard de Chardin (1959, 15)

Das Werk Teilhards, das im wesentlichen erst nach seinem Tod öffentlich zugänglich war und gedruckt wurde[352], wurde in den 50er und 60er Jahren auch von anderen naturwissenschaftlichen Forschern aufgegriffen und diskutiert, beispielsweise von dem Biologen Adolf Portmann[353]. Portmanns Werk ist, unabhängig von seiner Beziehung zu Teilhard, in der Nähe der phänomenologischen Biologie angesiedelt.

5.2 Arbeiten zur „Koinzidentialkorrespondenz"[354]

Im Jahr 1954 erschien in der Zeitschrift „Nervenarzt" eine ausführliche Arbeit mit dem Titel „Die Coincidentialkorrespondenz als Ausgangspunkt der psychophysiologischen Interpretation des bewußt Erlebten und des Bewußtseins".

---

[349] Vgl. z.B. Christian (1949), Auersperg (1968)

[350] Vgl. Buber (1923).

[351] Vgl. Buytendijk (1950), Auersperg (1957a), Christian (1959).

[352] Vgl. Teilhard de Chardin (1959).

[353] Vgl. Portmann (1960).

[354] Auersperg verwendet für den von ihm konzipierten Begriff mitunter die abweichende Schreibweise „Coincidentialkorrespondenz". Der Übersichtlichkeit halber werde ich mich durchweg an die Schreibweise „Koinzidentialkorrespondenz" halten.

Aufbauend auf den Ergebnissen seiner Versuche mit Sprockhoff und Buhrmester, sowie in der Weiterführung seiner Arbeiten zum Tastakt und zum Schematismus der Wahrnehmung, erreicht Auersperg hier ein neues Niveau in seiner theoretischen Auseinandersetzung mit der Genese des biologischen Aktes. Der weit gespannte Horizont dieser Arbeit reicht von Beobachtungen und theoretischen Überlegungen zur Sinnesphysiologie und zur Aktualgenese bis hin zu Schlußfolgerungen, die Konsequenzen für die neuropathologische und psychopathologische Forschung haben.

Schon an den Kapitelüberschriften dieses Aufsatzes läßt sich die weitreichende Aufgabe, die sich Auersperg gestellt hat, erkennen. Er leitet seine Arbeit mit einem Abschnitt über die „Die Begegnung" ein, es folgen zwei große Kapitel „Die Wahrnehmung" und „Das Bewußtsein", der letzte Abschnitt der Arbeit hat die Überschrift „Die Wirklichkeit." Auersperg hat in diesem inhaltsreichen und konzentrierten Aufsatz versucht, ein Konzept zu einer umfassenden Wahrnehmungsphänomenologie und theoretischen Biologie zu entwickeln[355]. Die besondere Bedeutung, die diesem Aufsatz innerhalb des Werkes Auerspergs zukommt, zeigt sich auch darin, daß dieser neben den Arbeiten mit Sprockhoff und mit Buhrmester, zu Auerspergs am häufigsten zitierten Arbeiten, seines sonst eher spärlich rezipierten Werkes gehört.

Auersperg legt seinem Aufsatz drei wesentlichen Grundannahmen zugrunde, die er in dem einleitenden Kapitel expliziert:

Erstens geht er dieser Arbeit, wie bereits in seinem 1935 gemeinsam mit Viktor von Weizsäcker verfaßten Referat mit dem Titel „Zum Begriffswandel der Biologie", von einer grundsätzlichen Unterscheidung einer animistischen von einer mechanistischen Umweltbezogenheit aus. Unter animistischer Umweltbezogenheit versteht Auersperg eine vom Subjekt ausgehende Einwirkung, die auf dieses wiederum Einfluß ausübt, d.h. es besteht ein wechselseitiges *Verhältnis der Begegnung*, im Gegensatz zu einer nach dem Reiz-Reaktionsmodell mechanistisch aufgefaßten Kausalwirkung[356].

Zweitens legt Auersperg die *Intentionalität*, als grundsätzliches Element allen Erlebens und Handelns, seinen Betrachtungen zugrunde. Unter diesem Gesichtspunkt läßt sich bei jeder Wahrnehmung und jeder Bewegung ein antizipatives Moment beschreiben. Dies wird von Auersperg, anhand des bekannten Beispiels aus Heinrich von Kleists Novelle „Über das Marionettentheater", wo ein Bär jede Finte des menschlichen Gegners bereits im Ansatz erkennt und er somit die Bewegungsabsicht voraus zu erkennen scheint, erläutert. In gleichem Sinne, vielleicht noch anschaulicher, zeigt Buytendijks Beschreibung eines Zwei-

---

[355] Der referierte Aufsatz Auerspergs zeigt sowohl methodisch, wie in der Reichweite der Schlußfolgerungen durchaus Verwandtschaft zu Merleau-Pontys „Phänomenologie der Wahrnehmung". Auersperg bezieht sich allerdings in dem referierten Aufsatz nicht auf das bereits 1945 in Frankreich erschienene Buch Merleau-Pontys.

[356] Vgl. auch das Kapitel: „Animistische und mechanistische Kausalität" in: Auersperg (1965).

kampfes von Mungo und Cobra, daß die geradezu ideale Anpassung der Bewegungen der Kontrahenten nur aus einer antizipativen Steuerung der Motorik erklärbar ist[357].

Der dritte Ausgangspunkt der referierten Arbeit ist die im Augenblick der vollzogenen Wahrnehmung beziehungsweise Bewegung erlebte Begegnung von Subjekt und Umwelt. Auersperg stellt sich insbesondere die Aufgabe, das *phänomenale Erlebnis* in Bezug zur meß- und quantifizierbaren Naturwissenschaft zu bringen:

> „Unsere Untersuchung geht von dem im Augenblick vollzogenen Begegnungserlebnis aus. Wir tun dies nicht nur in der Überzeugung, daß dieses unmittelbare Erlebnis, des sich in und mit der Schöpfung begegnenden Geschöpfes, die grundlegenden Erkenntnisse vermittelt, sondern vor allem in der einschränkenden Absicht das Phänomenale zum Meßbaren, die Wahrnehmung zur abgebildeten Wirklichkeit in Coincidentialkorrespondenz zu setzen." Auersperg (1954, 1)

Die Wahl der Bezeichnungen Schöpfung und Geschöpf, anstelle der sonst gebräuchlichen objektivierenden Termini Subjekt und Umwelt, weist bereits auf Auerspergs in den folgenden Jahren stattfindende, intensive Auseinandersetzung mit der Kosmologie des Theologen Theilhard de Chardins hin.

In dem folgenden, der Wahrnehmung gewidmeten Abschnitt, setzt sich Auersperg mit der Beobachtung auseinander, daß die Sinneswahrnehmung im allgemeinen als kontinuierliches Geschehen erlebt wird, während sich die, die Wahrnehmung konstituierenden, unbewußten, beziehungsweise vorbewußten Schritte in zeitlich diskontinuierlichen Schritten vollziehen. Wenn man den Vorgang der Entstehung beispielsweise einer Tastwahrnehmung genauer betrachtet, so lassen sich zwei in der zeitlichen Struktur ihres Ablaufs grundsätzlich verschiedene Vorgänge unterscheiden: ein kontinuierlicher, sukzessive Tasteindrücke vermittelnder Tastvorgang und ein in der Regel unbewußt bleibender diskontinuierlicher Akt einer zunächst entwurfhaften, schematisch der weiteren Tastbewegung Orientierung gegebenen Vergegenwärtigung des Tastvorganges. Diese beiden strukturell grundsätzlich verschiedenen Vorgänge liegen nach Auersperg nicht nur der Tastwahrnehmung zugrunde, sondern sie laufen als simultane Vorgänge auch in jedem anderen Wahrnehmungsakt, beispielsweise auch in der visuellen Wahrnehmung, ab.

Unter Bezug auf seine Experimente mit Sprockhoff ordnet Auersperg diesen beiden strukturell unterschiedlichen Abläufen, die jedem Wahrnehmungsakt zugrunde liegen, zwei unterschiedliche Formen der Koinzidentialkorrespondenz zu. Dem fortschreitenden, in der kontinuierlichen Zeit ablaufenden, Vorgang entspricht in seinen Worten eine „parallelistische" Koinzidentialkorrespondenz im Sinne des klassischen psychophysischen Parallelismus. Der diskontinuierli-

---

[357] Vgl. Buytendijk (1931).

chen, aufsteigenden Entwicklung der Wahrnehmungsgestaltung entspricht die Koinzidentialkorrespondenz der zeitüberbrückenden Vergegenwärtigung:

> „Abschließend ist festzustellen: im Experiment mit Sprockhoff werden 2 Formen der Coincidentialkorrespondenz sichtbar. Eine entspricht der parallelistischen Coincidentialkorrespondenz der klassischen Sinnesphysiologie, die andere bedient sich der parallelistisch provozierten Elemente im Sinne der zeitüberbrückenden Vergegenwärtigung. Der Ermöglichungsgrund zu diesem Vergegenwärtigungsakt liegt im Phänomenalen begründet.“ Auersperg (1954, 3)

Auersperg kritisiert im folgenden die forschungsmethodische Position des psychophysischen Parallelismus. Die Interpretation der Empfindung, im Sinne des Müllerschen Gesetzes der spezifischen Sinnesenergien, stellt für Auersperg das klassische Beispiel für den in seinen wissenschaftlichen Ergebnissen höchst fruchtbaren, in seiner deterministischen Wirklichkeitssicht aber eingeschränkten Weg des psychophysischen Parallelismus dar. Die von ihm festgestellte deterministische Einschränkung der phänomenalen Gegenheiten fordert ihn zu einer heftigen wissenschaftsmethodischen Kritik heraus, die er mit der Kritik Goethes an Newton vergleicht. Auch Versuche von Seiten der Psychologie, etwa von der Gestalttheorie, den Wahrnehmungsakt ganzheitlich wahrnehmungspsychologisch zu begründen, kranken nach Auersperg daran, daß die Annahme einer parallelistischen Reizentsprechung unkritisch übernommen wird[358].

In seiner eigenen theoretischen Auffassung von der Konstitution der Sinneswahrnehmung geht Auersperg davon aus, daß die Physiologie den Wahrnehmungsakt und die phänomenalen Gegebenheiten nur dann angemessen erfaßt, wenn vorausgesetzt wird, daß es sich hier um ein nur aus einem Entwicklungsprozeß zu verstehendes, sich in der Begegnung von Subjekt und Objekt ereignendes Geschehen handelt:

> „Wir haben festgestellt, daß schon die einfachste vollendete Wahrnehmung aus einer Entwicklung hervorgeht. Der Zeugungsakt dieser Entwicklung vom Unbestimmten zum Bestimmten ist der Moment der Begegnung des Wahrnehmenden mit seinem Gegenstand.“ Auersperg (1954, 6)

Eine praktische Bewährung dieses Konzeptes sieht Auersperg in der Möglichkeit, bestimmte neuropathologische und psychopathologische Erscheinungen besser als bisher unter Anwendung des Prinzips der Entwicklung erklären zu können. Ausgehend von der Beobachtung, daß die Symptomatik der meisten Defektsyndrome kompensatorischen Gegenreaktionen entspricht, regt Auersperg an, verschiedene pathologische Zustandsbilder wie zum Beispiel Aphasi-

---

[358] Auerspergs Kritik am psychophysischen Parallelismus trifft sich mit der Kritik Viktor von Weizsäckers an der klassischen Sinnesphysiologie wie an der Gestaltpsychologie. Weizsäcker schrieb bereits 1934: „Leibliche und seelisch Phänomene können weder in Kausalreihen verknüpft, noch in Parallellinien geordnet werden. Ihre Zusammenhangsregel lautet anders.“ Weizsäcker (1934, 248).

en, Agnosien und Apraxien als elektive Störungen in verschiedenen Integrationsebenen des Wahrnehmungsprozesses zu verstehen:

> „Diese aphasischen, agnostischen, apraktischen Störungsbilder sind von unserem Standpunkt aus nach der Höhe der jeweils betroffenen Integrationsstufe der Vergegenwärtigung zu beschreiben. Wir haben diese Integrationsstufen als einander umschließende Firmamente bezeichnet."[359] Auersperg (1954, 6)

Auersperg wagt sich in dem folgenden Abschnitt der referierten Arbeit, mit dem Titel „Das Bewußtsein", in sonst eher der Philosophie vorbehaltene Fragestellungen des Zusammenhanges von Bewußtsein und Wahrnehmung vor. Leider sind die Gedankengänge Auerspergs sehr schwer verständlich. Er geht in einem inhaltlichen und sprachlichen Balanceakt zwischen Psychologie und Physiologie der Frage nach, ab welcher Integrationsstufe der Vergegenwärtigung von einem Bewußtsein gesprochen werden kann.

Das Bewußtsein ist, nach Auersperg, die Integrationsstufe der Vergegenwärtigung, in der sich der Wahrnehmende als erlebendes Subjekt vom Wahrgenommenen abheben läßt. Auersperg betont die innige Verschränkung des Bewußtseins mit den Vitalgefühlen, im Sinne des vegetativ regulierten „milieu interne". Die Zusammengehörigkeit von Bewußtsein und Gefühl lasse sich an den Gemeingefühlen, wie beispielsweise den Appetenzen, oder an Schlaf und Wachsein aufzeigen. Nach Auersperg liegt hier eine psychophysische Beziehung zu den humoral gesteuerten hypothalamisch-mesencephalen Regulationszentren vor, die das „milieu interne" regulieren[360]. Diese Korrelation drückt sich anders betrachtet darin aus, daß der Mensch sich in der Verwirklichung seiner gefühlshaft gegebenen Intention selbst bestimmt. Zwischen Handeln und Wahrnehmen einerseits und Selbstbewußtsein andererseits bestehe ein Wechselverhältnis.

In einem Schlußwort unter dem Titel „Die Wirklichkeit", macht Auersperg auf die Grenzen der wissenschaftlichen Bestimmbarkeit der Wirklichkeit aufmerksam. Am Beispiel der Wahrnehmung erläutert er, daß jede psychophysiologische Interpretation letztlich eine Beschränkung des ursprünglich gegebenen Phänomens darstellt:

> „Jede Wahrnehmung einer fliegenden Möwe ist ein an metaphysische Bereiche rührender Akt, welcher durch eine psycho-physiologische Interpre-

---

[359] Auersperg Formulierung zeigt eine deutliche Nähe zu Hughlin Jacksons Lehre von der hierarchischen Gliederung des Nervensystems. In einer zwei Jahre später gemeinsam mit Jorge Weibel veröffentlichten Arbeit ordnet Auersperg die Symptomatik verschiedener Alkoholpsychosen, gemäß der eben skizzierten Theorie der Integrationsstufen, verschieden hoch differenzierten Ebenen des Wahrnehmungsaktes zu. Vgl. Auersperg und Weibel (1956a).

[360] Die Rolle des Hirnstammes für die vegetative Regulation wurde in ihrer Bedeutung für die klinische Medizin bereits Ende der 40er Jahre von dem Neurophysiologen Paul MacLean beschrieben. Vgl. MacLean (1949).

tation nicht bereichert, sondern nur im Sinne einer bestimmten Fragestellung beschränkt werden kann." Auersperg (1954, 10)

Auersperg betont somit, daß sich das ursprüngliche Phänomen nie vollständig in wissenschaftliche Bestimmung bringen läßt. Hier deutet sich bereits seine Hinwendung zu der in seiner Monographie „Poesie und Forschung"[361] ausführlich behandelten Frage des Ursprünglichen und des Schöpferischen in der Wahrnehmung an.

Der 1957 in einer Festschrift für Frederik J. Buytendijk erschienene Aufsatz: *Zur psychophysiologischen Bedeutung der Begegnung* knüpft thematisch direkt an die gerade besprochene Arbeit zur Koinzidentialkorrespondenz an. Bereits in einem Nachwort zu der Arbeit von 1954 hatte sich Auersperg in geradezu enthusiastischem Lob über Buytendijks 1951 erschienenen Aufsatz: „Zur Phänomenologie der Begegnung"[362] geäußert:

> „F.J.J. Buytendijk steigt vom Begegnungserlebnis ausgehend zu metaphysischen Betrachtungen auf, ohne dabei den Zusammenhang mit dem, was dieses Phänomen an naturwissenschaftlichem Verbindlichem aufweist, zu lösen. Seine Gedanken gehen in die Überlegungen der großen Philosophen unserer Tage ein und reichen damit in die Anfänge der religiösen Erneuerung." Auersperg (1954, 11)

Auersperg bezeichnet Buytendijks phänomenologische Herangehensweise als angemessene Methode die teleologische Funktion der Begegnung zu erschließen. Die Möglichkeit wissenschaftlich exakter Beschreibung des Begegnungserlebnisses ist nach Auersperg jedoch begrenzt, da die ursprüngliche, Buytendijk nennt sie „echte Begegnung", im Unterschied zur „scheinbaren Begegnung" ein wesenhaft unergründlicher Vorgang ist:

> „Wissenschaft ist auf das typisch Wiederholbare angewiesen. Daß eine so eingeschränkte Deutung der Begegnung das sich in echter Begegnung und echtem Umgang offenbarende Einmalige und Wesentliche nicht erreicht, ist die wesentliche Erkenntnis, welche wissenschaftliche Kenntnisnahme in ihre Schranken verweist." Auersperg (1957, 21f.)

In einem 1960 im Nervenarzt veröffentlichten Aufsatz mit dem Titel *Die Krise vom Standpunkt der teleologisch orientierten Aktualgenese* setzt sich Auersperg mit Theorien des Neurologen und Gestalttheoretikers Klaus Conrads auseinander, die in Hinsicht auf die Genese des Wahrnehmungsaktes einige Verwandtschaft zu seinem eigenen theoretischen Standpunkt aufweisen[363]. Auersperg bezeichnet die Krise als ein genuin geschichtliches Phänomen und als eine „abgründige Voraussetzung eines Werdens"[364]. Die Krise vereint die Augenblick-

---

[361] Vgl. Auersperg (1965).
[362] Vgl. Buytendijk (1950).
[363] Vgl. Conrad (1947) u. (1950).
[364] Auersperg (1960c, 220).

lichkeit, als zeitliche Erlebnisstruktur, mit Fruchtbarkeit, als Voraussetzung des Werdens. Auf einen Begriff gebracht, lasse sich die Krise als fruchtbarer Augenblick charakterisieren. Der fruchtbare Augenblick und damit der schöpferische Sinn der Krise, lasse sich in der Psychophysiologie der Wahrnehmung, so Auersperg, nur im Erlebnis der wahrnehmenden Person aufdecken:

> „Erst im Erlebnismäßigen, und zwar schon in dem zeitknappsten konkretesten Wahrnehmungsakt, welcher die handgreifliche Wirklichkeit herausstellt und darstellt, kann der schöpferische Sinn der Teleologie, und damit der Krise, als fruchtbarer Augenblick aufgedeckt werden." Auersperg (1960c, 222)

Gleichzeitig ist damit gesagt, daß jeder Wahrnehmungsakt in seiner Erlebnisstruktur nur aufgrund einer schöpferischen Krise zustande kommt. Auersperg erläutert das jeder Wahrnehmung zugrundeliegende kritische Moment am Beispiel der vor- und rückläufigen Bestimmung im Tastakt[365]. Er überträgt sein Modell auch auf den Bereich der Psychotherapie. Lebensgeschichtlich determinierte Krisen werden im psychotherapeutischen Prozeß aktualisiert, womit die Chance besteht, den kreativen, schöpferischen Gehalt der Krise für die Gesundung zu nutzen.

Auch in dieser Arbeit weist Auersperg zum Schluß auf die prinzipielle Begrenztheit möglicher Erkenntnis über die Wahrnehmung hin und auf das Geheimnis, das sich in den Phänomenen des Warhnehmungserlebnisses verbirgt:

> „In der Anerkennung des geheimnisvollen Grundes des Erlebnismäßigen unterscheidet sich die Gestaltkreistheorie von der Gestalttheorie und findet sich mit der sog. anthropologisch orientierten Psychiatrie." Auersperg (1960c, 223)

Aus dem gleichen Jahr stammt eine gemeinsam mit Albrecht Derwort und Martin Schrenk[366] verfaßte Experimentalstudie, mit dem Titel *Beitrag zur Psychophysiologie der intentionalen Blickbewegung*. Die Untersuchungen zu dieser Experimentalarbeit wurden im von Albrecht Derwort geleiteten Labor für Leistungsphysiologie der Freiburger Universitätsnervenklinik durchgeführt. Die Mitarbeit von Alfred Auersperg konnte durch finanzielle Unterstützung der Deutschen Forschungsgemeinschaft ermöglicht werden. Es handelt sich um Auerspergs dritte große Experimentalarbeit zur Wahrnehmungsphysiologie, neben den 1935 und 1936 veröffentlichten Arbeiten mit Sprockhoff und Buhrmester. Sie baut methodisch auf Fragestellungen auf, die sich in der experimentellen Überprüfung der Weizsäckerschen Gestaltkreislehre ergaben.

---

[365] Viktor von Weizsäcker spricht in diesem Zusammenhang davon, daß mit jedem biologischen Akt die Notwendigkeit zu einer Entscheidung einhergeht. Vgl. Weizsäcker (1940a, 212).

[366] Martin Schrenk (geb. 1923) war von 1973 bis 1987 Lehrstuhlinhaber für Geschichte der Medizin sowie für Psychosomatik und Psychotherapie an der Universität des Saarlandes.

Die konkrete Fragestellung und die verwendete Untersuchungsmethode gehen auf eine 1953 veröffentlichte Arbeit „Über vestibuläre Dysmorphopsien" von Albrecht Derwort zurück. Derwort hatte in seiner Arbeit den Versuch unternommen, auf experimentellem Weg – durch elektrische Reizung des Lagesinnesorgans – die Genese des von Viktor von Weizsäcker klinisch mehrfach beschriebenen Syndroms der dysmorphoptischen Wahrnehmungsstörung zu untersuchen[367]. Auch Alfred Auersperg hatte bereits 1935 diesem Krankheitssyndrom eine eigene Arbeit gewidmet[368].

Derwort konnte in seiner Arbeit zeigen, daß durch elektrische Vestibularisreizung ein dem klinischen Syndrom der Dysmorphopsie sehr ähnliches Bild von Wahrnehmungstäuschungen hervorgerufen werden kann. Außerdem stellte er fest, daß die Wahrnehmungstäuschungen in einem reziproken Verhältnis zu den motorischen Reaktionen standen[369]. Die auffällige Vielfältigkeit der induzierten Trugwahrnehmungen auf den selben Vestibularisreiz, führte er auf einen Funktionswandel der entsprechenden nervösen Substrate zurück.

Ziel der von Auersperg, Derwort und Schrenk durchgeführten Experimentalstudie, die eigentlich eine ganze Sammlung von interessanten Versuchen zu diesem Thema ist, war es nun, die Bedingungen dieses Funktionswandels präziser zu ermitteln. Es wurden gesunde Versuchspersonen durch Applikation von sinusoidalem Wechselstrom vestibulär gereizt. Bei konstanter Reizgebung wurde dann die Bewegungsmöglichkeit der Probanden, insbesondere die Blickmotorik, unterschiedlich stark eingeengt. Ähnlich wie in den Versuchen Auerspergs mit Buhrmester[370] ließen sich 3 verschiedene Phasen der Reizentsprechung unterscheiden:

Eine unter unbeschränkter Augenmotorik und „unverbindlichem Weltbezug" beobachtete erste Phase, ohne Auftreten von Schwindel oder Trugwahrnehmungen, in der reizsynchrone Verlagerungen des Schwerpunktes (Schaukeln) der Versuchsperson zu beobachten waren.

Eine Zwischenphase, bei der die Motorik durch die Aufgabe, einen Bestimmten Gegenstand zu fixieren, beschränkt war. Es kam in dieser zweiten Phase zu polymorphen, labilen und unbestimmten Reizreaktionen, die durch Bewegungen der Versuchsperson kurzfristig kompensierbar waren.

In der dritten Phase war jegliche Bewegungsmöglichkeit durch Fixation des Kopfes unterbunden. Es traten stereotype, unbeeinflußbare Scheinbewegungen auf.

Während in der Phase I die Umweltkohärenz vollständig, in der Phase II wenigstens teilweise erhalten war, kam es in der Phase III zu einem vollständigen Mißlingen der Reizintegration:

---

[367] Vgl. Weizsäcker (1919), (1924) u. (1930).
[368] Vgl. Auersperg (1935).
[369] Derwort (1953, 324).
[370] Vgl Auersperg und Buhrmester (1936, 278f.).

„Der Wandel der Reizentsprechung in den einzelnen Phasen wird so ge-
deutet, daß in der Phase I die intentionale Integration des sinusoidalen Ve-
stibularisreizes gelingt, in der Phase II durch weitgehende Beschränkung
der Blickmotorik nur immer kurzdauernd möglich ist, letztlich aber mißlingt. In der Phase III wird schließlich die intentionale Integration unmöglich. Es finden hier nur noch morphologisch-prädeterminierte Reizent-
sprechungen statt." Auersperg et al. (1960d, 253)

Die intentionale Integration der störenden Stromreize erfolgte reizsimultan.
Nach den in der Experimentalsituation gemessenen zeitlichen Abläufen lag keine
Reaktion auf die Störreize vor. Die zeitliche Simultaneität legt nahe, von einer
proleptischen Steuerung der Motorik auszugehen. Mißlingt die Integration, wie
in Phase III beobachtet, so ergibt sich eine nach dem Leitungsprinzip der klassischen Reflexologie beschreibbare Reaktion, die zeitlich auch mit einer entsprechenden Zeitverzögerung einhergeht. Auersperg folgert aus der Beobachtung
der mißlungenen Integration der Reizreaktion in der Phase III, daß die antizipative Steuerung der Blickbewegung Voraussetzung einer umweltadäquaten Wahrnehmung ist:

„Zur Erfüllung der Koincidentialkorrespondenz ist daher eine antizipative
(proleptische) Steuerung der Bewegung bzw. Blickbewegung erforderlich."
Auersperg et al. (1960d, 249)

Diese Feststellung erlaubt gleichzeitig den methodenkritischen Rückschluß, daß
die klassische Reflexologie und Sinnesphysiologie Messungen an einem in seinen
Reaktionsmöglichkeiten derart eingeschränkten Präparat durchführt, wie es der
Phase der aufgehobenen Umweltintegration (Phase III) in dem von Auersperg,
Derwort und Schrenk durchgeführten Experiment entspricht. Der klassischen
physiologischen Herangehensweise wurde in dieser Arbeit eine aus dem Gestaltkreisansatz Viktor von Weizsäckers entwickelte „komplementäre" Forschungsmethode entgegengesetzt, die es nach Ansicht der Autoren erlaubt, die physiologischen Bedingungen der experimentell variierten Wahrnehmungsintention
messend zu erfassen:

„So glauben wir, daß die Experimente geeignet sind, zu zeigen, wie neben
der Reflexologie mit ihrer Reduktion des Seelischen auf ein technisch ver-
standenes Leitungsprinzip, ausgehend von v. Weizsäckers Gestaltkreis und
der Psychologie der Begegnung (Buytendijk) ein komplementärer, physiologischer Ansatz entwickelt werden kann, der zwar das Intentionale nicht
erklären, wohl aber die physiologischen Bedingungen seiner Verwirklichung feststellen kann." Auersperg et al. (1960d, 252)

Bereits unter dem Eindruck der Lehre Teilhard de Chardins steht eine Arbeit
mit dem Titel *Vorläufige und rückläufige Bestimmung in der Physiogenese*, die
1961 im „Jahrbuch für Psychologie, Psychotherapie und medizinische Anthropologie" erschien. Der Untertitel der Arbeit lautet: „Heuristische Hypothese
zur phänomenalen Begründung der Neurophysiologie". Alfred Auersperg faßt in
dieser Arbeit seine eigene Forschungskonzeption zusammen. Dem etwa

40 Druckseiten umfassenden Text Auerspergs ist eine, die Kompliziertheit der Darlegung und den Umfang der Arbeit entschuldigende, Vorbemerkung der Herausgeber vorangestellt[371]. Ein Blick auf die Inhaltsübersicht zeigt[372], daß Auersperg hier versucht, eine systematische, geradezu axiomatische Darlegung seiner Theorie der Aktualgenese zu geben. Der Text selber erweist sich als von assoziativen Gedankengängen geleitet und erfordert einige Kenntnis der Ideenwelt Auerspergs zum Verständnis.

Ausgehend von dem Pascalschen Aperçu, „daß wir zugleich Automat und Geist sind"[373], kritisiert Auersperg das Fehlen einer für die Erforschung der leiblichen Existenz angemessenen Begrifflichkeit, die es erlaubt, die Bereiche Psychologie und Physiologie zu umgreifen. Er schlägt vor, eine solche umfassende, den Dualismus von Soma und Psyche überwindende Begrifflichkeit mit dem Begriff „Physiogenese" zu bezeichnen:

> „Mit Physiogenese soll der Versuch gemacht werden, einen Psychologie und Physiologie übergreifenden Begriff einzuführen; der Dualismus von psychogen und somatogen soll im Monismus der Physiogenese aufgehoben werden." Auersperg (1961b, 226)

Diesem Aufruf zu einer übergreifenden psychophysiologischen Forschung fügt Auersperg sogleich eine einschränkende Betrachtung über die prinzipiellen Grenzen wissenschaftlicher Erklärbarkeit im Bereich des Biologischen an. Auch eine an der Physiogenese orientierte biologische Wissenschaft stößt an Grenzen der Möglichkeit wissenschaftlicher Erkenntnis. Begrenzt ist zum Beispiel die Möglichkeit einer angemessenen Beschreibung der individuellen Person, wie eine Beschreibung des Bereiches des Personalen überhaupt. Der Versuch einer wissenschaftlichen Aneignung dieses Bereiches kann, so Auersperg, leicht dazu führen, den Zugang zu dem phänomenalen Bereich des Personalen überhaupt zu verlieren. Dies gelingt nur über ein einfühlendes, taktvolles Verständnis des Gegenübers und ist nach Auersperg nur in teilnehmender Begegnung möglich. Auersperg möchte den Begriff der Begegnung im Sinne der Anthropologie F.J.J. Buytendijks verstanden wissen, auf die er sich hier bezieht[374]. Er grenzt sich mit der Verwendung des Begriffes Begegnung gegen die Möglichkeit einer objektiven, distanziert beobachtenden Erkenntnis des Personalen ab. Auersperg geht

---

[371] „(...) Den Lesern, welche die Entwicklung dieser Forschungsrichtung verfolgt haben, wird es nicht allzu schwerfallen, die hier angestrebte Synopsis nachzuvollziehen. Nun wendet sich aber das „Jahrbuch" auch an einen Leserkreis, welchem dies nicht zugemutet werden kann. Diesen Lesern wird empfohlen, das Referat zunächst einmal durchzulesen, ohne im einzelnen kritisch Stellung zu nehmen. (...)" Anmerkung der Herausgeber in Auersperg (1961b, 224).

[372] Die Arbeit ist in 4 große Kapitel gegliedert: I. Physis; II. Genese; III. Physiogenese; IV. Physiogenese und Physiologie.

[373] „Il en faut reconaitre, que nous sommes autant automat que esprit." Pascal zit. nach Auersperg (1961b, 226).

[374] Vgl. Auersperg (1957).

gegen Ende der besprochenen Arbeit sogar so weit, die Einführung der Begegnung in die Physiologie zu fordern. Am Leitfaden der Kategorie Begegnung läßt sich jene von Auersperg dringend geforderte Umwälzung der Psychophysiologie erreichen:

> „Es ist also auch vom physiologischen Standpunkt aus korrekt, wenn wir sagen, daß die auf den Modus des Organismus beschränkte Physis dem physikalisch definierten Reiz begegnet; dies im Gegensatz zur objektiv determinierten Neurophysiologie, welche sowohl im Reflexmodell wie im Modell der klassischen Sinnesphysiologie mit dem Begriff des Reizerfolges operiert." Auersperg (1961b, 257)

In der von Victor Emil Gebsattel, Jürg Zutt und anderen begründeten anthropologischen Psychiatrie sieht Auersperg den Anspruch nach einer praktischen Verwirklichung einer auf der Kategorie Begegnung gegründeten Wissenschaft vorbildhaft erfüllt. Im Bereich der Inneren Medizin sieht er diese Aufgabe in Herbert Plügges Arbeiten zur Befindlichkeit des Kranken erfüllt.

Im weiteren kritisiert Auersperg die unzureichende Beachtung der Rolle der rückläufigen Bestimmung[375] in der neurophysiologischen Forschung. Die rückläufige Bestimmung sei bislang zuwenig beachtet, oder überhaupt nicht einbezogen worden, so z.B. von der Gestaltpsychologie, aber auch von der Psychoanalyse, deren Methode der Rückerinnerung Auersperg als nachträgliche rückläufige Bestimmung mißlungener Lebensentwürfe verstanden wissen möchte:

> „(..) auch die psychoanalytische Forschungsrichtung scheint mir die hic et nunc Faktizität etwa eines psychischen Traumas zu überwerten und die Tatsache zu unterschätzen, daß gerade ein hedonistisch vielversprechendes Erleben durch später erfolgte Enttäuschung rückläufig zur schwersten Kränkung werden kann, daß gerade die im Wege der Psychoanalyse provozierten Rückerinnerungen häufig rückläufige Bestimmungen eines seinerseits eben nicht zur Bestimmung gekommenen und somit keimfähig gebliebenen Komplexes sein dürften." Auersperg (1961b, 233)

Auch von Seiten der Philosophie, etwa der Naturphilosophie Carl Friedrich von Weizsäckers oder der Phänomenologie Edmund Husserls, sieht Auersperg den Gedanken der rückläufigen Bestimmung zu wenig berücksichtigt. Dagegen scheint ihm in der Lehre des Paläontologen Teilhard de Chardin ein seiner eigenen Auffassung ähnlicher Ansatz verwirklicht zu sein. Er stellt sogar eine Entsprechung zwischen Teilhards eigentümlicher Energielehre und seiner eigenen Formulierung des Prozesses der Aktualgenese fest.

Die weiteren Überlegungen Auerspergs kreisen hauptsächlich um eine Bewährung der Theorie der Aktualgenese in einer funktionellen Anatomie des

---

[375] Mit dem Terminus „rückläufige Bestimmung" bezeichnet Auersperg die sich an den proleptischen Entwurf des Wahrnehmungsgegenstandes anschließende Überprüfung der, aufgrund der Wahrnehmungshypothese gesammelten Sinnesdaten. Vgl. Auersperg (1949a, 87) und (1960a, 21).

Nervensystems. Er geht dabei davon aus, daß die Integration des vegetativen Nervensystems einer hierarchischen Strukturierung unterliegt. Auersperg fühlt sich in dieser Auffassung durch Forschungsergebnisse aus der Schule der Physiologen Magoun und Hernandez Péon bestätigt, nach denen die formatio reticularis für die Steuerung des Wach-Schlafrhythmus und anderer wichtiger vegetativer Funktionen zuständig ist und damit als Zentrum der vegetativen Regulation angesehen werden kann. Dabei geht er von einem konkreten physiologischen Zusammenhang zwischen vegetativer Regulationslage und Befindlichkeit des Kranken aus. In diesem Zusammenhang weist Auersperg besonders auf die Forschungsergebnisse zur Befindlichkeit körperlich Kranker durch den ihm befreundeten Heidelberger Internisten Herbert Plügge hin.

In einem Epilog spricht Auersperg von einem in den modernen Naturwissenschaften herrschenden „Aberglauben des Determinismus"[376]. Dieser führe durch die Entwertung des phänomenalen Wirklichkeitsbereiches zu einer Einschränkung der Erkenntnis, die nach Auersperg nur durch einen vom Gemüt getragenen Glauben überwunden werden kann. Wissenschaft ist nach Auerspergs Ansicht niemals unabhängig vom Glauben. Die klassische Naturwissenschaft läßt sich letztlich als empirisch bestätigter, wenngleich deterministischer Glaube verstehen:

> „Naturwissenschaft ist nichts weiter als der empirisch bestätigte Glaube. So hat sich im Zeitalter der Makrophysik der Determinismus bestätigt, welcher dem Gemüt den Aufstieg zum hoffnungsvollen Glauben unmöglich macht." Auersperg (1961b, 261)

Der wissenschaftlichen Hoffnungslosigkeit des Determinismus setzt Auersperg an dieser Stelle, in Anknüpfung an Teilhard de Chardins Entwicklungslehre, das Konzept einer vom Materiellen zum Geistigen aufsteigenden Entwicklung des Lebens entgegen.

5.3 Auseinandersetzung mit der Kybernetik

Alfred Auersperg hatte sich bereits seit den 30er Jahren immer wieder kritisch mit Theoriemodellen über die Regulation biologischer Abläufe auseinandergesetzt, so beispielsweise mit der Reflexlehre und der Lokalisationstheorie nervöser Funktionen[377]. In den Jahren ab etwa 1950 befaßte er sich zunehmend mit dem Verhältnis der von ihm favorisierten phänomenologisch-biologischen Forschung zur Kybernetik und zur Regeltheorie. Einige seiner Aufsätze sind ganz diesem Thema gewidmet und sollen in diesem Abschnitt besprochen werden.

---

[376] Auersperg (1961b, 260).
[377] Vgl. Auersperg (1934a), (1934b).

Auerspergs erste Auseinandersetzung mit Fragen der Regeltheorie findet sich in einem 1953 in der Zeitschrift „Nervenarzt" erschienenen kurzen Referat mit dem Titel *Bemerkungen zu E. v. Holst's Begriff der Reafferenz*.

Auersperg bezieht sich in dieser Arbeit auf das durch den Physiologen Erich von Holst beschriebene Modell der Reafferenz[378]. Von Holst ging davon aus, daß der Organismus nicht primär auf Umweltreize reagiert, sondern daß zur Gestaltung, beispielsweise von koordinierten motorischen Abläufen, eine primäre Aktivität des Nervensystems vonnöten ist, die dann von den Umweltreizen modifiziert wird und als „Reafferenz" zum Zentralorgan zurückläuft[379]. Auersperg bemängelt, daß Holst in seinem fortschrittlichen, die Reflexologie geradezu auf den Kopf stellenden neurophysiologischen Modell, den Boden des mechanistisch gedachten psychophysischen Parallelismus nicht verlassen habe. Insbesondere kritisiert er, daß von Holst die Raumkonstanz des Sehdings als Resultat einer algebraischen Summation von Efferenz und Reafferenz verstanden wissen möchte.

Für Auersperg ist die Raumkonstanz des Gegenstandes der optischen Wahrnehmung nicht Ergebnis einer Verrechnung der Nervensignale, sondern sie beruht auf einem unbewußten, urteilsähnlichen Vorgang:

> „Es ist mithin deutlich, daß die Raumkonstanz der Sehdinge nicht als parallelistisches Wahrnehmungskorrelat eines physiologischen Vorganges aus der algebraischen Summation der Efferenzkopie der Blickbewegung und der Reafferenz der korrespondierenden Verschiebung des retinalen Projektionsfeldes resultiert. Vielmehr ist die Wahrung der Raumkonstanz das Ergebnis eines urteilsförmigen Wahrnehmungsaktes (v. Helmholtz)." Auersperg 1953a, 396)

Holsts Efferenzkopie entspricht nach Auersperg dem proleptischen Entwurf der Blickbewegung, die Reafferenz entspricht der rückläufigen Bestimmung nach vollzogener Blickbewegung.

Noch wesentlich deutlicher formuliert Auersperg seine Kritik an der Theorie des Regelkreises in einem 1962 veröffentlichten Beitrag zu den 5. Bad Oeynhauser Gesprächen mit dem Thema „Probleme der zentralnervösen Regulation". An dieser Tagung nahmen neben Alfred Auersperg auch Albrecht Derwort, Herbert Plügge und Paul Christian teil. Auerspergs Beitrag trägt den Titel *Der Gestaltkreis*.

Auersperg stellt sich die Frage nach dem Verhältnis der Gestaltkreistheorie Viktor von Weizsäckers zur Theorie des Regelkreises und zur von Norbert Wiener begründeten Kybernetik. Er schließt sich als Vertreter der Gestaltkreistheo-

---

[378] Das Prinzip der Reafferenz wird ausführlich beschrieben in Holst und Mittelstaedt (1950).

[379] „Wir fragen nicht nach der Beziehung zwischen einer gegebenen Afferenz und der durch sie bewirkten Efferenz, also nach dem ,Reflex', sondern gehen umgekehrt von der Efferenz aus und fragen: was geschieht im ZNS mit der von dieser Efferenz über die Effektoren verursachten Afferenz, die wir die ,Reafferenz' nennen wollen?" Holst und Mittelstaedt (1950, 464).

rie der Auffassung Wieners an, wonach physiologische Afferenzen als Nachrichten zu betrachten sind. Auersperg unterstreicht die Ähnlichkeiten der Konzepte der Gestaltkreistheorie und der Kybernetik Norbert Wieners. Ebenso wie Weizsäcker sei Wiener in seiner Theorie der Nachrichtenmaschine von einer rückläufigen Bestimmung („Feedback Mechanismen") ausgegangen. Damit habe er die allgemeingültige informationstheoretische Bedeutung der rückläufigen Bestimmung anerkannt. Bei aller Ähnlichkeit der Konzepte des Gestaltkreises und der Kybernetik sieht Auersperg jedoch einen wichtigen Unterschied der beiden Konzeptionen: Die Wienersche Nachrichtenmaschine vollziehe rückläufige Bestimmung ausschließlich im Wege der Selektion, des Ausschlusses, der Negation. Im lebendigen Umgang mit der Wirklichkeit, so wie ihn die Gestaltkreislehre voraussetzt, entspringe in der schöpferischen Begegnung von Organismus und Welt jedoch stets ein Neues:

> „Im lebendigen Umgang hat jedem fruchtbaren Augenblick der Begegnung ein Neues zu entspringen." Auersperg (1962b, 99)

Damit ist der grundlegende Einwand Auerspergs gegen eine am Regelkreis orientierte Theorie der physiologischen Funktion ausgesprochen. In der Bildung des Neuen im Unterschied zur Selektion des Unzutreffenden liege der fundamentale Unterschied zwischen maschinengesteuerter Begegnung mit der Wirklichkeit und lebendiger Verwirklichung. Entsprechend fordert Auersperg die Grenzen der jeweiligen Modellvorstellungen zu erkennen. Als Fazit seines Beitrages weist Auersperg auf die Fruchtbarkeit des phänomenologischen Forschungsansatzes Plügges hin. Plügge versuche die Regulation physiologischer Vorgänge, von den subjektiven Modi der Befindlichkeit und des Erlebens her zu beleuchten. Hierin sieht Auersperg eine in die Zukunft weisende interdisziplinäre Forschungsaufgabe, die für die weitere psychiatrische und psychosomatische Forschung wegweisend werden könnte:

> „Eine zutreffende Beschreibung der Befindlichkeitsstörungen, welche diagnostisch, bestimmten organischen Erkrankungen zugeordnet erscheinen, ist für den an der regulatorischen Funktion interessierten Arzt von hoher Bedeutung. (...) Auf diesem bisher vernachlässigten Neuland müssen, wie ich glaube, in nächster Zukunft der Internist, der regeltheoretisch interessierte Neurologe und der Psychiater ihre Erfahrungen bilden und ihre Erfahrungen austauschen, um Psychiatrie als ärztliche Kunst, insbesondere aber die psychosomatische Medizin auf empirisch besser gesicherte Grundlagen zu stellen." Auersperg (1962b, 102)

In einer 1964 im „Nervenarzt" erschienenen Arbeit mit dem Titel *Genetisch und kybernetisch interpretierte Informationstheorie* nimmt Auersperg in 17 knapp gehaltenen Thesen Stellung zur Informationstheorie der Kybernetik. Von der Gestaltkreislehre Viktor von Weizsäckers ausgehend wiederholt er dabei im wesentlichen die bereits 1962 von ihm formulierten Kritikpunkte an der Regeltheorie. Anlaß dieses Aufsatzes ist eine wenige Hefte vorher in der gleichen Zeitschrift erschienene Entgegnung des Regeltheoretikers Langer auf einen 1963 erschienenen von Paul Christian und F.J.J. Buytendijk verfaßten Aufsatz mit dem Titel „Kybernetik und Gestaltkreis"[380]. Langer hatte in seinem Artikel Christian und Buytendijk widersprochen und erklärt, daß zwischen der Auffassung des Gestaltkreises und der Kybernetik keine wesentlichen Differenzen festzustellen seien[381].

Auersperg schließt sich der Grundannahme der Kybernetik an, daß prinzipiell jede Lebenserscheinung unter dem Begriff der Nachricht und der Kommunikation beschrieben werden kann. Allerdings könne der Aspekt der Kommunikation nur von einer Betrachtung des Erlebens her angemessen erfaßt werden. Auersperg fordert, daß dementsprechend eine erlebnisbezogene Biologie zu begründen sei, als deren methodisches Vorbild die Farbenlehre Goethes dienen könnte.

Nach Auersperg verfehlt eine alleine auf physikalisch-mathematische Determinierbarkeit bauende „objektive" Naturwissenschaft einen weiten Bereich ihres Gegenstandes zugunsten vermeintlicher wissenschaftlicher Exaktheit. Sie müsse es daher hinnehmen, auf ihre Motivation befragt zu werden, die in einem Sicherungs- und Orientierungsbestreben in einer in ihrer Vielfältigkeit und Unübersichtlichkeit offenbar bedrohlich erlebten Welt der Phänomene begründet zu liegen scheint. Auersperg bezeichnet das Sicherungsbestreben der sogenannten objektiven Naturwissenschaften als eine neurotische Illusion:

> „Unter Goethes Aspekt erscheint uns eine vom hypothetischen und damit im weitesten Sinne poetischen Denken unabhängige, objektive Naturwissenschaft, eine neurotischer Sicherungstendenz entspringende Illusion zu sein, welche zur Zeit paradoxerweise nur mehr im technologischen Denken biologischer Disziplinen vorherrscht." Auersperg (1964a, 213)

Der eben referierte Aufsatz „Kybernetik und Gestaltkreis" wurde von Alfred Auersperg als ein Kapitel seiner 1965 erschienenen Monographie „Poesie und Forschung" nochmals veröffentlicht.

Im Zusammenhang mit Auerspergs Arbeiten zur Kybernetik ist ein Dialog mit dem Biologen und Begründer der Systemtheorie Ludwig von Bertalanffy (1901–1972)[382] von Interesse, der posthum, unter dem Titel *Über die Wahrnehmung* erschienen ist. Dieses im August 1966 geführte und auf Tonband aufgezeichnete Gespräch wurde 1980 von Therese zu Oettingen-Spielberg als Beitrag

---

[380] Vgl. Langer (1964), Buytendijk und Christian (1963).

[381] Vgl. Langer (1964, 115).

[382] Ludwig von Bertalanffy gilt als Begründer einer „allgemeinen Systemtheorie". Er führte Gedanken der Regeltheorie in die Biologie ein. Die Begriffe „Fließgleichgewicht" und „offenes System" gehen auf ihn zurück. Auersperg und Bertalanffy waren seit den 30er Jahren „durch gemeinschaftliche Interessen freundschaftlich verbunden" (vgl. Auersperg und Bertalanffy (1985, 13)). Ein Überblick über Bertalanffys Biographie und Werk findet sich bei Nierhaus (1981).

zu einer Festschrift für den mit Auersperg befreundeten Theologen Aloys Goergen herausgegeben. Das nach dem Ort der Begegnung sogenannte „Grünwalder Gespräch", entstammt einem Treffen Auerspergs mit Bertalanffy „um in Ruhe alte und neue Probleme zu diskutieren"[383].

Thema des Gespräches ist eine wissenschaftstheoretische Diskussion über das Problem der Genese der Wahrnehmung. Auersperg macht zu Beginn darauf aufmerksam, daß das Problem der Wahrnehmung nach wie vor wissenschaftstheoretisch brisant und im Grunde ungelöst ist. Er habe versucht, mit Heidegger über Fragen der Wahrnehmung zu sprechen, was dieser wegen der Kompliziertheit des Themas aber abgelehnt habe:

> „Das Merkwürdige daran ist aber, daß die Wahrnehmung immer noch ein heißes Eisen ist. Ich habe wiederholt im vergangenen Jahr mit Heidegger gesprochen. Wenn ich auf das Gebiet der Wahrnehmung kommen wollte, was ja eigentlich mein Spezialgebiet und mein besonderes Anliegen ist, ist Heidegger ziemlich schroff geworden: ‚Reden Sie doch nicht immer vom Kompliziertesten!'" Auersperg und Bertalanffy (1980, 15)

Auersperg bezeichnet Bertalanffys Systemtheorie als zeitgemäß, weil sie jede metaphysische Tendenz in der Wissenschaft generell ablehnt. Jedoch versucht er, Bertalanffy davon zu überzeugen, daß die Existenz eines wissenschaftlich nicht erforschbaren Bereiches der Wirklichkeit, zu dem auch bestimmte Aspekte unserer Wahrnehmung gehören, anerkannt werden muß.

Bertalanffy stimmt Auersperg insofern zu, als er die Existenz eines primären Erlebens einräumt, welches als Phänomen ein umfassendes, noch nicht zwischen Subjekt und Objekt unterscheidendes, adualistisches Erlebnis ist. Auersperg geht in seiner Antwort einen Schritt weiter und schließt aus der Existenz eines adualistischen Wahrnehmungserlebens die Notwendigkeit in der Wahrnehmungslehre von vornherein das ‚Wunder' anerkennen zu müssen. Genau dies habe aber Bertalanffy gemäß seiner Definition von Wissenschaftlichkeit kategorisch aus allen wissenschaftlichen Disziplinen ausschließen wollen. Der restriktiven Auffassung von Naturwissenschaft setzt Auersperg ein von Goethes naturwissenschaftlicher Phänomenologie herkommendes, das „Wunder" des Naturgeschehens anerkennendes Verständnis von Wissenschaft entgegen.

Hinsichtlich einer Theorie der Wahrnehmung, welche die Eigenaktivität des Organismus einschließt, bekundet Bertalanffy Übereinstimmung mit Auersperg. Er bezeichnet es als einen allgemeinen Trend, in der modernen Psychologie und Psychiatrie den aktiven Anteil anzuerkennen, der in den kognitiven Prozeß verwickelt ist. Es wird jedoch im Argumentationsgang deutlich, daß Bertalanffy, bei aller Übereinstimmung mit der Konzeption Auerspergs, anders als dieser eine

---

[383] Vgl. Auersperg und Bertalanffy (1985, 13).

Auffassung von der Wahrnehmungsgestaltung vertritt, die man heute mit dem Begriff „Konstruktivismus" bezeichnen würde[384].

Während Bertalanffy sich auf den Begriff des Symbolischen Formens bezieht, wenn er von den über wissenschaftliche Determination hinausgehenden Zusammenhängen spricht, plädiert Auersperg dafür, von den Begriffen des Schöpferischen und des Neuen auszugehen:

> „Ohne das Neue stehen wir also nicht mehr in der Kommunikation, von der wir bisher gesprochen haben als dem Ursprünglichen, dem Einander-Anwesend-Sein, sich einander mitteilen können. Sondern wir stehen auf der Tatsache, daß man sich auf physikalischem Wege korrekt mitteilen kann, auf physikalisch Feststellbarem." Auersperg und Bertalanffy (1980, 27f.)

Auersperg warnt davor, daß eine Beschränkung auf das Meß- und Zählbare voraussetzt, die gemessene Natur gleichförmig, indifferent und subjektlos zu sehen. Die Gefahr, die den statistischen Verfahren innewohnt, beruhe darauf, daß die Dinge als indifferent betrachtet werden müssen um sie zählbar zu machen und daher ihrer Individualität verlustig gehen.

5.4 Biologie und Kosmogenese (Teilhard de Chardin)

Alfred Auersperg interessierte sich seit Ende der 50er Jahre zunehmend für das damals in Deutschland gerade bekannt werdende Werk des Jesuitenpaters und Paläoanthropologen Teilhard de Chardin (1881–1955)[385]. Er entdeckte Parallelen in Teilhards entwicklungsgeschichtlicher Theoriebildung mit seiner eigenen aktualgenetischen Auffassung biologischer Vorgänge. In zahlreichen Diskussionen, besonders mit der Paläontologin Therese zu Oettingen-Spielberg und mit dem Theologen Aloys Goergen, befaßte sich Auersperg mit dem Werk Teilhards und mit Fragen aus dem Spannungsfeld zwischen Naturwissenschaft und Religion[386]. Aus der Auseinandersetzung mit dem Werk Teilhard de Chardins resultieren einige, teilweise gemeinsam mit Therese von Oettingen-Spielberg verfaßte, Arbeiten über die Bedeutung des Werkes Teilhard de Chardins für die moderne Naturwissenschaft, die hier vorgestellt werden sollen. Es sei daran erinnert, daß Alfred Auersperg schon 1944 einen interdisziplinären Arbeitskreis zu Fragen aus dem Grenzgebiet zwischen Religion und Medizin initiiert und geleitet hatte[387].

---

[384] Bertalanffy gibt in dem Dialog einen Abschnitt aus einem unveröffentlichten Aufsatz zu Protokoll, der seine Auffassung verdeutlicht: „(...) Man is not a passive receiver of stimuli coming from an external world, but in a very concrete sense creates his universe." Auersperg und Bertalanffy (1985, 21).

[385] Eine Einführung in Teilhards Leben und Werk findet sich bei Portmann (1960).

[386] Persönliche Mitteilung von Prof. Aloys Goergen.

[387] Vgl. Huber (1977, 160).

Die Reihe von Auerspergs Veröffentlichungen, die Bezug auf die Kosmologie und Entwicklungslehre des 1955 verstorbenen Paläontologen und Jesuitenpaters Teilhard de Chardin nehmen, beginnt 1961 mit einer geradezu enthusiatischen Besprechung des posthum erschienen Hauptwerkes „Le phénomen humain"[388]. Die Rezension erschien bemerkenswerterweise in der neurologischen und psychiatrischen Fachzeitschrift „Nervenarzt". Unter dem Titel *Kritische Vorbemerkungen zur Lektüre Pierre Teilhard de Chardins ,Le Phénomen humain'* legte Auersperg „allen am Problem der Psycho-Physik Interessierten und so insbesondere dem Psychiater und Neurologen"[389] die Lektüre der Werke Teilhard de Chardins mit begeisterter Empfehlung ans Herz. Dabei erwärmt sich Auersperg besonders für die ungewöhnliche Weise, mit der Teilhard an naturwissenschaftliche Probleme herantritt, für seine „aufgeklärte Mystik":

> „An diesem Buch scheiden sich die Geister. Es muß von seinen Zeitgenossen in seinem Original gelesen werden, denn die Art der Problemstellung ist neu, sie ist die einer aufgeklärten wissenschaftlichen Mystik." Auersperg (1961a, 229)

In Teilhards wissenschaftlicher Sichtweise entdeckt Alfred Auersperg eine Verwandtschaft zu seiner eigenen neurophysiologischen Theorie, wie sie beispielsweise in seiner eigenen Auffassung von der Genese des biologischen Aktes zum Ausdruck kommt.

Auersperg bezeichnet Teilhards paläontologisch-kosmogenetische Lehre als eine Phänomenologie „von oben", der er eine von der messenden Naturwissenschaft vertretene Phänomenologie „von unten" gegenüberstellt. Die vom meßbaren Phänomen ausgehende, „aufsteigende Methode" ist nach Auersperg nicht in der Lage, das Übermaterielle des biologischen Geschehens, beispielsweise die Organisation eines Lebewesens, wissenschaftlich zu bestimmen. Mittels der „absteigenden Methode" Teilhard de Chardins läßt sich, so Auersperg, hingegen von einer umfassenden Schau der Kosmogenese ausgehend, der wissenschaftliche Gegenstand zunehmend genauer determinieren. In seinen Arbeiten, die eine neurophysiologische Auslegung der Lehre Teilhards versuchen, geht Auersperg immer wieder von diesem Gedankengang aus. Er spricht davon, daß Teilhards deduktive Herangehensweise seiner eigenen Forschungsmethode entspricht:

> „Was im Bereich der Paleontologie eine ins transcendente verweisende Schau darstellt, wird auf unserem Spezialgebiet zur Forschungsmethode." Auersperg (1961a, 230)

Eine wesentlich umfassendere und darum hier ausführlicher referierte Arbeit zu Teilhard de Chardin erschien 1963 als Beitrag zu einer Festschrift zum 80. Ge-

---

[388] Deutscher Titel: „Der Mensch im Kosmos". Vgl. Teilhard (1959).
[389] Auersperg (1961a, 229).

burtstag Viktor Emil von Gebsattels[390]. Sie wurde von Alfred Auersperg gemeinsam mit der Paläontologin Therese zu Oettingen-Spielberg verfaßt. Auersperg und seine Mitautorin setzen sich in dieser Arbeit mit dem Titel *Teilhard de Chardin und die moderne Anthropologie* neben einer ausführlichen, auf biologische Forschung bezogenen Interpretation der Lehre Teilhards, auch mit der Kritik des Biologen Adolf Portmann an Teilhard de Chardin auseinander[391].

Zunächst bestimmen Auersperg und Oettingen-Spielberg den Ausgangspunkt der wissenschaftlichen Bemühungen Teilhard de Chardins unter Bezug auf den französischen Orginaltitel seines Werkes „Le Phénomène humain", als ein vom Bereich des Phänomenalen ausgehendes Verfahren. Gleichzeitig kennzeichnen sie Wissenschaft als – empirisch bestätigten – Grenzfall des Glaubens:

> „Fragen setzt ein Meinen voraus, das Meinen wird vom Glauben bestimmt, und so können wir sagen, daß Wissenschaft nach Ordnung und Inhalt den Grenzfall empirisch bestätigten Glaubens darstellt." Auersperg und Oettingen-Spielberg (1963b, 111)

Nach Auerspergs Auffassung ist es Teilhards Glaube an ein transzendentes Ordnungsprinzip, ausgedrückt im Terminus der „Orthogenese", der ihn als Evolutionsforscher zur Abwendung vom darwinistischen Determinismus geführt hat. In der Orthogenese verwirklicht sich eine dem Gesetz der Entropie gegenläufige Zunahme der Komplexität. Dieses Phänomen bezeichnet Teilhard – in einer sehr weiten Fassung des Begriffes – als Entwicklung von Bewußtsein[392]. Für Teilhard geht die evolutive Entwicklung des Bewußtseins noch über das einzelne menschliche Bewußtsein hinaus, in den Bereich einer höheren kollektiven Ordnung des Zeitgeistes[393].

Adolf Portmann wirft Teilhard in diesem Punkt eine Überschreitung seiner wissenschaftlichen Kompetenz vor. In seiner kosmologischen Schau habe bisweilen der Prophet dem Forscher die Feder aus der Hand genommen[394]. Dem entgegnet Auersperg:

> „Portmann übersieht offenbar, daß Teilhard de Chardin das wissenschaftlich Feststellbare von oben her aufsucht und nicht umgekehrt anstrebt, das wissenschaftlich Unerklärbare vom wissenschaftlich Bestimmbaren, also von unten her zu erreichen. (...) Der Prophet hat also dem Forscher die Feder nicht etwa aus der Hand genommen, sondern diesem vielmehr von

---

[390] Viktor Emil von Gebsattel (1883–1976) Psychiater und Psychoanalytiker gilt als einer der Begründer der „anthropologischen Psychiatrie".

[391] Vgl. Portmann (1960). Das Buch ist trotz Portmanns Kritik an Teilhard eine gute, kurzgefaßte Einführung in das Werk Teilhard de Chardins.

[392] Teilhard spricht von einem „kosmischen Gesetz von Komplexität und Bewußtsein" (complexité-conscience). Vgl. Teilhard de Chardin (1959, 311ff.).

[393] Teilhard de Chardin bezeichnet diese höhere Ordnung als „Mega-Synthese". Vgl. Teilhard (1959, 250).

[394] Vgl. Portmann (1960, 48).

vornherein die Feder in die Hand gedrückt." Auersperg und Oettingen-Spielberg (1963b, 114)

Auersperg bezeichnet Teilhards evolutionistische Theorie der Kosmogenese als eine „zeitgemäße Vision"[395]. Er hält die prophetische Vision Teihards für eine wissenschaftlich fruchtbare Hypothese. Konkret sieht Auersperg eine Entsprechung der wissenschaftlichen Vorgehensweise der Weizsäckerschen Gestaltkreisforschung mit der als ein Kreislauf der Aufwärtsentwicklung („Orthogenese") konzipierten Energielehre Teilhard de Chardins. Außerdem ist seiner Ansicht nach beiden Lehren ein dem Phänomenalen übergeordneter Ausgangspunkt der Hypothesenbildung gemeinsam.

Auersperg berichtet über seine aus der experimentellen Verfolgung des Gestaltkreisansatzes gewonnene Einsicht in den transzendenten Charakter der sich in jeder Aktualgenese vergegenwärtigenden Zeit[396]. Zugleich ist aber die Transzendenz eine religiöse Erfahrung und eine wichtige Grundlage aller Glaubenssysteme. Die zeitliche Transzendenz der Aktualgenese und die religiöse Erfahrung von Transzendenz setzt Auersperg gleich. So kommt er zu dem Schluß, daß die Gestaltkreisexperimente eine experimentell-wissenschaftliche Bestätigung der allgemeinen Erfahrung der Transzendenz erbracht haben. Wissenschaft wird in diesem Sinne als ein „kritisches, läuterndes Organ fortschreitender, gläubiger Erkenntnis"[397] begriffen.

Auerspergs Analyse der Aktualgenese hatte die Grundstruktur der einander komplementären, im Gestaltkreis verschränkten Teilschritte des antizipativen Entwurfes und der rückläufigen Bestimmung gezeigt[398]. Dieser zyklische Prozeß zunehmend genauer Determination des Aktgeschehens findet nach Auersperg eine Entsprechung in Teilhards Rede von der „Einrollung der Materie"[399]:

> „Im Gestaltkreis verwirklicht sich somit Teilhard de Chardins Einrollung an Stelle der Entwicklung, offenbart sich der kreisförmige, in sich zurücklaufende Zyklus an Stelle der vectoriellen Unendlichkeit der Zeit, des objektiven Determinismus." Auersperg und Oettingen-Spielberg (1963b, 124)

Entsprechend äußert sich Auersperg erwartungsvoll und optimistisch bezüglich der Möglichkeit eine Wissenschaft zu entwickeln, die der Struktur der biologischen Wirklichkeit, des „werdenden Weltstoffes" gerecht wird. In der modernen Biochemie glaubt er bereits Ansätze zu einer solchen Wissenschaft erkennen zu können.

Ein im gleichen Jahr im „Jahrbuch für Psychologie, Psychotherapie und medizinische Anthropologie" veröffentlichter, ebenfalls gemeinsam mit Therese

---

[395] Auersperg und Oettingen-Spielberg (1963a, 115).
[396] Vgl. Auersperg und Sprockhoff (1935) und Auersperg und Buhrmester (1936).
[397] Auersperg und Oettingen-Spielberg (1963a, 123).
[398] Vgl. z.B. Auersperg (1954).
[399] Vgl. Teilhard de Chardin (1959, 312).

zu Oettingen-Spielberg verfaßter Aufsatz führt unter dem Titel *Versuch einer anthropologischen Deutung des Selektionsprinzipes im Sinne Teilhard de Chardins Phénomène humain* einen Gedanken aus der eben referierten Arbeit weiter aus. Es geht um die Feststellung, daß gerichtete Entwicklung im Sinne der Teilhard-schen „Orthogenese" und das darwinistische Selektionsprinzip einander nicht ausschließen. Eine Analogie zu den Prinzipien der „Orthogenese" und der Selektion sei in den Modi des schematischen Entwurfes und der rückläufigen Bestimmung, also in der zeitlichen Struktur der Aktualgenese, gegeben. Hierbei ergänzen sich der proleptisch-orthogenetische Entwurf und die hier unter den Begriff Selektion gefaßte rückläufige Determination. In diesem Sinne lassen sich, so Auersperg, Orthogenese und Selektionsprinzip als zusammengehörig verstehen.

Eine Verteidigung der Lehre Teilhard de Chardins, als Entgegnung auf eine Kritik des französischen Biologen Jean Rostand[400], erschien 1967 unter dem Titel *Die Krise in der Biologie* im Jahrbuch für Psychologie, Psychotherapie und medizinische Anthropologie.

Rostand hatte eine philosophische Ausdeutung biologischer Forschungsergebnisse kritisiert und eine Beschränkung der biologischen Forschung auf die Erklärung von Tatsachen und Phänomenen gefordert. Auersperg macht darauf aufmerksam, daß vor Beginn jeder wissenschaftlichen Analyse die vom Glauben bestimmten wissenschaftstheoretischen Voraussetzungen offenzulegen sind:

> „Nur wenn die vom Glauben her bestimmten epistemologischen Voraussetzungen einer Beobachtungsweise und einer Fragestellung ans Licht gebracht worden sind, haben die wissenschaftlich erhärteten Feststellungen ihren besonderen Sinn und Ort." Auersperg (1967a, 78)

In einem im gleichen Jahr veröffentlichten Vortrag zu einer Teilhard-Gedenk-Tagung nimmt Auersperg unter dem Titel „Genetisch-interpretierte Informationstheorie und kybernetische-orientierte Informationstheorie im Lichte der Energielehre von Teilhard de Chardin" aus der Sicht seiner „genetischen Informationstheorie" zur Kybernetik Stellung. Er betont, daß sich seine Ausführungen auf den Experimentalansatz der Gestaltkreislehre zurückführen lassen:

> „Die Wahrnehmungslehre, welche ich als genetische Informationstheorie im Lichte von Teilhards Energielehre mit der kybernetischen Informationstheorie vergleichen will hat sich, vom Experimentalergebnis bestimmt, Schritt für Schritt aus V. v. Weizsäckers Gestaltkreistheorie methodisch entwickelt." Auersperg (1967b, 89)

Unter Hinweis auf den von der physikalischen Zeit unterschiedenen Zeitbegriff biologischer Akte weist Auersperg auf die methodische Begrenztheit der Kybernetik hin. Die Kybernetik bedient sich der Hypothese lediglich zur Determination, nicht jedoch im schöpferischen Sinne der von Auersperg favorisierten „abstei-

---

[400] Auersperg bezieht sich auf einen Aufsatz Jean Rostands, der in Le figaro Littéraire, vom 23.-24.9.1965 erschienen ist. Zit. nach Auersperg (1967a, 77).

genden Determinationsmethode". Er meint damit eine sich der Goetheschen Naturwissenschaft methodisch anschließende, „vom ursprünglich Wahrnehmbaren zum Feststellbaren, vom Glaubhaften zum Wißbaren absteigende Denkweise"[401].

Diese Denkweise findet Auersperg in Teilhard de Chardins Energielehre methodisch paradigmatisch ausgeführt. Teilhards Lehre von dem kreisförmigen Prozeß der kreativen Energie ist nach Auerspergs Auffassung dazu geeignet, den starren Determinismus der kybernetischen Kausalität zu überwinden. Eine wesentliche Voraussetzung hierzu ist die Anerkennug der nicht-physikalischen Struktur der biologischen Zeit, die Auersperg in Teilhards Lehre angelegt sieht. Auersperg bezeichnet die, von ihm immer wieder mit Nachdruck hervorgehobene rückläufige Bestimmung im Wahrnehmungsgeschehen, unter Anspielung auf die Erlösung in der Theologie, als „eschatonologische Struktur der Wahrnehmung"[402]. Dem Einblick in das Werden sind nach seiner Auffassung Grenzen gesetzt. Die „wesentliche Wirklichkeit", die sich unmittelbar und sinnfällig offenbart, ist wissenschaftlich nicht faßbar. Immer lassen sich lediglich Grenzbedingungen des Lebendigen wissenschaftlich bestimmen[403]. So ist es konsequent, wenn er den schöpferischen Grund der Wahrnehmung in den Bereich des Nichtwissenschaftlichen, des Glaubens ansiedelt:

> „Der schöpferische Grund der Wahrnehmung liegt in der Sphäre des Glaubens." Auersperg (1967b, 91)

Die Wahrnehmung hat, so Auersperg, einen über ihre Bestimmung als umweltadaptierte, arterhaltende biologische Leistung weit hinausgehenden Sinn. Unsere Wahrnehmungsfunktion ermöglicht geistiges Erleben und damit ein über den rein biologischen Rahmen hinausgehendes Wachstum unserer Fähigkeiten, ein ‚être plus' im Sinne Teilhards.

5.5 Die Monographie „Poesie und Forschung"

Auerspergs, nach „Schmerz und Schmerzhaftigkeit" (1963), zweite monographische Veröffentlichung stammt aus dem Jahr 1965. Der vollständige Titel der Monographie lautet: „Poesie und Forschung. Goethe, Weizsäcker, Teilhard de Chardin". Sie erschien als 18. Heft der von Viktor von Weizsäcker begründeten Reihe: „Beiträge aus der allgemeinen Medizin". Als Mitarbeiterin nennt Auersperg die Münchner Paläontologin Therese zu Oettingen-Spielberg.

In einem Geleitwort bezeichnet der Herausgeber der „Beiträge zur allgemeinen Medizin", Eckart Wiesenhütter, es als Verdienst Auerspergs, mit seiner

---

[401] Auersperg (1967b, 91).
[402] Auersperg (1967b, 93).
[403] Vgl. auch Oettingen-Spielberg (1968, 134ff.).

Monographie an die Naturforschung und Naturphilosophie Goethes anzuknüpfen, ohne jeweils die naturwissenschaftliche Denkweise oder die naturphilosophische Sichtweise zu verabsolutieren. Mit dieser Haltung trete Auersperg auch an das Werk Teilhards und Weizsäckers. Daß erst die Anknüpfung an die Goethesche Denkweise ein adäquates Verständnis der Lehren Teilhards wie Weizäckers ermögliche, sei das wesentliche Ergebnis der Arbeit. In diesem Bemühen überschreite Auersperg den Horizont der gegenwärtigen Wissenschaftskonzepte, die zu einer Verabsolutierung der naturwissenschaftlichen Sichtweise tendieren. Damit werde er zu einem Mahner und Kritiker an dem gegenwärtigen wissenschaftlichen Denken. Auf die naheliegenden Verständnisschwierigkeiten mit der für eine wissenschaftliche Abhandlung ungewöhnlichen Thematik bezugnehmend spricht Wiesenhütter davon, daß Auerspergs Monographie für die Zukunft geschrieben sei:

> „So ist auch die vorliegende Schrift vielleicht mehr für die Zukunft als für die Gegenwart geschrieben, ein Mahner und Kritiker an unserem wissenschaftlichen Denken schlechthin über die im Titel genannten Forscher und Seher weit hinaus." Wiesenhütter in Auersperg (1965, III)

Es handelt sich bei der Monographie „Poesie und Forschung" um eine Sammlung unabhängig voneinander verfaßter, später zusammengestellter Aufsätze und nicht um eine einheitlich konzipierte Schrift. Einzelne Kapitel wurden bereits früher veröffentlicht[404]. Entsprechend der Zusammenstellung der Monographie aus einzelnen Aufsätzen, finden sich einige Wiederholungen im Text. Teilweise sind innerhalb der Kapitel die Argumente nach Nummern aufgelistet und aneinandergereiht.

Vorab sei die Bemerkung gestattet, daß Alfred Auersperg, dessen Arbeiten im allgemeinen nicht eben einfach zu verstehen sind, in dieser Monographie seinen Leser doch deutlich überfordert. Dies liegt zum einen an der Fülle der angesprochenen Gedankengänge und Ideen, zum anderen aber auch daran, daß er sich in dieser Monographie thematisch bis an die Grenzen des begrifflich Ausdrückbaren vorwagt.

Auersperg zieht in dieser Monographie in einem umfassenden wissenschaftstheoretischen Entwurf ein Resümée seiner gesamten wissenschaftlichen Bemühungen. Seine hier ausführlich entwickelte Position der „genetisch interpretierten Kommunikationslehre", faßt in einer Art Gesamtschau seine wissenschaftstheoretische Position zusammen, die seit etwa 1960 immer deutlicher darauf ausgerichtet war, die Modellvorstellung des schöpferischen Kreislaufes der „energie humaine" Teilhard de Chardins in Bezug zu der aus dem Gestaltkreisansatz Viktor von Weizsäckers entwickelten Aktualphysiologie zu setzen. Darüber hinaus aber, und das macht die Rezeption dieses Werkes so besonders schwer, versucht Auersperg, seine wissenschaftliche Position in den Zusammen-

---

[404] Vgl. Auersperg (1964), Auersperg und Oettingen-Spielberg (1963a).

hang mit einer, auf die phänomenologische Biologie Goethes, wie auf die Kosmologie Teilhards, aufbauenden visionären Weltanschauung zu stellen und sogar von dort aus zu begründen. Die verschiedenen Gesichtspunkte der Monographie lassen sich mit dem Begriff der Einführung des visionären Denkens in die Wissenschaft zu einem übergreifenden Thema zusammenfassen und charakterisieren. In den einzelnen Kapiteln umkreist Auersperg diese grundlegende Idee in dem Bemühen, sie immer plausibler, greifbarer und wirklichkeitsgemäßer zu entwickeln.

Im Sinne einer „Renaissance des visionären Denkens"[405] plädiert Auersperg dafür, die wissenschaftliche Vorgehensweise von einer Hypothese aus zu begründen. Die methodische Haltung, die sich hieraus für den Naturforscher ergibt, ist, daß er eine naturwissenschaftliche Vision, eine Hypothese als Ausgangspunkt zu nehmen hat, um in seinem Forschen von dieser Hypothese geleitet in einem einengenden Determinationsverfahren bis zur meßbaren Feststellung vorzudringen. Diese Vorgehensweise entspricht dem in wissenschaftstheoretischem Zusammenhang als „deduktiv" bezeichneten logischen Verfahren:

> „Unsere vom visionären Denken ausgehende, einengende Determinationsmethode unterscheidet sich von der Denkweise des objektiven Determinismus in der Erkenntnis, daß wir in der Naturforschung von Hypothesen ausgehen, mithin in methodischer Weise deduktiv vorgehen."
> Auersperg (1965, 2)

Daß eine Hypothese Ausgangspunkt des Forschens ist, steht für Auersperg nicht in Widerspruch zu der von ihm favorisierten Orientierung an den erlebbaren biologischen Phänomenen. Als wichtige Wegbereiter und Stützen der deduktiven naturwissenschaftlichen Methode führt Auersperg Goethe und Teilhard de Chardin an. Auersperg weist auf eine Analogie seines deduktiven Vorgehens zu dem wissenschaftlichen Ansatz der Quantenphysik hin. Gleichzeitig stellt er sich in Gegensatz zur konventionellen wissenschaftlichen Erkenntnismethode, die er als „objektiven Determinismus" bezeichnet. Diese geht in ihrem Verfahren induktiv, also vom konkret Meßbaren aufsteigend zur allgemeingültigen Beschreibung vor.

Auersperg betont, daß es notwendig ist, daß die heuristischen Hypothesen jeweils eine meßbare Bestätigung erfahren. Er möchte lediglich die Richtung des Erkenntnisprozesses umgekehrt wissen. Den allgemeinen metaphysischen Hintergrund seines eigenen wissenschaftlichen Standpunktes bezeichnet Auersperg erstaunlicherweise mit dem Begriff „Poesie". Diese gilt ihm als „ein werktätiges Schaffen des visionären Denkens". Er erläutert:

> „Vom visionären Denken ausgehend, sind wir in besonderer Weise bereit, die metaphysischen Hintergründe unserer wissenschaftliche Hypothesen mit Russel als Poesie zu betrachten; das heißt als ein werktätiges Schaffen

---

[405] Auersperg (1965, 2).

des visionären Denkens dessen Begabung aber zu rein künstlerischen Darstellungen nicht ausreicht, weshalb es seine Bewährung und Bestätigung im
wissenschaftlich Feststellbaren aufzusuchen hat." Auersperg (1965, 3)

In diesem Sinne habe Goethe sein Interesse an der Morphologie und an der Farbenlehre als poetisches Interesse begründet. Mit dem Titel der Monographie:
„Poesie und Forschung" stellt sich Auersperg bewußt in das Spannungsfeld zwischen visionärem Denken und kausalgesetzlicher Naturwissenschaft[406]. Es ist
sein Anliegen, beide Bereiche in einem Konzept der „genetisch fundierten
Kommunikationslehre" zu vermitteln. Auch wenn er dies nicht deutlich zum
Ausdruck bringt, scheint ihm durchaus bewußt zu sein, daß eine nach wissenschaftlichen Maßstäben exakte Durchführung eines solchen Unternehmen notwendig scheitern muß. Konsequenterweise bekennt Auersperg sich ausdrücklich
zu einem wissenschaftlichen Dilletantismus[407], den er sogar als zeitgemäßen wissenschaftlichen Auftrag bezeichnet:

> „Wir betrachten den Dilettantismus, welcher in vergangenen Epochen als
> Mäzenatentum das künstlerische Schaffen am Leben hielt, als zeitgemäßen
> wissenschaftliche Auftrag." Auersperg (1965, 3)

Zusammenfassend läßt sich sagen, daß Auersperg in der Einleitung zu seiner
Monographie die Poesie des visionären Denkens und den wissenschaftlichen Di-
lettantismus in einen geradezu provozierenden Gegensatz zur gewöhnlichen
Wissenschaftsauffassung stellt. Er hat dabei eine Reform und Erweiterung der
Naturwissenschaft im Sinn, die sich an den Vorbildern Goethe, Teilhard de
Chardin und Weizsäcker orientiert.

Nach Auersperg hat Goethe die zu seiner Zeit stattfindende geistesge-
schichtliche Wendung hin zum materiellen Determinismus (im Sinne Newtons)
als eine erkenntniskritische Verblendung erkannt. Anstelle der von Goethe so
vehement verteidigten ursprünglichen Wahrnehmung sei das wissenschaftlich
Feststellbare, anstelle des Glaubens das Wissen, anstelle des Vertrauten das Bekannte, anstelle der Idee der Begriff getreten. Goethe verteidigte die ursprüngliche Sinneswahrnehmung als rechtmäßigen und wissenschaftlich angemessenen
Zugang zur phänomenalen Wirklichkeit. Auersperg bezeichnet Goethe daher, in
Abhebung von den in deterministischem Denken befangenen „Technologen", als
einen „wahrnehmungsgetreuen Empiriker".

Goethes naturwissenschaftliche Methode baut auf der Wirklichkeit auf, die
sich in der ursprünglichen, d.h. noch nicht begrifflich analysierten, Wahrnehmung offenbart (in diesem Sinn trägt ein Kapitel von Auerspergs Monographie
den Titel „Wahrnehmung und Offenbarung"). Auersperg spricht davon, daß
Goethe den mystischen Grund der Wahrnehmung anerkennt. Vom ursprüngli-

---

[406] Vgl. auch Oettingen-Spielberg (1968, 134).
[407] Dilettantismus meint in seinem ursprünglichem Sinne Liebhaberschaft. Ein sehr schöner
Exkurs über Dilettantismus in diesem positiven Sinn findet sich bei Hahn (1988, 34ff.)

chen Wahrnehmen aus schreite Goethe zum wissenschaftlich Feststellbaren in „einengender Determination" fort:

> „Goethe ist überzeugt, daß sich im ursprünglichen Wahrnehmen die wesentliche Wirklichkeit anzeigt. Grundsätzlich geht seine experimentelle Erforschung des Wahrnehmens von der Anerkennung des mysthischen Grundes eben dieses die Wahrheit-Nehmens aus, um experimentell im einengenden Bestimmungsverfahren im Feststellbaren die notwendigen Bedingungen sinnfälligen Wahrnehmens herauszustellen." Auersperg (1965, 9)

Nach Auersperg ist Goethe der Methode der einengenden Determination als Naturwissenschaftler nur streckenweise gefolgt, als Dichter jedoch konsequent. Das Thema der „Wahlverwandtschaften" beispielsweise verfolgt die ursprünglichen dynamischen Prinzipien Liebe und Abneigung, bis in den Bereich der chemischen Bindung der unbelebten Materie.

Auersperg vergleicht das methodische Vorgehen Viktor von Weizsäckers mit Goethes empirischer Methode. Weizsäcker gilt ihm, wie Goethe als ein „wahrnehmungsgetreuer Empiriker", dies auch, wenn er sich in den Experimenten, die zur Gestaltkreislehre führten, vorwiegend im Bereich des Meßbaren bewegt und sich an das sachlich Feststellbare hält. Auersperg charakterisiert die Eigenart der Forscherpersönlichkeit Weizsäckers darin, daß er Experimente nicht durchführte, um wissenschaftliche Hypothesen (z.B. die Konstanz der Sinnesschwelle) experimentell zu bestätigen, sondern mit der Freude daran, sie zu widerlegen, um dann die Hypothese erweitern zu können: „Ihn freute es, wo es nicht stimmt"[408]. Die Methode des Gestaltkreisansatzes ist einem grundsätzlichen biologischen Indeterminismus verpflichtet, im Gegensatz zu dem in den Naturwissenschaften vorherrschenden Kausaldeterminismus. Weizsäckers Methode ist, nach Auersperg, die einer aufsteigenden Determination, sie steht somit in der wissenschaftlichen Tradition der Induktion. In diesem Punkt unterscheidet Auersperg seine eigene deduktive Vorgehensweise von der Weizsäckers. Auersperg will mit seiner „genetisch-interpretierten Kommunikationstheorie" von dem im ursprünglichen Wahrnehmungsphänomen gegebenen „wirklich Wesentlichen" zum Feststellbaren hinabsteigen. Die methodische Richtung kehrt sich demnach um:

> „Erst in jüngster Zeit glauben wir in der genetisch interpretierten Kommunikationstheorie den Standpunkt des wahrnehmungsgetreuen Empirikers erreicht zu haben, welchen Goethe von vornherein eingenommen hat, in dem Glauben, daß uns in der animistisch zentrierten Wahrnehmung das wirklich Wesentliche erscheine. Damit kehrt sich aber, wenn auch nicht die Forschungsrichtung, so doch die methodische Denkrichtung um. Auersperg (1965, 11f.)

---

[408] Auersperg (1965, 12).

Die hier vertretene Umkehrung der methodischen Denkrichtung des Naturforschers, im Sinne der an den Urphänomenen ausgerichteten Morphologie und Biologie Goethes, ist für Auerspergs Spätwerk kennzeichnend. Einige für Auerspergs Monographie „Poesie und Forschung" und insbesondere für das Verständnis seine Spätwerkes wichtig erscheinende Gedankengänge sollen im Folgenden nach thematischen Punkten zusammengestellt, kurz vorgestellt werden:

1. *Zur interpersonalen Konstitution der Wahrnehmung und der daraus folgenden Begründung einer Kommunikationstheorie*

Das Phänomen Wahrnehmung ist aus Auerspergs Sicht nur aus dem Bezug auf eine gemeinsame Ordnung, auf eine „Mitwelt" sinnvoll zu untersuchen. Wahrnehmung entspringt erlebter Begegnung in einer gemeinsamen Welt und ist somit ein Modus von Kommunikation:

> „Wahrnehmung ist erlebte Begegnung in einer gemeinsamen Welt, in einer gemeinsamen Ordnung; ist – um im derzeit geläufigen Modus der Kommunikation zu sprechen – Information innerhalb eines bestimmten Modus der Kommunikation. Kommunikation ist Teilhabe an einer gemeinsamen Ordnung." Auersperg (1965, 69)

Die Einsicht in die interpersonale Konstitution der Wahrnehmung führt dazu, daß die Wahrnehmungslehre als Teil einer umfassenden Kommunikationslehre begriffen werden muß. In diesem Sinn spricht Auersperg von einer genetisch interpretierten Kommunikationstheorie, um sein Konzept einer am Wahrnehmungserlebnis orientierten Wahrnehmungslehre zu beschreiben.

Auerspergs stellt die Konzeption einer solchen, nach den Prinzipien der Kommunikation gestalteten, umfassenden Wahrnehmungslehre im Umriß vor[409]. Ausgangspunkt sind verschiedene ineinander verschachtelte Sphären der organismischen Integration, die insgesamt eine „Kommunikationsordnung" bilden. Innerste Schale, beziehungsweise Kern der Kommunikationsordnung, ist, so Auersperg, die Person, die leibhafte personale Gegenwart. Die äußerste Sphäre der Wahrnehmungsorganisation bildet der durch die vegetative Regulation in den Gesamtorganismus integrierte Sinnesrezeptor. Zwischen der äußersten und der innersten Sphäre sind verschieden hoch integrierte physiologische Aktionsebenen angesiedelt.

Unter dem Aspekt der Kommunikation betrachtet ist das Neue der entscheidende Inhalt der Wahrnehmung. Auersperg grenzt das aus einer Begegnung kreativ entspringende Neue von dem bloß Unerwarteten ab, wie es beispielsweise von der Kybernetik und Informationstheorie gefaßt wird[410]. Das Neue ist im lebendigen Umgang, wie im künstlerischen Prozeß, maßgebend. Es alleine ermöglicht die Bereicherung des Organismus und ermöglicht ein Entwicklung im Sinne einer geistigen Entwicklung. Gleichzeitig hält es Auersperg für ausge-

---

[409] Vgl. Kapitel 9: „Wahrnehmung und Biologie" in Auersperg (1965).
[410] Vgl. hierzu Ernst von Weizsäcker (1974, 93f.).

schlossen, daß das Phänomen des Schöpferischen und des Neuen wissenschaftlich festgestellt werden kann, da Wissenschaft immer auf wiederholbare Phänomene abzielt[411].

2. Zur Phänomenologie der erlebten Zeit

Auersperg unterscheidet in seiner Monographie „Poesie und Forschung" eine gelebte, schrittweise in den Modi des Zukünftigen, des Vergangenen und der Vergegenwärtigung verwirklichte Zeit und eine kontinuierliche lineare physikalische Zeit:

> „Wir haben somit, von der Wahrnehmung ausgehend, zwischen der in die Zukunft aufsteigenden, sich schrittweise verwirklichenden Zeit des genetischen, des lebendigen Prozesses und der indifferenten, stetig hinfließenden Zeit der Mechanik zu unterscheiden." Auersperg (1965, 20)

Auersperg wiederholt hier die von ihm seit seinen Experimenten mit Buhrmester und Sprockhoff vertretene Auffassung, daß die sich im biologischen Akt ereignende Vergegenwärtigung ein der physikalischen Zeit transzendentes Geschehen ist. Vergegenwärtigung basiert auf einem kreisförmigen Prozeß von antizipativer (Prolepsis) und rückläufiger Bestimmung (Analepsis[412]). Auersperg weitet in seiner Monographie jedoch die Anwendbarkeit des auf Prolepsis und rückläufiger Bestimmung basierenden biologischen Prinzips der Vergegenwärtigung auch auf mentale Prozesse und auf evolutionsbiologische Fragen aus. An einem einfachen Beispiel erläutert er, was er unter rückläufiger Bestimmung versteht:

> „Auch uns ist erst nach Jahren aufgegangen, daß nicht nur in der Aktualgenese der Wahrnehmung Prolepsis auf Analepsis angewiesen ist, sondern daß unser gesamtes genetisches Denken rückläufige Bestimmung ist. Der Eichel kann ich nicht ansehen, daß sich aus ihr die Eiche entwickeln wird, vielmehr erkenne ich von der Eiche her, mithin in rückläufiger Bestimmung, die Eichel als ihren Keim." Auersperg (1965, 45)

Eine Scheidung der Anschauungsformen in Raum und Zeit entspricht nicht dem phänomenalen Erlebnis und ist nach Auersperg daher nicht zulässig. Statt dessen steht die Person im Bezug zur Welt in eigenzeitlichen, rhythmisch strukturierten Zusammenhängen, die Auersperg mit dem Begriff „Gezeiten" benennt:

> „Engen wir im absteigenden Abstraktionsverfahren unsere Sicht auf die je aktuelle Befindlichkeit ein, so bemerken wir von neuem, daß die urphänomenale physiognomische Ordnung eine Scheidung in die Anschauungsformen von Raum und Zeit nicht zuläßt. Im je aktuellen, persönlichen Umgang explizieren und konstituieren sich die einander Begegnenden; die Mitwelt wandelt sich in Gezeiten wie Morgen, Mittag, Abend, Nacht; wie Monde, wie Jahreszeiten." Auersperg (1965, 70)

---

[411] Vgl. Auersperg (1965, 51).

[412] Den Begriff Analepsis führt Auersperg unter Bezug auf den spanischen Neurologen Lopez Ibor an dieser Stelle neu ein.

Mit dem Begriff ‚Gezeiten‘ spricht Auersperg nicht nur die subjektive, erlebte Zeitlichkeit an, sondern er stellt einen Bezug der subjektiven Zeitlichkeit zur vorchristlichen mythischen zyklischen Zeit her[413]. Um diese mythische Zeitauffassung zu charakterisieren, benutzt Auersperg den Begriff „Zeitigung" anstelle von Zeit. Für die der subjektiven, erlebten Zeit entsprechende Zeitigung findet er folgende knappe Definition:

> „Zeitigung ist Vergegenwärtigung des Werdenden im Vergänglichen." Auersperg (1965, 23)"

3. Der religiöse Hintergrund der Biologie

Für Auersperg ist der Glaube eine notwendige Bedingung der vertrauensvollen Orientierung in der Welt. Er spricht davon, daß der Glaube einen „Halt von Oben" ermöglicht[414]. Auersperg spricht im gleichen Zuge von einer verwunderlichen Illusion der materialen Evidenz der Wirklichkeit. Das Phänomen der Begegnung, das nach der intersubjektiv angelegten Wahrnehmungslehre die Wahrnehmung und damit letztlich Wissen begründet, läßt sich, so Auersperg, nur im Bereich des Glaubens erfahren:

> „Die ursprüngliche, allumfassende Ordnung der leibhaftigen, bipersonalen Begegnung kommt nicht in der Sphäre des Wissens, sondern in der Sphäre des Vertrauens und mithin des Glaubens zur Wahrnehmung und damit zur rückläufigen Bestimmung." Auersperg (1965, 26)

Die Begegnung, die schöpferisches Prinzip der Wahrnehmung ist, siedelt Auersperg im Bereich des von Martin Buber beschriebenen „Zwischen" an[415]. Wahrnehmung gründet nicht nur im Glauben, sondern umgekehrt faßt Auersperg den Glauben als eine Steigerung des ursprünglichen Wahrnehmens auf:

> „Die gläubige Überhöhung der unmittelbaren Wahrnehmung ist zwar der Kompetenzbereich der Theologie, aber im Menschenleben von der Wahrnehmung selbst nicht zu trennen. In dieser Überhöhung unterscheidet sich der Mensch vom Tier.". Auersperg (1965, 24)

Das ursprüngliche Wahrnehmungsphänomen ist animistisch, das heißt nicht mechanistisch, zentriert. Jede intellektuelle Analyse dieses Phänomens zerstört die „Einfalt des Urphänomens", damit nach Auersperg auch den Glauben. Aufgabe des wissenschaftlichen Empirikers ist es, in der Konsequenz dieser Gedanken das Verwunderliche, das nicht sogleich Erklärbare aufzusuchen und es zu entdecken.

> „Lebendige Wissenschaft gedeiht nur im Verwunderlichen." Auersperg (1965, 31)

---

[413] Vgl. Tellenbach (1994, 172).
[414] Vgl. Auersperg (1965, 28)6.
[415] Vgl. Buber (1923).

Der objektive Determinismus, der sich grundsätzlich jeder Metaphysik verschließt und Wissen an Stelle des Glauben setzen will, ist nach Auersperg ein wahnhaftes Gebilde[416].

---

[416] Vgl Auersperg (1965, 12).

6 Arbeiten zum Schmerz

Schon an der Zahl der publizierten Arbeiten zum Thema Schmerz (20 Zeitschriftenaufsätze, 1 Monographie) läßt sich erkennen, daß es sich hier, neben den Arbeiten zur Gestaltkreislehre und zur phänomenologischen Biologie, um ein bevorzugtes Arbeitsgebiet Auerspergs handelt. Im folgenden soll zuerst ein Überblick über die zu Lebzeiten Auerspergs aktuellen und von ihm rezipierten Schmerztheorien gegeben werden, bevor dann seine Arbeiten zum Schmerz und seine 1963 erschienene Monographie „Schmerz und Schmerzhaftigkeit" vorgestellt werden.

6.1 Einführung: Schmerztheorien

Die Theorie und Behandlung von Schmerzkrankheiten ist von großer klinischer Bedeutung. Entsprechend umfangreich ist die Literatur zum Thema Schmerz. Allerdings lassen sich nur wenige Arbeiten finden, die die Geschichte der Schmerztheorien der neueren Zeit reflektieren[417]. An dieser Stelle kann kein auch nur annähernd vollständiger Abriß der gängigen Schmerztheorien gegeben werden, daher möchte ich mich auf einen knappgefaßten Überblick über die wichtigsten Strömungen innerhalb der Schmerzforschung seit Anfang des 20. Jahrhunderts beschränken.

Anfang des 20. Jahrhunderts wurden in der deutschsprachigen Fachliteratur im wesentlichen zwei Theoriemodelle des Schmerzes kontrovers diskutiert[418]. Zum einen war dies die auf den Physiologen Max von Frey (1852–1932) zurückgehende Spezifitätstheorie der Schmerzen. Von Frey postulierte, daß Schmerz die spezifische Antwort auf die Erregung freier Nervenendigungen sei[419]. Diese Anschauung steht in der Tradition der durch Johannes von Müller (1801–1858) begründeten Lehre von den spezifischen Sinnesenergien. Das zu dieser Theorie konkurrierende Modell war die von Anton Goldscheider (1858–1935) begründete Summationstheorie der Schmerzen[420]. Nach dieser Auffassung kommen Schmerzen, unabhängig von der Erregung spezifischer Rezeptoren, durch eine über das physiologische Maß hinausgehende Summation von Reizen zustande.

Das Phänomen des übertragenen Schmerzes bei Viszeralerkrankungen, das in Auerspergs Forschungen zur Schmerzthematik eine große Rolle spielt, wurde zuerst 1896 von dem englischen Neurologen Henry Head (1861–1940) be-

---

417 Übersichten über die neuere Geschichte der Schmerztheorien finden sich bei Sauerbruch und Wenke (1961) und bei Schiller (1990).

418 Vgl. Achelis (1936, 560).

419 Vgl. Frey, Max von: Versuche über schmerzerregende Reize, Zschr. f. Biologie 76 (1922) 1. Zit. nach Sauerbruch u. Wenke (1961).

420 Vgl. Goldscheider, Anton: Über den Schmerz in physiologischer und klinischer Hinsicht. Berlin 1894. Zit. nach Sauerbruch u. Wenke (1961).

schrieben und fand Ausdruck in seiner Lehre von den hyperalgetischen Hautzonen, die jeweils segmental bestimmten viszeralen Organen zugeordnet sind und heute unter der Bezeichnung Headsche Zonen bekannt sind[421]. Von dem Physiologen James Mackenzie stammt in Erweiterung der Lehre von den hyperalgetischen Hautzonen die Beschreibung einer segmentalen Hyperalgesie der Muskulatur und des Bindegewebes bei bestimmten Organaffektionen[422]. Die bekannten Druckpunkte bei Appendizitis werden beispielsweise mit dem Phänomen der segmentalen Hyperalgesie erklärt.

Seit etwa 1920 wurde, im Zuge der Verbesserung der elektrophysiologischen Methodik, die Klassifikation der schmerzleitenden Nervenfasern nach Reizleitungsgeschwindigkeiten zunehmend in die Theorie des Schmerzes einbezogen. 1939 erfolgte der Nachweis der Vermittlung von Schmerz durch körpereigene chemische Substanzen[423].

Auf Zusammenhänge zwischen der Aktivität des vegetativen Nervensystems und der Schmerzerregbarkeit der Haut wiesen in den 30er Jahren besonders Johann Daniel Achelis[424], Ernst Th. von Brücke[425] und Karl Hansen und H. Staa[426] hin. Auersperg selbst veröffentlichte 1933 gemeinsam mit von Brücke eine elektrophysiologische Arbeit über den Einfluß des Sympathikus auf Fazialisreflexe bei der Katze[427].

Die heute nach wie vor diskutierte, erstmals 1965 publizierte, auf der Funktion der nervösen Inhibition basierende „Gate-Control-Theorie" von Ronald Melzack[428] fand nicht mehr Eingang in Auerspergs Überlegungen. Auersperg weist allerdings in einigen Arbeiten zum Schmerz auf die Bedeutung zentraler Faktoren für die Regulation der Schmerzempfindung hin.

6.2 Auerspergs Arbeiten zum Thema Schmerz

Die erste Arbeit, in der sich Alfred Auersperg mit der Schmerzproblematik befaßt erschien 1937 in der Wiener klinischen Wochenschrift. Unter dem Titel *Temperatursinn und Wärmeregulation* berichtet er von einer Patientin, die in der

---

[421] Vgl. Head, Henry (1896).

[422] Vgl. Mackenzie, James: Symptoms and their interpretation (1909). Deutsch: Krankheitszeichen und ihre Auslegung. 3. Aufl. Kabitzsch, Würzburg 1917. Zit. nach Schiffter (1985), dort auch ausführliche Beschreibung dieser Phänomene.

[423] Vgl. Schiller (1990, 34f.).

[424] Vgl. Achelis, J.D.: Über Umstimmung der Sensibilität. Pflügers Arch. ges. Physiol. 226 (1930) 212. Zit. nach Brücke (1932).

[425] Vgl. Brücke, E.Th. von (1932).

[426] Vgl. Hansen und Staa (1938).

[427] Vgl. Auersperg (1933a).

[428] Vgl. Melzack, R. and P. D. Wall: Pain mechanisms: a New Theory. Science 150 (1965) 971–979. Zit. nach Schiller (1990).

Folge eines Schlaganfalls an extremer Kälte- und Wärmeüberempfindlichkeit litt. Die ermittelte Schwelle der schmerzhaften Kälte- oder Wärmeempfindung lag bei dieser Patientin konstant und scharf diskriminiert bei 27° für den Kälteschmerz und 33° für den Wärmeschmerz. Auersperg interpretiert die, bei der Patientin gefundene pathologische Veränderung der Schwelle, des durch Temperaturreize erzeugten Schmerzes, als einen Funktionswandel des Temperatursinnes. Für die weitere Bearbeitung der Schmerzthematik bedeutsam ist, daß Auersperg schon hier explizit eine auf das Gegenständliche gerichtete Wahrnehmungsfunktion des Schmerzes von einer auf die Intergrität des Körpers gerichtete, gleichsam hintergründigen Empfindungsfunktion unterscheidet. Eine Trennung von Wahrnehmungsfunktion und Empfindungsfunktion ist in der Unterscheidung von Schmerz und Schmerzhaftigkeit grundlegend für seine Schmerzlehre.

Im Jahr 1938 erschien eine schriftliche Fassung eines Fortbildungsvortrages Alfred Auerspergs mit dem Titel *Schmerzproblem und vegetatives Nervensystem* in der Wiener klinischen Wochenschrift. In dieser Arbeit findet sich erstmals die in der Folge von Auersperg oft wiederholte, grundlegende Kritik an der klassischen sinnesphysiologischen Analyse des Schmerzphänomens. Auersperg plädiert für eine Interpretation des Schmerzes als funktionelles Geschehen. Das Schmerzproblem sei eine dringliche Verlegenheit der Neurologie. Als Beispiel führt er den Phantomschmerz an und bemerkt dazu:

> „Die geläufige Theorie der Sinnesphysiologie, auf die sich der Neurologe etwa stützen könnte, hat gar keinen rechten Zugang zu diesem Problem". Auersperg (1938b, 1077)

Schuld daran ist, so Auersperg, die Vorgehensweise der klassischen Sinnesphysiolgie, die von einem Schmerzreiz ausgeht, um dann die Reaktion zu untersuchen. Das Beispiel Phantomschmerzen zeigte aber, daß Schmerzen durchaus auch ohne nachweisbaren Reiz auftreten. Statt eine klassische, einsinnig zentripetal orientierte Schmerzlehre zu betreiben schlägt Auersperg vor, nach den Funktionsordnungen des Schmerzsinnes zu fragen. Eine Analyse des Schmerzphänomens muß demnach zunächst die Funktion der jeweiligen Schmerzwahrnehmung berücksichtigen.

> „Denn der Schmerz und die ihm zugrunde liegende Funktionsstruktur sind nicht als einheitlich gegeben aufzufassen, sondern vielmehr als voneinander unterschieden zu betrachten, je nach dem Funktionskreis, in welchem der Schmerz jeweils als Erlebnisweise verwirklicht erscheint." Auersperg (1938b, 1079)

Im folgenden skizziert Auersperg anhand von Beispielen eine mögliche Funktionsordnung der Schmerzen. Er unterscheidet drei verschiedene Funktionsweise des Schmerzes: erstens den auf die Umwelt gerichteten Schmerzsinn, zweitens den Schmerz als Erlebnis der Befindlichkeit und schließlich Schmerzzustände, die das Gemeingefühl, die Regulation des „milieu interne" betreffen.

Nach zwei eher konventionellen Fortbildungsvorträgen über *Ischias*[429] und über die *Migraine und ihre Behandlung*[430], knüpft Auersperg 1942 mit einem in der Deutschen Zeitschrift für Nervenheilkunde veröffentlichten Beitrag über *Die periphere Beeinflußbarkeit postcommotioneller Kopfschmerzen* an seine Kritik der klassischen sinnesphysiologischen Interpretation des Schmerzphänomens an. Er wiederholt seine Auffassung, daß Schmerz mit dem üblichen Schema eines Empfänger-Übermittler-Empfinder-Systems[431] nicht hinlänglich beschrieben werden kann. Notwendig sei ein Wechsel des Standpunktes von der Auffassung, daß das Subjekt den Schmerz passiv erleidet zu einer Auffassung, daß Schmerz aus einer aktiven Tätigkeit des Organismus resultiert, ganz so wie die übrigen Sinnesmodalitäten:

> „Die Behauptung, daß der Schmerz nicht so sehr ein Erleiden, als vielmehr ein setzendes Tätigsein des Organismus voraussetze, stellt vielmehr die grundsätzliche Übereinstimmung der patho-physiologischen Grundlagen dieses Erlebnisses mit den physiologischen Grundlagen der übrigen Sinnesmodalitäten her." Auersperg (1942a)

Auersperg macht darauf aufmerksam, daß schon sein Wiener neurologischer Lehrer Otto Pötzl in seinem Buch über die optisch-agnostischen Störungen auf die Bedeutung efferenter Funktionen beim Zustandekommen von Wahrnehmung hingewiesen habe. Nach Auersperg läßt sich der Schmerz als eine Reaktion des Organismus verstehen, wobei mit Reaktion eine aktive Antwort gemeint ist. Die Möglichkeit einer peripheren Beeinflussung mancher Arten von Kopfschmerzen, etwa durch Quaddelung bestimmter Hautbezirke mit einem Lokalanästhetikum zeige, so Auersperg, daß zumindest Schmerzbereitschaft auf Zustandsänderungen im afferenten System bezogen werden kann, auch wenn sich das Phänomen nicht ohne weiteres erklären läßt.

In den ersten Jahren seiner Emigration widmete sich Alfred Auersperg besonders intensiv dem Thema Schmerz. So veröffentlichte er im Jahr 1949 gleich drei Arbeiten zur Schmerzproblematik. Eine portugiesischsprachige Arbeit zur Pathophysiologie übertragener Schmerzen mit dem Titel *Contribuçao á fisiopathologia da dor referida* berichtet über einen Fall von Myalgie des Wadenmuskels nach einer Caudaverletzung, also über eine Schmerzprojektion. Auersperg kommt noch mehrfach auf diesen Fall zurück[432]. Seine Überlegungen nehmen Ausgang davon, daß der Muskelschmerz und die Druckschmerzhaftigkeit des Muskels durch Lokalanästhesie der über den Muskel hinziehenden Hautnervenstämme aufhebbar sind. Auersperg verbindet seine Beobachtung mit einer Kritik

---

[429] Vgl. Auersperg (1940b).

[430] Vgl. Auersperg (1942c).

[431] Der von Auersperg öfter benutze Begriff des „Empfänger-Übermittler-Empfinder-Systems" wurde von Johannes von Kries geprägt, um die methodische Denkweise der klassischen Sinnesphysiologie zu charakterisieren. Vgl. Kries (1923, 3).

[432] Z.B. in Auersperg (1942a) und (1950b, 532f.).

der klassischen Schmerztheorien. Eine radikale morphologische Trennung der Schmerzleitung in Fasern, die oberflächlichen und in Fasern, die tiefen Schmerz vermitteln, wie beispielsweise von dem Neurophysiologen Thomas Lewis angenommen, sei nicht zulässig. Ebenso sei die klassische Summationstheorie der übertragenen Schmerzen nicht mit den Phänomenen vereinbar[433].

Die zweite Arbeit aus dem Jahr 1949 beschreibt Experimentalversuche zu ischämischen Sensibilitätsstörungen. Diese in englisch verfaßte Arbeit mit dem Titel *Disturbances of sensation occasioned by experimental arrest of blood flow* wurde im Jahr 1961 übersetzt und nahezu textgleich, unter dem Titel *Über Parästhesien* in der Deutschen Zeitschrift für Nervenheilkunde nochmals veröffentlicht.

Auersperg beschreibt hier Versuche zur Entstehung von Sensbilitätsstörungen an der ischämischen Hand unter Zirkualationsblockade. An der Art und Weise des Auftretens von Sensibilitätsstörungen meint er die Beteiligung zentralnervöser Einflüsse erkennen zu können. Deutlich wird dies an folgendem Beispiel:

> „Wird ein umschriebener Druck im Bereich des paraesthetischen Feldes gesetzt, so wird dieser Druck deutlich wahrgenommen, gleichzeitig schwinden die Paraestesien im Umfeld der Druckstelle." Auersperg (1961c, 416)

Die Tastsinnesfunktion wird demnach auch in der parästhetischen Extremität weitgehend aufrechterhalten. Dies läßt sich nur mit der Annahme einer regulativen Veränderung der benachbarten Sinnesschwellen erklären. Mit einer parallelistischen Deutung peripherer Defektsetzung und peripherer Irritationszustände alleine sind, so Auersperg, diese Phänomene nicht zu erklären.

Eine dritte, in portugiesisch verfaßte Arbeit aus dem Jahr 1949 mit dem Titel *A „sensaçao de facada" como resposta estereotipada às exitaçoes do peritoneo parietal.* beschreibt experimentelle Beobachtungen über die Wahrnehmung viszeraler Schmerzen[434] die Auersperg als Gast der chirurgischen Klinik Vasconcelos in Sao Paul gemeinsam mit zwei Assistenten der Klinik durchführte. Bei Patienten bei denen eine diagnostische Laparaskopie durchgeführt werden mußte, wurde versuchsweise das Peritoneum parietale durch die heiße Lampe des Laparoskops gereizt. Alle Patienten gaben eine genau lokalisierbare, starke, messerstichartige Schmerzempfindung an. Auersperg interpretierte diese Schmerzreaktion als stereotype Schmerzreaktion des Peritoneum parietale.

Auch diese Arbeit wurde leicht erweitert, unter dem Titel *Die Schmerzempfindung von praedilektiven Typus* im Jahr 1951 nochmals in deutscher Sprache

---

[433] Die Summationstheorie der übertragenen Schmerzen geht von einer Summation visceraler und oberflächlicher Schmerzreize in gemeinsamen Hinterstrangbahnen des gleichen Segmentes aus.

[434] Vgl. Auersperg et al. (1949).

veröffentlicht[435]. Auersperg bezeichnet die stereotype „prädilektive" Schmerzreaktion des Viszerum als einen zwischen exterozeptiver und interozeptiver Schmerzreaktion stehenden, intermediären Schmerztypus.

Eine 1950 erschienene schriftliche Fassung eines Vortrages vor der Chilenischen Gesellschaft für Biologie mit dem Titel *Consideraciones sobre la psicofisiologia del dolor visceral* hat die gleichen laparoskopischen Reizversuche zum Thema.

Ebenfalls 1950 veröffentlichte Alfred Auersperg einen umfangreichen Aufsatz mit dem Titel *Beitrag zur Physiologie und Pathophysiologie des peripheren Substrates der Schmerzhaftigkeit*. Dieser Aufsatz fällt durch einen streng wissenschaftlichen Duktus und durch ein besonders umfangreiches Literaturverzeichnis auf. Auersperg referiert den Forschungsstand zu Theorie der übertragenen Schmerzen und diskutiert verschiedene Modelle der Neurophysiologie übertragener Schmerzen. Er berichtet von eigenen Versuchen an der Klinik Vasconcelos in Sao Paulo über die Beeinflußbarkeit von Ulkusschmerzen durch subcutane Novocaininfiltration. Die bei längerem Bestehen der Schmerzen stattfindende Schmerzverlagerung viszeraler Schmerzen in periphere Projektionsfelder, ist nach seiner Ansicht Ausdruck eines Funktionswandels. Bedingung hierfür sei allerdings eine gewisse Dauer des viszeralen Schmerzsyndroms. Auersperg geht davon aus, daß oberflächliche und tiefe Schmerzreaktion ein gemeinsames Funktionssubstrat haben. Er erwägt zentrale Faktoren, die über den Funktionswandel des gemeinsamen Funktionssubstrates und damit über die Zuordnung in exterozeptive und interozeptive Schmerzwahrnehmung entscheiden sollen. Die anatomische Grundlage der übertragenen Schmerzen sieht Auersperg in Axonreflexen und in interaxonaler Erregungsübertragung feiner Nervengeflechte und nervi nervorum gegeben[436].

In einem Aufsatz aus dem Jahr 1951, der unter dem Titel *Zur Pathophysiologie der postcommotionellen Kopfschmerzen* die von Auersperg bereits 1942 behandelte Thematik postcommotioneller Kopfschmerzen aufgreift[437], berichtet Auersperg von noch im Luftwaffenlazarett in Wien durchgeführten kontinuierlichen Messungen des Hirndruckes bei Schädelverletzten[438]. Auersperg vertritt hier die These, daß postcommtionelle Kopfschmerzen auf eine Störung der nervösen Regulation von Hirndruck und intrakranieller Vasomotorik zurückzuführen seien.

1953 folgt ein wichtiger, weil die eigene Konzeption Auerspergs weiter entwickelnder, Aufsatz mit dem recht komplizierten Titel *Die psychophysiologische Struktur der interozeptiven Schmerzen vom Standpunkt der Coincidentialkor-*

---

[435] Vgl. Auersperg (1951a).
[436] Vgl. Auersperg (1950b, 544).
[437] Vgl. Auersperg (1942a).
[438] Diese 1942 im Luftwaffenlazarett Wien durchgeführten Untersuchungen wurden lt. Auersperg (1951c, 383) wegen Vernichtung der Unterlagen nicht publiziert.

respondenz. Auersperg knüpft in dieser Arbeit an seine Überlegungen aus dem Jahr 1938 über den Zusammenhang des Schmerzproblems mit dem vegetativen Nervensystem an[439]. Anders als der Titel erwarten läßt, taucht der Begriff Coincidentialkorrespondenz im Text überhaupt nicht auf. Neu ist an dieser Stelle, daß Auersperg, am Beispiel der Analyse eines Falles von Schmerzen bei einem Amputationsphantom, das Verhältnis von interoceptiven und exterozeptiven Schmerzen als ein Verhältnis miteinander konkurrierender Darstellungsweisen des Schmerzes bestimmt:

> „Das eben geschilderte Verhalten unseres Amputationsfalles zeigt aber, daß interoceptive und exteroceptive Repräsentation als miteinander konkurrierende Darstellungsweisen in Erscheinung treten, welche sich – wie wir noch deutlicher herausstellen wollen – offenbar der gleichen morphologischen Substrate bedienen können". Auersperg (1953c)

Die exterozeptive, den konkreten Schmerzreiz abbildende und die interozeptive mehr hintergründige, gefühlshafte Darstellungsweise des Schmerzes basieren nach Auersperg auf den gleichen morphologischen Strukturen. Über die Art der Schmerzdarstellung entscheiden psychophysiologische Ordnungsprinzipien. Aus der starken Einflußnahme seelischer Gestimmtheit auf das vegetative wie Auersperg bemerkt, zurecht sympathisch genannte Nervensystem, folgert er, daß psychologische Faktoren in der Pathophysiologie des Schmerzes verstärkt beachtet werden sollten.

Auersperg macht darauf aufmerksam, daß gegenüber dem exteroceptiven und dem interozeptiven Schmerz eine unterschiedliche innere Haltung besteht. Der exterozeptive Schmerz gilt der Information von außen, der Abwehr einer Gefahr und der Behauptung in der Wirklichkeit. Der interozeptive Schmerz hingegen bedeutet seiner Ansicht nach, zumindest in seinen Grenzfällen Opferung in dem Sinn, daß er ein Mittel sei, mit welchem die Natur das kranke Einzelwesen dem Interesse der Überlebenden opfert. Der biologische Sinn der viszerogenen Schmerzen sei die Opferung des schmerzkranken Individuums als eine leichte Beute:

> „Ein krankes Tier ist eine leichte Beute. Für den Bauchschmerz der Maus gibt es nur einen Arzt: die Katze. Für den Arzt aber ist der krankhafte Schmerz ein Warner, ein Verbündeter, zugleich aber ein Dämon, welcher das ihm anvertraute Einzelwesen zu vernichten bestimmt ist." (Auersperg 1953c, 254).

Diese These, mit der Auersperg eine Antwort auf die Frage nach dem Sinn chronischer viszeraler Schmerzen zu geben versucht, wird von ihm in den folgenden Arbeiten zum Schmerz noch mehrfach wiederholt. Viszerale Schmerzen werden von ihm als für das einzelne Individuum schädlich und zerstörerisch einge-

---

[439] Vgl. Auersperg (1938b).

schätzt. Auersperg leitet hieraus die Notwendigkeit ab, solche Schmerzzustände frühzeitig und konsequent zu behandeln.

In einem spanischsprachigen Aufsatz von 1956 über das Funktionsubstrat des übertragenen Schmerzes mit dem Titel *El substrato fisiologico del dolor referido* betont Auersperg, daß Schmerz kein sekundäres Krankheitsphänomen ist:

> „(...) vielmehr scheint, nach klinischer Erfahrung der Schmerz von Anfang an, ein integrierender Bestandteil des Krankheitsbildes zu sein" Auersperg (1956b, 214), zitiert aus der deutschsprachigen Zusammenfassung.

Auersperg bezeichnet in diesem Text den Schmerz als ein psychosomatisches Problem. Psychosomatisch bedeute, daß der Psychologie Vorrangigkeit über die Physiologie zugestanden wird[440].

In einem Beitrag zu den Lindauer Psychotherapiewochen 1959 über *Schmerzformen* unterscheidet Auersperg wiederum den exteroceptiven, einen Reiz abbildenden Schmerz von dem interozeptivem Schmerz, den er jetzt als krankhaften Schmerz bezeichnet. Der krankhafte Schmerz sei die Folge eines Umstimmungsvorganges:

> „Im krankhaft bedingten, interozeptiven Schmerz scheinen dagegen die regulatorischen Funktionen des Nervensystems gewandelt, welche die Abstimmung der schmerzvermittelnden Substrate bewirken." Auersperg (1959, 209)

Die Entstehung des krankhaften Schmerzes beruht seiner Ansicht nach auf einem Wandel der integrierenden Funktion des Nervensystems, der nicht physiologisch, sondern nur erlebnismäßig zu begründen ist. Dieser Wandel der Funktion des Schmerzsinnes läßt sich an einem einfachen Beispiel erläutern: Bei normalen Verhältnissen bezeichnen wir den Stich einer Nadel als schmerzhaft, nicht aber den gestochenen Finger. Ist der Finger aber an einem Panaritium erkrankt, wird nicht nur ein schmerzzufügender Reiz empfunden, sondern schon bei geringem Druck der ganze Finger als schmerzhaft bezeichnet[441].

Im Jahre 1960 folgt ein recht übersichtlicher Aufsatz mit dem Titel *Wesen und Formen des Schmerzes*, der die bis dahin angestellten Überlegungen zum Schmerz zusammenfaßt. Hier betont Auersperg nochmals, daß sich vom naturwissenschaftlichen Standpunkt aus nur morphologische und physiologische Bedingungen des Zustandekommens von Schmerz aufzeigen lassen, nicht aber dessen Wesen und Formen bestimmbar sind:

> „Ich möchte mich bemühen aufzuzeigen, daß Wesen und Formen des Schmerzes vom naturwissenschaftlichen Standpunkt aus nicht erreicht werden können." Auersperg (1960b, 204)

---

[440] „La medicina psicosomatica es la medicina general, que recononce la prioridad de la psicologia ante la fisiologia." (Auersperg 1956b, 210)
[441] Vgl. Auersperg (1959, 207).

Den physiologischen Determinismus bezeichnet Auersperg als Aberglauben der Jahrhundertwende, der seinen Ausdruck in der Lehre Johannes Müllers von den spezifischen Sinnesenergien gefunden hat. Der exterozeptive Schmerz entspricht weitgehend den Forderungen des physiologischen Determinismus. Übersehen wird Auerspergs Ansicht nach, daß der krankhaft bedingte interozeptive Schmerz nicht hinlänglich als Reizeffekt beschrieben werden kann:

> „Der physiologische Determinismus beengt bis in die heutigen Tage die theoretische Deutung der Psychophysiologie des krankhaft bedingten Schmerzes, des douleur maladie von Leriche und beschränkt auf diese Weise auch unser therapeutisches Handeln." Auersperg (1960b, 205)

Die verschiedenen Schmerzformen seien dagegen nur im Zusammenhang mit der Befindlichkeit der Person zu verstehen. Am Beispiel der übertragenen Schmerzen exemplifiziert Auersperg sein eigenes Konzept. Er berichtet, daß ihn eine klinische Beobachtung zur Beschäftigung mit dem übertragenen Schmerz bewegt habe. Er habe einen Funker mit einer hochschmerzhaften Versteifung und Atrophie der Wadenmuskulatur in Folge einer Blitzschlagverletzung behandelt. Nach einer diagnostischen Muskelbiopsie sei überraschend eine deutliche Minderung der Schmerzhaftigkeit aufgetreten. Nach subcutaner Anästhesie der suprafascialen Nervenäste habe der Patient schmerzfrei das Bein bewegen können. Von dieser zufälligen Entdeckung angeregt habe er angefangen, Patienten mit übertragenen Schmerzen systematisch zu untersuchen. Da der krankhaft bedingte Schmerz nicht hinlänglich als Reaktion auf einen schmerzhaften Reiz verstanden werden kann, stellt Auersperg die klassische physiologische Denkrichtung geradezu auf den Kopf, indem er den exterozeptiven Schmerz als einen Grenzfall des Schmerzerlebens bezeichnet:

> „Mit dieser Erkenntnis wird der exterozeptive Schmerz des Gesunden in seiner regelmäßigen Reizentsprechung zu einem methodisch ausgezeichneten Grenzfall." Auersperg (1960b, 205)

Die im weiteren Verlauf des konzentrierten und inhaltsreichen Aufsatzes ausgearbeitete Theorie zum übertragenen Schmerz deckt sich mit den Ausführungen in der drei Jahre später erschienenen Monographie „Schmerz und Schmerzhaftigkeit" und soll daher hier nicht weiter vorgestellt werden.

Gleichsam als Nachtrag zu der 1963 veröffentlichten Monographie erscheinen 1966 ein französischsprachiger Aufsatz mit dem Titel *Interprétation psychophysiologique de la susceptibilité à la douleur* und 1967 ein in deutsch verfaßter Aufsatz fast gleichen Inhalts mit dem Titel *Psychophysiologische Deutung der Schmerzhaftigkeit*. Es handelt sich hierbei um die schriftliche Fassung eines Vortrags auf dem internationalen Kongreß für Hypnose und psychosomatische Medizin 1966 in Paris. Im wesentlichen rekapituliert Auersperg in diesen beiden Aufsätzen seine Auffassungen zur Koinzidentialkorrespondenz und zu einer

„genetischen Informationstheorie" physiologischer Abläufe[442], das Schmerzproblem wird nur am Rande berührt.

6.3 Die Monographie: „Schmerz und Schmerzhaftigkeit"

Alfred Auersperg hatte bereits seit den 50er Jahren eine monographische Veröffentlichung seiner Forschungsergebnisse zur Schmerzthematik geplant[443]. Die Monographie erschien schließlich 1963 unter dem Titel *Schmerz und Schmerzhaftigkeit* im Springer Verlag. Im Vorwort seines 76 Druckseiten umfassenden Buches bittet Auersperg, die Uneinheitlichkeit seiner monographischen Darstellung zu entschuldigen. Er habe die Monographie anhand von Notizen aus verschiedenen Untersuchungsperioden zusammengestellt, die bis in die Zeit des 2. Weltkrieges zurück reichen. Seinen Lesern empfiehlt Auersperg zuerst die Zusammenfassung zu studieren, um sich zu orientieren.

Als wichtige Stationen der Entwicklung seiner Forschungsarbeiten zum Schmerz nennt Auersperg zum einen seine gemeinsam mit den Mitarbeitern Erich Fischer-Brügge[444], Peter Dal Bianco und Franz von Brücke im Luftwaffenlazarett Wien gemachten Beobachtungen an Kriegsverletzten[445], zweitens die während des Aufenthaltes an der Klinik Vasconcelos in Sao Paulo durchgeführten und ab 1949 publizierten Untersuchungen an viszerogenen Schmerzsyndromen[446] und drittens seine seit 1951 an der Psychiatrischen Klinik in Conception gesammelten Erfahrungen mit der peripheren Beeinflussung von Schmerzsyndromen durch Ableitungstherapie[447].

Auersperg beginnt seine Darlegungen mit Betrachtungen über den viszeralen Schmerz. Er vertritt die Auffassung, das Viszera nicht schmerzunempfindlich sind, wie zu seiner Zeit von vielen Schmerzforschern, beispielsweise von K.L. Lennander[448] behauptet wurde:

> „(...) so muß immerhin im Gegensatz zu Lennanders Konzept die Möglichkeit einer viscerogenen Schmerzauslösung nach dem heutigen Stand unseres physiologischen und morphologischen Wissens als erwiesen gelten". Auersperg (1963a, 6)

---

[442] Vgl. Auersperg (1967b).

[443] Vgl. Birkmayer (1951, 221).

[444] Vgl. Auersperg (1951b).

[445] Vgl. F. von Brücke (1946).

[446] Vgl. z.B. Auersperg et al. (1949), Auersperg (1950a) und (1951a).

[447] Auersperg berichtet an anderer Stelle (1953b, 250), daß sein chilenischer Mitarbeiter Jorge Weibel anhand von 200 Fällen den Erfolg der Ableitungstherapie viscerogener Schmerzsyndrome durch inracutane Quaddelung mit Kochsalzlösung nachgewiesen habe.

[448] Lennander, K.L.: Über lokale Anaesthesie und über Sensibilität in Organ und Gewebe. Mitt. Grenzgeb. Med. Chir. 15 (1905) 465–494. Zit. nach Auersperg (1963a).

Adäquate Reize für die Viszera sind seiner Ansicht nach schmerzhafte Kontraktionszustände und schmerzauslösende metabolische Veränderungen, jedoch nicht Brennen, Kneifen und ähnliches. Aus diesem Grund sei Lennander zu seiner falschen Aussage gekommen[449].

Ebenso kritisch äußert sich Auersperg zu der Annahme getrennter Empfänger-, Übermittler- und Empfindersysteme für Oberflächen- und Tiefensensibilität. Diese Annahme führe nur zu einer teilweisen Übereinstimmung mit den beobachtbaren Erscheinungen. Auersperg belegt seine Kritik dieser klassischen sinnesphysiologischen Theorie anhand von Beispielen. So sei nach der klassischen Lehre zu erwarten, daß Exitationsfeld und Provokationsfeld der Schmerzen[450] zur Deckung kommen, dies treffe aber am Beispiel des übertragenen Schmerzes nur für den Fall der Headschen Hauthyperalgie zu. Gewöhnlich werde der übertragene Schmerz aber in der Tiefe lokalisiert. Auch das Beispiel der Plastizität des Körperschemas bei einem Amputationsphantom zeigt, so Auersperg, daß eine starre parallelistische Zuordnung von Reiz und Lokalisation den beobachtbaren Phänomenen nicht entspricht.

Auersperg setzt der von ihm kritisierten kausalphysiologischen Deutung des Schmerzes eine „phänomenale und physiologische Unterscheidung von Schmerzempfindung und Schmerzgefühl"[451] entgegen. Das Phänomen des übertragenen Schmerzes ist, vom Standpunkt der klassischen Sinnesphysiologie aus, als Summationseffekt, bzw. als Ergebnis einer Irradiation der Schmerzerregung in benachbarte Nervenfasern erklärt worden. Auersperg grenzt sich in der Folge gegen diese Erklärungsmodelle ab:

> „Es ist nicht so, daß die eben ausgelöste Schmerzerregung im Sinne des Summationserfolges über die Schmerzhaftigkeit der nächstfolgenden entscheidet, vielmehr scheint in Krankheitsfällen, wie etwa in dem uns zum Beispiel dienenden Falle eines Ulcus duodeni, die Schmerzhaftigkeit der Erfolg einer disponierenden Funktion zu sein, welche der Schmerzauslösung vorauszusetzen ist. Es ist nun unsere Aufgabe, nach Möglichkeit aufzuzeigen, welcher physiologischen Ordnung dieser disponierende Faktor der Schmerzhaftigkeit entspricht." Auersperg (1963a, 16)

Auersperg expliziert im folgenden ausführlich die unterschiedlichen Funktionen des exterozeptivem und interozeptiven Schmerzes, wobei nach seiner Auffassung der exterozeptive Schmerzsinn in seiner psycho-physiologischen Struktur der *Schmerzempfindung*, der interozeptive Schmerzsinn dagegen dem *Schmerzgefühl* entspricht.

---

[449] Schon das Beispiel der Angina pectoris zeigt, so Auersperg, daß die allgemeine Gültigkeit von Lennanders Annahme nicht zutreffend ist. Vgl. Auersperg (1963a, 4).

[450] Exitationsfeld bezeichnet die Körperregion, die schmerzempfindlich scheint und deren Anästhesierung die Schmerzempfindlichkeit aufhebt. Provokationsfeld bezeichnet das Gebiet des eigenen Körperbildes, welches der Patient als schmerzend erlebt. Vgl. Auersperg (1963a, 12).

[451] So der Titel des 2. Kapitels der Monographie, vgl. Auersperg (1963a, 16).

Die biologische Funktion der exteroceptiven Schmerzempfindung besteht in einer zutreffenden Abbildung des einwirkenden Reizes, also in einer Wahrnehmungsfunktion. Der interozeptive Schmerz hingegen erfülle nicht die Funktion einer zutreffenden Abbildung, sondern er folgt einer oft stereotypen, schematischen Ausprägung, die mehr einer über das vegetative Nervensystem vermittelten allgemeinen gefühlshaften Reaktion entspricht. Das interozeptive Schmerzgefühl ist nach Auersperg weitgehend in analoger Übereinstimmung zu den Gemeingefühlen aufzufassen. Wie die in der Grundgestimmtheit zutage tretende Befindlichkeit ist das Schmerzgefühl, auch wenn hier die psychosomatische Bedingtheit des Schmerzgefühls ins Spiel kommt, letztlich für den Kranken eine unentrinnbare Tatsache:

> „Das den interoceptiven Schmerz begleitende Gefühl beherrscht dagegen in der Regel Stimmung und Verhalten des Kranken und prägt sich auch dementsprechend im Mienenspiel des Kranken aus. Die den stenokardischen Anfall begleitende Angst, die Mattigkeit und überempfindliche Gereiztheit der Migraine, das gequälte Dulden des Ulcuskranken, sind für jede Persönlichkeit unentrinnbare Verstimmungszustände." Auersperg (1963a, 29)

Die unterschiedlichen Eigenschaften des exterozeptiven und des interozeptiven Schmerzes lassen sich in einer Tabelle zusammengefaßt gegenüberstellen[452]:

Exterozeptiver Schmerz	Interozeptiver Schmerz
Schmerzempfindung: (sensorische Ordnung)	*Schmerzgefühl:* (vegetative Ordnung)
– prompte Reizreaktion	– Bedarf einer langdauernden Einwirkung der provozierenden Störung
– Prompte Rückkehr zum Zustand neuerlicher Empfangsbereitschaft	– Fortdauer der Reaktion, circulus vitiosus
– Räumliche Begrenzung der Reizreaktion	– Neigung zu räumlicher Ausbreitung
– Konvergenz der Partialreaktion zur Verdeutlichung der Abbildung	– Konvergenz der Partialreaktionen zur bloßen Verstärkung der Gesamtreaktion
– Große pharmakologische Beeinflußbarkeit	– Geringe pharmakologische Beeinflußbarkeit
– Geringe psychische Beeinflußbarkeit der Schmerzschwellen	– Eminente psychische Beeinflußbarkeit des Schmerzes

---

[452] Vgl. Auersperg (1963a, 51).

In einem Abschnitt über den biologischen Sinn der Schmerzhaftigkeit bestimmt Auersperg den Sinn der exteroceptiven Schmerzreaktion in der Warnung vor drohender Gewebsschädigung. Der interozeptive Schmerz, im Sinne einer Schmerzkrankheit ist, seiner Auffassung nach, gegen das individuelle Leben gerichtet:

> „Schützt der exteroceptive Schmerz das betroffene Individuum als eine zutreffende warnende Meldung, so macht im Gegensatz dazu der interozeptive Schmerz das kranke Individuum zur leichten Beute und läßt auf diese Weise das Abgelebte und Kranke verschwinden, um das Gesunde, das Bild der natürlichen Ordnung bestimmen zu lassen." Auersperg (1963a, 31)

Hat der exterozeptive Schmerz Warnfunktion, im Sinne einer Signalreaktion, so bedeutet der interozeptive Schmerz nach Auersperg eine „Vernichtungsreaktion"[453]. Auersperg bedient sich hier einer, biologistischen Terminologie um die für den Organismus zerstörerische Wirkung der Schmerzkrankheit zu beschreiben. Für das ärztliche Handeln ergibt sich nach Auersperg die Konsequenz interozeptive Schmerzen frühzeitig und ausreichend analgetisch zu behandeln:

> „Der biologische Sinn der exterozeptiven Schmerzreaktion ist die Warnung. Der biologische Sinn der interozeptiven Schmerzreaktion kann die bloße Außerfunktionssetzung bis zur Opferung des erkrankten Gliedes sein.(...) Wegen des Vorkommens von Circuli vitiosi im vegetativen Funktionskreis, welche auf Abiotrophie des erkrankten Gliedes (z.B. Sudeck), ja auf Vernichtung des Kranken gerichtet erscheinen, kann die vorbeugende Schmerztherapie nicht etwa als eine symptomatische, sondern vielfach als eine ätiologische Behandlungsmethode angesehen werden." Auersperg (1963a, 52)

Das umfangreiche dritte Kapitel seiner Monographie widmet Auersperg seinen Untersuchungen zum übertragenen Schmerz. Im Wesentlichen wiederholt er hier seine bereits seit 1938 vertretenen Ansichten über das Phänomen des übertragenen Schmerzes[454]. Bei der Entwicklung der übertragenen Schmerzhaftigkeit, die Auersperg als eine Schwerpunktverlagerung der nozizeptiven Aktivität in die Peripherie versteht, spielt seiner Meinung nach der Zeitfaktor eine entscheidende Vorbedingung.

Auersperg geht davon aus, daß es einen zentralen Faktor gibt, der eine Schwerpunktverlagerung des Schmerzes in die Peripherie bewirkt. Dieser sei als psychischer Faktor zu bezeichnen[455]. Das entsprechende morphologische Substrat vermutet Auersperg in Nervengeflechten, welche die Bindegewebshüllen

---

[453] Auersperg (1963a, 30).

[454] Vgl. Auersperg (1938b), (1942a).

[455] Auersperg merkt in einer Fußnote an, daß der Ausdruck „psychisch" in diesem Zusammenhang besser durch den Ausdruck „physiogen" zu ersetzen wäre. Vgl. Auersperg (1963a, 44 Fußnote).

der Nervenstämme, bzw. die den Nervenstamm begleitenden Gefäße umspinnen[456].

In einem ausführlichen eigenständigen Nachwort mit der Überschrift: „Schmerz und Befindensweisen. Aperçu zur sympathischen Physiogenie der Schmerzprovokation"[457], geht Auersperg ausführlicher auf die Bedeutung der Befindlichkeit für das Schmerzproblem ein. Auersperg bezieht sich auf die Arbeiten des Heidelberger Internisten Herbert Plügge zur Befindlichkeit bei verschiedenen Organerkrankungen. Er schließt sich Plügges Auffassung an, daß sich das Leiden des Kranken am deutlichsten in den Abwandlungsformen des aktuellen Weltbezuges darstellt[458]. In diesem Sinne ist der Schmerz zugleich eine krankhafte Abwandlungen der Befindlichkeitsweise:

> „Es hat also den Anschein, daß über Erträglichkeit oder Unerträglichkeit eines Schmerzes nicht so sehr seine Intensität als seine welthafte Bedeutung entscheidet, diese ist aber wiederum eine Funktion der welthaften Bedeutung jener Potenz, deren Verletzung schmerzlich empfunden wird." Auersperg (1963a, 65)

Anhand des Beispiels eines weggelaufenen Hundes versucht Auersperg den Zusammenhang von Befindlichkeitsweisen und Schmerzerlebnis zu erklären. Der verlorengegangene Hund erlebe Existenzialangst, er sei „außer sich". Die Befindlichkeit der Angst führe zum Nichtwahrnehmen von vitalen Appetenzen und zu einer Beeinflussung des Schmerzerlebens. Das Schmerzerlebnis trete in der Angst zurück. Hier zeige sich der Zusammenhang zwischen Angst und Schmerz. Die Disposition zum Schmerzerlebnis ist in der Verletzbarkeit des Weltbezuges begründet[459] und über das vegetative Nervensystem als organisches Substrat vermittelt:

> „Von der Befindlichkeit als Urphänomen herkommend, können wir vielmehr den Schmerz in potentieller Geschehenseinheit mit der leiblichen Spontanaktivität von den geistigen und vitalen Appetenzen her begreifen, welche ihrerseits Exponenten des je aktuellen motivierenden Interesses und damit des Weltbezuges sind. Die leibliche Spontanaktivität wird primär und letztlich über das autonome Nervensystem verwirklicht." Auersperg (1963a, 67f.)

Auersperg spricht davon, daß der viscerogene Schmerz launenhaft ist, was sich zum Beispiel in einem Wandel der Schmerzhaftigkeit einer krankhaften Affektion im Tagesablauf ausdrückt. So ist es konsequent, wenn Auersperg seine Monographie mit der Einschätzung beschließt, daß sich eine weitere Auseinander-

---

[456] Vgl. Auersperg (1963a, 55).

[457] In einer Fußnote dankt Auersperg der Deutschen Forschungsgemeinschaft für finanzielle Unterstützung für die Ausarbeitung des Nachwortes. Vgl. Auersperg (1963a, 56).

[458] Vgl. z.B. Plügge (1962).

[459] Hier stimmt Auersperg mit Buytendijks Analyse des Schmerzes überein und bezieht sich auf ihn. Vgl. Buytendijk (1948).

setzung mit dem Schmerzproblem an den Ausdrucksweisen der Befindlichkeit zu orientieren habe.

7 Arbeiten zur Psychiatrie

Über psychiatrische Fragestellungen begann Alfred Auersperg erst recht spät zu publizieren, nachdem er im März 1951 die Leitung der Psychiatrischen Klinik in Concepción/Chile übernommen hatte. Er beschäftigte sich seit dieser Zeit, angeregt durch klinische Beobachtungen, besonders mit Fragen der transkulturellen vergleichenden Psychiatrie der Alkoholpsychosen. In den 50er und 60er Jahren erschien eine ganze Reihe von Aufsätzen von ihm und seinen Mitarbeitern zu diesem Thema. Neben der Forschung zu den Alkoholpsychosen übertrug Auersperg seine Theorie der Aktualgenese in seinem letzten Lebensjahrzehnt auch auf Fragestellungen der anthropologischen Psychiatrie. So beschäftigte er sich in einigen Aufsätzen mit Gedanken zur Befindlichkeit und zum Weltbezug psychiatrisch kranker Menschen. Dabei lag ihm besonders an einer Vermittlung der in der Tradition der anthropologischen Psychiatrie stehenden philosophisch-anthropologischen Sichtweise mit neurophysiologischen und neuropathologischen Gegebenheiten. Diese Gedankengänge führten Alfred Auersperg in seinen letzten Arbeiten schließlich dazu, eine Verbindung der psychiatrischen Theoriebildung mit dem Geist der Goetheschen Naturanschauung zu versuchen. Zunächst sei in die vergleichende Psychiatrie und in die anthropologische Psychiatrie kurz eingeführt.

7.1 Einführung: Transkulturelle Psychiatrie und anthropologische Psychiatrie

Der Ausdruck „vergleichende Psychiatrie" wurde von dem Psychiater Emil Kraepelin (1856–1926) für die Untersuchung der kulturellen Unterschiede in Ausprägung und Verlauf der psychiatrischen Erkrankungen eingeführt. Heute wird etwas präziser meist von transkultureller Psychiatrie gesprochen[460]. Kraepelin war der erste Psychiater der systematische Studien zum kulturellen Vergleich der Symptomatologie von Psychosen anstellte. Kraepelin war daran gelegen, die transkulturelle Gültigkeit seines diagnostischen Systems der psychiatrischen Erkrankungen zu überprüfen[461]. Die Ergebnisse seiner Untersuchungen von Anstaltspatienten in Singapur und Java wurden erstmals 1904 publiziert[462]. Seit den 50er Jahren wurde der vergleichenden Psychiatrie weltweit verstärkt Bedeutung zugemessen und zunehmend systematische Forschung betrieben. Die internationale Anerkennung der transkulturellen Psychiatrie als Forschungsdisziplin ist mit dem Namen des, vor 1945 aus Deutschland nach Kanada emigrierten, Psych-

---

[460] Vgl. Peiffer (1971), Wittkower (o.J.).

[461] Zur Geschichte der transkulurellen Psychiatrie vgl. Pfeiffer (1971, 1ff.).

[462] Kraepelin, E.: Vergleichende Psychiatrie. Cbl. Nervenheilk. Psychiat. 27 (1904) 433–437 u. 468–469. Zit. nach Pfeiffer (1971, 152).

iaters Eric. D. Wittkower verknüpft, der auch 1960 die Zeitschrift Titel „Transcultural Psychiatric Research" ins Leben rief.

In Auseinandersetzung mit der Philosophie Martin Heideggers und der Daseinsanalyse Ludwig Binswangers, der französischen Phänomenologie Sartres und Merleau-Pontys, sowie in Auseinandersetzung mit der Psychoanalyse entstand seit etwa 1920 die daseinsanalytische und anthropologische Psychiatrie. Die Vertreter dieser psychiatrischen Strömung, zu denen unter anderen Viktor Emil von Gebsattel, Jörg Zutt, Caspar Kulenkampff und Ludwig Binswanger zu zählen sind, versuchten, die Psychose als besondere Daseinsweise des Menschen, beziehungsweise als eine Abwandlung des menschlichen Weltbezugs zu verstehen.

7.2 Auerspergs Arbeiten zur vergleichenden Psychiatrie

Die Reihe der Veröffentlichungen Auerspergs zur Psychiatrie setzt mit einem 1953 im „Nervenarzt" erschienenen Aufsatz ein. Die Arbeit mit dem Titel *Brükkensyndrome der akuten Alkoholhalluzinose zum Delirium tremens* verfaßte Auersperg gemeinsam mit Guido Solari, einem Mitarbeiter seiner Abteilung. Es handelt sich um einen Bericht über erste Erfahrungen zur Besonderheit der Symptomatik und des Verlaufs von Alkoholhalluzinosen bei den stationär behandelten Patienten der von Auersperg seit 1951 geleiteten Psychiatrischen Klinik von Concepción/Chile.

Auersperg war nach Inbetriebnahme der Klinik rasch aufgefallen, daß bei den dort aufgenommenen Patienten der Klinik besonders häufig Übergangsformen, d.h. Mischformen zwischen Alkoholhalluzinose und Delirium tremens zu beobachten waren. Im Vergleich zu dem ihm aus Westeuropa vertrauten Bild der psychiatrischen Aufnahmefälle, stellten die klassischen Syndrome der Alkoholhalluzinose und des Delirium tremens bei Auerspergs chilenischen Patienten seltene Grenzfälle dar. Nach der Aufnahmestatistik waren 90% der beobachteten Alkoholpsychosen der von Auersperg und Solari als „Brückensyndrom" bezeichneten Mischform zuzuordnen:

> „An den in Concepción beobachteten metalkoholischen Psychosen stellen also die klassischen Syndrome der Alkoholhalluzinose und des Delirium tremens seltene Grenzfälle dar. Die charakteristischen Fälle unseres Erfahrungsgebietes, welche nahezu 90% der akuten Alkoholpsychosen ausmachen, haben wir als Brückensyndrome bezeichnet". Auersperg und Solari (1953b, 408)

Charakteristischerweise zeigten diese Patienten die für die Alkoholhalluzinose typischen akustischen Halluzinationen und Wahnvorstellungen mit dem Charakter unmittelbarer Bedrohung in gleichzeitiger Kombination mit einer mäßiggradigen Trübung des Bewußtseins und Störung der situativen und zeitlichen Orientierung. Der beobachtete Verlauf war durchweg gutartig, die Symptomatik bildete sich innerhalb weniger Tage zurück. Todesfälle, wie beim typischen Delir zu erwarten gewesen wären traten nicht auf. Auersperg spricht in Bezug auf den Bedrohungswahn und die Bewußtseinsstörung seiner Patienten von einem „besonnenen Delir"[463]. Die Ereignisse des Delirs spielten sich innerhalb des Kontextes einer der Persönlichkeit des Patienten entsprechenden Wirklichkeit ab. Erinnerungsstörungen betrafen elektiv den lebensgeschichtlichen Kontext der Patienten.

Als Erklärung für die eben beschriebene, im Vergleich mit europäischen Statistiken, atypische Häufung von Mischbildern aus Halluzinose und Delir zieht Auersperg in erster Linie die besonderen Trinksitten der chilenischen Bevölkerung und die gesellschaftlichen Bedingungen des Alkoholkonsums in Erwägung:

> „(...) so wären die eigentümlichen Trinksitten unseres Erfahrungsbereiches, insbesondere die immer wieder eingeschobene Abstinenz, als wesentliche provozierende Faktoren der hier beobachteten deliranten Komplikationen zu betrachten." Auersperg und Solari (1953b, 413)

Auersperg weist in der Diskussion der möglichen Ursachen des besonderen Verlaufs der Alkoholpsychosen bei seinen Patienten, besonders auf die Bedeutung der begleitenden vegetativen Symptomatik hin. Er sieht einen Zusammenhang zwischen der vegetativen Entzugssymptomatik und der sich bis zum Bedrohungswahn zuspitzenden Störung der Wahrnehmung. Gleichzeitig läßt sich die Entzugssymptomatik als eine ebenfalls der Entwicklung einer Alkoholpsychose entgegenkommende Störung der Stimmung und der Befindlichkeit des Patienten verstehen. Als morphologische Korrelate dieser beiden zusammenwirkenden Bedingungen des Bedrohungsdelirs vermutet er einerseits eine chemisch-toxische Beeinträchtigung der hypothalamischen Zentren der vegetativen Regulation und andererseits eine gesteigerte Erregbarkeit der kortikalen Sinnesphären, die mit einer gesteigerten halluzinatorischen Bereitschaft einhergehen.

Im Jahr 1958 erschienen zwei spanischsprachige Arbeiten zum gleichen Thema, die von Alfred Auersperg gemeinsam mit Assistenten der Psychiatrischen Klinik Conception verfaßt wurden und die die Behandlung von Alkoholpsychosen zum Inhalt haben[464].

1960 veröffentlichte Auersperg im „Nervenarzt" eine *Diskussionsbemerkung zu Bilz: Das Belagerungserlebnis in den Alkoholhalluzinosen.* Auerspergs Diskussionsbemerkung bezieht sich auf einen 1956 an gleicher Stelle erschienen Aufsatz des anthropologisch und biologisch interessierten Psychiaters Rudolf Bilz[465]. Bilz hatte in seiner Arbeit das Phänomen der Faszination bei einem angsterregenden Sinneseindruck oder einer entsprechenden Vorstellung als wichtiges Charakteristikum der Alkoholpsychose bezeichnet. Bilz versuchte, eine biologische Erklärung für die im Entzug auftretende Faszination zu geben.

---

[463] Auersperg und Solari (1953, 410).
[464] Vgl. Auersperg (1958c) u. (1958d).
[465] Vgl. z.B. auch (1959).

Diese faßte er als entzugstoxisch geförderten adrenergen Erregungszustand auf, der zu dem widersprüchlichen Phänomen führt gleichzeitig Angst zu empfinden und von dem Auslöser der Angst angezogen zu sein, mit dem Ergebnis, daß die Motorik gleichsam gehemmt wird. Auersperg widerspricht in seiner Diskussionsbemerkung Bilz' Auffassung des Phänomens der „Faszination" als typischem Charakteristikum der Alkoholpsychose. Ihm seien, in Widerspruch zu Bilz', Theorie, gerade Agitiertheit und lebhafte motorische Reaktionen bei seinen halluzinierenden Alkoholikern aufgefallen:

> „In krassem Gegensatz zu den Fällen von Bilz stehen unsere Fälle im akuten Stadium in lebhaftester Auseinandersetzung mit der drohenden Gefahr." Auersperg (1960e, 418)

Eine 1962 ebenfalls im „Nervenarzt" veröffentlichte, gemeinsam mit Albrecht Derwort verfaßte Arbeit träg den Titel *Beitrag zur vergleichenden Psychiatrie exogener Psychosen vom sozio-kulturellen Standpunkt.* Diese Arbeit ist die schriftliche Fassung eines Vortrages auf der 77. Wanderversammlung Südwestdeutscher Neurologen und Psychiater in Baden-Baden 1961.

In einer einführenden Bemerkung über den Begriff der reaktiven Psychose plädiert Auersperg für eine mehrdimensionale, wie er sich ausdrückt, „pluridimensionale" Deutung des Begriffes „reaktiv" der reaktiven Psychose[466]. Eine pluridimensionale Betrachtungsweise hat nach Auersperg die chemische Noxe, soziokulturelle Faktoren und die situativen Gegebenheiten, die zu einer psychotischen Reaktion führen zu umfassen. Er macht darauf aufmerksam, daß gerade der soziokulturelle Aspekt in der vergleichenden Psychiatrie, als unergiebig bezeichnet wurde, ohne Widerspruch von seiten der Psychiater herauszufordern. Dieser Auffassung möchte Auersperg seine an der Psychiatrischen Klinik der Universität von Concepción gesammelten Erfahrungen entgegensetzen. Er berichtet, wie bereits in der 1953 im Nervenarzt erschienenen Arbeit, von einer Häufung von Alkoholpsychosen, bei seinen stationär behandelten chilenischen Patienten, die von den bekannten Diagnosestatistiken auffallend abweicht. Diese Häufung der Diagnose Alkoholpsychose, sowie ihr typischer Verlauf als Bedrohungsdelir läßt sich, wie Auersperg bereits 1953 betont hatte[467], nach Ausschluß nutritiv-toxischer oder konstitutioneller Besonderheiten allein durch die Besonderheiten der chilenischen Trinkgewohnheiten erklären.

Über die, bereits in dem ersten Bericht 1953 beschriebenen spezifischen Trinksitten der chilenischen Unterschichtbevölkerung hinausgehend macht Auersperg einen weiteren Faktor für die hohe Anzahl von Abstinenzpsychosen verantwortlich. Er erkennt einen soziokulturellen Konflikt zwischen der traditionellen Rollenauffassung der chilenischen Männer und den von der modernen industrialisierten Gesellschaft nicht geduldeten Alkoholexzessen. Anders gesagt

---

[466] Vgl. hierzu auch Auersperg et al. (1964) u. (1967).
[467] Vgl. Auersperg und Solari (1953, 413).

resultiert die Häufung der Abstinenzpsychosen aus einer unüberwindbaren Spannung zwischen althergebrachten Sitten und den Anforderungen der modernen technisierten Gesellschaft:

> „Wir glauben diesen Faktor in dem sozio-kulturellen Konflikt zwischen der traditionellen Auffassung, welche dem Trinker das Prestige eines männlichen Privilegs gibt, und der Forderung nach fortschreitender Entwicklung im Sinne des technischen Zeitalters, welches derartige Trinksitten nicht duldet, erblicken zu müssen. Die enorme Häufigkeit an metalkoholischen Psychosen wäre somit, nach unserer Meinung, im Sinne einer vorübergehenden, soziokulturellen Krise zu verstehen, welche Chile zur Zeit zu bestehen hat." Auersperg und Derwort (1962a, 26)

Auersperg spricht von einer momentanen in Krise der chilenischen Gesellschaft und prognostiziert eine spätere Angleichung der Trinkgewohnheiten an das aus den industrialisierten Ländern bekannte Maß und damit verbunden einen Rückgang der Häufigkeit der Alkoholpsychosen .

Auersperg kommt zu dem Ergebnis, daß soziokulturelle Mechanismen für die Häufung der Alkoholpsychosen in Chile verantwortlich zu machen sind. Er spricht dabei von „katathymen soziokulturellen Mechanismen"[468], womit er zum Ausdruck bringt, daß die sozialen Mechanismen eine Auswirkung auf die Befindlichkeit, sowie auf die vegetative Physiologie der Betroffenen haben. In diesem Zusammenhang hebt er hervor, daß die soziokulturellen Mechanismen offenbar keinen Einfluß auf das Auftreten der Alkoholepilepsien haben[469], da Abstinenzepilepsien in seinem Beobachtungsgebiet gleich häufig auftraten wie in anderen kulturellen Regionen. Soziokulturelle Faktoren scheinen somit den Verlauf der Alkoholintoxikation, wie des Abstinenzsyndroms zu beeinflussen, nicht aber die Häufigkeit des Auftretens von epileptischen Anfällen bei Alkoholikern:

> „Die antiepileptische Wirkung des Alkohols (wie die der Barbiturica) und ihr Rebound scheint also im Gegensatz zur stuporösen Wirkung des Alkoholes nicht durch katathyme, sozio-kulturell-bedingte Mechanismen beeinflußbar." Auersperg und Derwort (1962a, 26)

Während die Alkoholpsychose hochgradig soziokulturell beeinflußbar ist, liegt der Alkoholepilepsie nach Auersperg ein rein pharmakodynamischer Effekt (Reboundphänomen) zugrunde.

In einem Beitrag, der fünf Jahre später, gemeinsam mit zwei Mitarbeitern seiner Klinik verfaßt wurde und in einem der vergleichenden Psychiatrie gewidmeten Heft der Zeitschrift „Aktuelle Fragen der Psychiatrie und Neurologie" erschien, faßt Auersperg seine Beobachtungen über den Einfluß kultureller Bedingungen auf die Entstehung von Alkoholpsychosen nochmals zusammen. Unter

---

[468] Auersperg und Derwort (1962, 26).

[469] Auersperg trennt nicht zwischen entzugsbedingten Krampfanfällen und persistierender Alkoholepilepsie.

dem Titel *Die neuropsychiatrisch orientierte pluridimensionale Diagnostik in der vergleichenden Psychiatrie* tritt Auersperg für eine „Abwägung der organischen, exogenen, endogenen und reaktiven Komponenten im Einzelfall der Erkrankung" ein. Darüber hinaus hält er, um das Ausmaß soziokultureller Faktoren auf die Ätiologie und Verlauf der Krankheit einschätzen zu können, vergleichende psychiatrische Forschung für unabdingbar. In der Analyse der Bedingungen und der Häufung von Alkoholpsychosen in seinem Beobachtungsgebiet kommt Auersperg zu den gleichen Schlußfolgerungen wie 1962. Allerdings meint er, den von ihm bereits damals – im Zuge einer Angleichung der chilenischen Kultur an die Anforderungen der modernen industrialisierten Gesellschaft – prognostizierten Rückgang von Alkoholpsychosen nun beobachten zu können:

> „Entsprechend unserer Hypothese nimmt die Häufigkeit akuter metalkoholischer Psychosen seit zwei Jahren merklich ab, während sich der Prozentsatz chronischer Folgen des Alkoholismus ungefähr auf der bisher beobachteten Höhe hält. Offenbar haben sich die Trinksitten inzwischen den Forderungen des technischen Zeitalters zunehmend angepaßt." Auersperg, Aguilar, Varas (1967d, 203)

Der von Auersperg berichtete Rückgang der Häufigkeit von Alkoholpsychosen wurde von dem Alkoholismusforscher Wilhelm Feuerlein anläßlich eines Forschungsaufenthaltes an der Klinik in Conception bestätigt[470].

1970 erschien ein posthum veröffentlichter Aufsatz mit dem Titel *Bedrohungsdelir und Verfolgungswahn* im „Nervenarzt", der von Ana Cid-Araneda, einer chilenischen Mitarbeiterin Auerspergs mitverfaßt wurde. Wie einer von dem Heidelberger Psychiater Walter von Baeyer verfaßten Vorbemerkung zu entnehmen ist, handelt es sich dabei um zwei inhaltlich zusammengehörige Kapitel aus einer geplanten, aber nicht mehr zum Abschluß gekommenen Monographie Auerspergs mit dem Titel „Das metalkoholische Bedrohungsdelir als soziokulturell bedingtes Krisensymptom. Beitrag zu einer biologisch orientierten, vergleichenden Neuro-Psychiatrie". Auersperg plante, diese Monographie im Springer Verlag erscheinen zu lassen[471]. Von Baeyer begründet den Abdruck eines Teiles der unveröffentlichten Monographie im Nervenarzt mit folgenden Worten:

> „Die Aktualität der auch hier versuchten, von Auersperg in seinem ganzen wissenschaftlichen Leben konsequent angestrebten Synthese von psychopathologischen und neurophysiologischen Erkenntnissen und Denkmodellen veranlaßt die Herausgeber zum Abdruck dieser Studie, die von seiten des Verstorbenen und seiner Mitarbeiterin A. Cid zwar noch nicht ihre letzte Form erhalten hat und nur ein Fragment aus einem größeren Zusammenhang darstellt, dafür aber den von Auersperg eingeschlagenen Weg

---

[470] Vgl. Feuerlein (1967) u. (1968).
[471] Vgl. Auersperg et al. (1967, 200, Fußnote).

einen Schritt weiter beleuchtet." Baeyer in: Auersperg und Cid-Araneda (1970, 209)

In Anlehnung an die psychiatrische Systematik des der Existentialphilosophie nahestehenden französischen Psychiaters Henry Ey[472] sieht Auersperg die metalkoholische von der schizophrenen Halluzinose dadurch unterschieden, daß die akute Alkoholhalluzinose als Bewußtseins- und Befindlichkeitsstörung von der schizophrenen Psychose abzugrenzen ist, die eine Persönlichkeitsveränderung darstelle:

> „Wir betrachten das Bedrohungsdelir als delirante Abwandlung des Bewußtseins im Sinne der Befindlichkeitsstörung (Plügge) im Gegensatz zum Verfolgungswahn, welcher die Persönlichkeit verändert und damit auch das Weltbild bis in die weitesten Horizonte abwandelt." Auersperg und Cid-Araneda (1970, 209)

Von diesem Standpunkt aus schildert Auersperg differentialdiagnostische Kriterien zur Unterscheidung des (alkoholischen) Bedrohungswahnes vom (schizophrenen) Verfolgungswahn. Er wiederholt dabei im wesentlichen seine, bereits 1956 in dem Aufsatz „Der Begriff der Reaktion in Neurologie und Psychiatrie" gegebene Darstellung zur Differentialdiagnose von reaktiver Psychose und Schizophrenie, die sich auf eine genaue klinische Phänomenologie der psychotischen Symptomatik stützt.

In einem zweiten Teil nimmt sich Auersperg vor, die schizophrene und die metalkoholische Psychose auf neurophysiologischer Grundlage zu unterscheiden. Unter Berufung auf neurophysiologische Befunde macht Auersperg – ausgehend von der eingangs zitierten Unterscheidung beider Arten von Psychosen – paläokortikale Strukturen für die Störung auf der Ebene der Befindlichkeit und des Bewußtseins verantwortlich, auf der Ebene der Persönlichkeitsstörung liegt nach Auersperg jedoch eine Störung neorkortikaler Strukturen verantwortlich. In diesem Sinn zieht Auersperg das Fazit, daß metalkoholische und schizophrene Psychosen sowohl klinisch-phänomenologisch, sowie auch durch die Zuhilfenahme neurophysiologischer Vorstellungen unterscheidbar sind:

> „Der schizophrene Verfolgungswahn als Ausdruck der Verirrung der entscheidungs-, begegnungs- und glaubensfähigen Person hebt sich somit grundsätzlich von den als aktuelle Befindlichkeitsstörung zu verstehenden metalkoholischen Bedrohungs- und Verfolgungserlebnissen ab. Die physiogenetische Betrachtungsweise gestattet es, diesen Unterschied nicht nur psychologisch-psychopathologisch, sondern auch durch neurophysiologische Vorstellungen zu begründen." Auersperg und Cid-Araneda (1970, 214)

---

[472] Vgl. Ey (1963). Ein Referat der wichtigsten Gedankengänge Henri Eys findet sich in Wyss (1977, 320ff.). Wyss macht auf eine Verwandtschaft der Eyschen Auffassungen mit denen Viktor von Weizsäckers aufmerksam.

Hier wird nochmals deutlich, daß es Auerspergs besonderes Anliegen war, neurophysiologische Forschungsergebnisse mit einer exakten klinisch-psychopathologischen Phänomenologie zu verbinden und so die psychiatrische Forschung voranzubringen.

7.3 Arbeiten zur anthropologischen Psychiatrie

Die erste Arbeit, in der Alfred Auersperg eine Verbindung seiner aktualgenetisch-phänomenologischen Forschung zur Psychiatrie zu ziehen sucht, ist eine gemeinsam mit Jorge Weibel, einem Mitarbeiter Auerspergs, verfaßte Arbeit aus dem Jahr 1956 mit dem Titel *Der Begriff der Reaktion in Neurologie und Psychiatrie*. Diese Arbeit ist ein Beitrag zu einer Festschrift zum 70. Geburtstag Viktor von Weizsäckers.

Auersperg läßt sich in dieser Arbeit von dem Gedanken leiten, daß der Begriff Reaktion kennzeichnend ist für jeden teleologisch orientierten Versuch, Psychologie mit Neurophysiologie ins Verhältnis zu setzen. Er plädiert für eine Vieldeutigkeit des Begriffes Reaktion:

> „Im Folgenden wird der Versuch unternommen, die vieldeutige Verwendung des teleologischen Begriffes Reaktion im Interesse der physiologischen Reduktion zu rechtfertigen; sie reicht von der psychologischen Reaktion über die biologische und physiologische Reaktion bis zur physikalischen und chemischen Reaktion." Auersperg und Weibel (1956a, 190)

Das Nervensystem wird von Auersperg als ein vermittelndes Organ bezeichnet. Es vermittelt zwischen zielgerichteten Regulationsprinzipien und den korrespondierenden physiologischen, das heißt physikalisch-chemischen Dispositionen[473]. In der Folge unterscheidet Auersperg eine objektive und eine subjektive Psychologie. Zur objektiven Psychologie gehört die durch das neurophysiologische Substrat unwillkürlich vollzogene Wahrnehmungsreaktion, zur subjektiven Psychologie das nur unter Zuziehung des lebensgeschichtlichen Horizontes entschlüsselbare Wahrnehmungserlebnis:

> „Die Wahrnehmungsreaktion (objektive Psychologie) und die Erlebnisreaktion (subjektive Psychologie) scheinen deutlich voneinander abgehoben. Die Wahrnehmungsreaktion wird ‚automatisch' in Koinzidentialkorrespondenz zu den objektiv bestimmten Bedingungen ihres Zustandekommens vollzogen, die Erlebnisreaktion offenbart dagegen die jeweils subjektive Bedeutung dieser Wahrnehmung, wie sie sich aus der lebensgeschichtlich entwickelten Konstellation und der ihr entsprechenden Disposition ergibt." Auersperg und Weibel (1956, 195)

---

[473] Eine ähnliche Auffassung vertreten, unter Bezug auf Auersperg, Lolas und Christian (1990).

Während sich die Wahrnehmungsreaktion aus einem vorgegebenen Reiz ableiten läßt, ist das Wahrnehmungserlebnis nicht objektiv bestimmbar. Vom Gesichtspunkt der Physiologie her lasse sich, so Auersperg, lediglich eine biographisch erworbene Disposition zu bestimmten Erlebnisreaktionen feststellen. Als Beispiel führt Auersperg an, daß sich die hohe Frequenz von Abstinenzpsychosen und die Häufung von situativ bedingten Verwirrtheitszuständen an der Klinik Conception, nur mit Kenntnis des lebensgeschichtliche Zusammenhanges der betreffenden Bevölkerungsgruppe verstehen läßt. Biographischen und soziokulturellen Faktoren kommen, seiner Ansicht, nach somit eine große Bedeutung für die Entstehung psychotischer Reaktionen zu. Die Tatsache, daß es sich um exogene Psychosen handelt bleibt davon unberührt.

Zusammenfassend läßt sich sagen, daß sich Auersperg in diesem Aufsatz für eine Vermittlung von somatologischen, sogenannten exogenen Faktoren mit lebensgeschichtlichen Bedingungen in einer umfassenden Theorie psychiatrischer Krankheit einsetzt. Auersperg zeigt sich hier, wie auch in seinen anderen psychiatrischen Arbeiten, an einer Verbindung von Neurophysiologie und Neuropathologie mit einer Analyse der Geschichte des Patienten, seiner Befindlichkeit und seines Weltbezuges interessiert.

Ein zwei Jahre später erschienener *Diskussionsbeitrag* Auerspergs zu einem von Jürg Zutt und Caspar Kulenkampff – beide Vertreter der anthropologischen Psychiatrie – veranstalteten Symposium mit dem Thema: „Das paranoide Syndrom in anthropologischer Sicht" folgt der gleichen Grundidee, wie der eben referierte Aufsatz. Auersperg beginnt seinen Diskussionsbeitrag mit der Frage nach dem Unterschied der Gestaltkreistheorie Weizsäckers im Vergleich zu der Lehre vom „welthaften Leib" Jürg Zutts[474]:

> „Herr Zutt stellt dem welthaften Leib, als inkarniertem Subjekt, den menschlichen Körper als Objekt anatomischer und physiologischer Forschung gegenüber. Die zunächst auf Aktualgenese bezogene, und somit auf den leistungspsychologischen Aspekt beschränkte Gestaltkreistheorie, trifft eine ähnliche Unterscheidung. Es stellt sich die Frage, ob die Gestaltkreistheorie den Schnitt zwischen Leib und Körper so radikal und an der Stelle führt, wie es die Zuttsche These fordert." Auersperg (1958a, 55)

Auersperg betont den Bezug der von Zutt herausgestellten physiognomisch-ästhetischen Ordnung[475] zu der neurophysiologischen Entdeckung der Abhängigkeit kortikaler Funktionen von der Aktivität des Hirnstamms und des limbischen Systems, durch die Neurophysiologen Magoun und Hernandez-Peon.

Ein im gleichen Jahr im „Nervenarzt" erschienener Aufsatz mit dem Titel *Vom Werden der Angst* wurde von Alfred Auersperg, anläßlich eines Forschungsaufenthaltes in den Jahren 1956 und 1957, an dem von der Kinderpsychologin Käthe Wolf geleiteten Child Study Center der Yale University verfaßt.

---

[474] Vgl. Zutt (1958).
[475] Vgl. Zutt (1952).

Thematisch fällt dieser Aufsatz innerhalb Auerspergs Werk etwas aus dem Rahmen, da er seinen einzigen Beitrag zur Entwicklungspsychologie darstellt. Auch in dieser, von einer umfassenden Kenntnis der spezifischen Literatur zeugenden Arbeit, wird die Nähe Auerspergs zur phänomenologisch orientierten Psychiatrie und gleichzeitig eine gewisse Distanz zur Psychoanalyse deutlich.

Auersperg bezieht sich in diesem Aufsatz auf Ergebnisse einer entwicklungspsychologischen Beobachtungsreihe der Kinderpsychologin Käthe Wolf, die eine Schülerin des Pioniers der Entwicklungspsychologie René Spitz war. Käthe Wolf hatte in einem Forschungsprogramm die Entwicklung von 10 Kindern von der Geburt an bis zur Vollendung des zweiten Lebensjahres beschreibend verfolgt. Auersperg beschäftigt sich in seinem Aufsatz mit der Frage der Entwicklung des Phänomens der Angst. Einleitend macht er auf die große individuelle Variabilität der kindlichen Entwicklung und damit auf die Gefahr einer Nivellierung der Unterschiede durch eine zusammenfassende wissenschaftliche Betrachtung aufmerksam:

> „Wenn man diese sorgfältigen Beschreibungen der aufsteigenden Entwicklung jedes dieser Säuglinge im Umgang mit seiner Mutter Schritt für Schritt in ihrer fortschreitenden Entwicklung verfolgt, so ist man geradezu betroffen von der individuellen Verschiedenheit dieser Werdegänge. Das gilt auch, und zwar in besonderem Maße, für das Werden der Angst." Auersperg (1958b, 193)

Auersperg setzt sich zum Ziel, in dieser Arbeit die Gemeinsamkeiten in den individuell gestalteten Entwicklungsgeschichten der Angst aufzusuchen. Er unterscheidet, wie er sich ausdrückt, „im Sinne der genetisch orientierten Psychologie der Begegnung"[476] Fundamentalangst, Existentialangst und Realangst. Diese Formen der Angst stehen nach seiner Auffassung in einer vom Unbestimmten und Abgründigen zum Bestimmten und Oberflächigen aufsteigenden Reihe. Zunächst widmet sich Auersperg der Fundamentalangst des Säuglings. Diese gründet in einem drohenden Verlust der Geborgenheit und Vertrautheit:

> „Die Fundamentalangst wird als drohende Entbergung aus vertrauter, geschöpflicher Abhängigkeit und so begründeter, welthafter Geborgenheit erlebt. Im Säuglingsalter offenbart sich die Fundamentalangst als Fremdenangst." Auersperg (1958b, 193)

Die Fundamentalangst entwickelt sich in der zweiten Hälfte des 1. Lebensjahres, sie äußert sich in der bekannten Form der Fremdenangst. Die beiden weiter entwickelten Formen der Angst, die Existentialangst und die Realangst, gründen nach Auersperg in der Fundamentalangst. Es stellt sich die Frage, mit welchen Erfahrungen des Säuglings das Auftreten der fundamentalen Angst verbunden ist.

---

[476] Auersperg (1958b, 193).

Mit dem Geburtsakt selbst ist nach Auerspergs Ansicht kein Angsterleben verbunden. Diese erste Trennungskrise lasse sich eher als Verstimmung beschreiben. Die Mutter bedeutet dem Neugeborenen Welt. Der Säugling findet in den Armen seiner Mutter „welthafte Geborgenheit"[477], zugleich konstelliert aber auch die Mutter die Welt des Neugeborenen. Auersperg spricht von einer zunächst blind fordernden, später „urgläubigen geschöpflichen Abhängigkeit", die sich im ersten Lächeln als Erlebnis offenbart. Ursprung der Angst ist seiner Ansicht nach die Gefährdung der ursprünglichen Einheit von Mutter und Kind im Zuge der Entwicklung der eigenen Persönlichkeit des Kindes.

Die ursprüngliche Gebundenheit des Kindes an die Mutter bezeichnet Auersperg als eine „religiöse Verbundenheit". Er spricht auch von einer „welthaften Geborgenheit" des Kindes in den Armen der Mutter. Das Zunehmende Verschwinden des Religiösen in unserer Kultur gilt ihm als ein Verlust der Glaubens- und Vertrauensbasis des Menschen und damit als eine Wurzel der verbreiteten Existenzialangst des Erwachsenen:

> „Im Zeitalter des homo faber, welcher seinen Rückhalt nicht im Glauben, sondern im Wissen hat, welcher im auto-erotischen Funktionskreis der Eigenmächtigkeit seine Selbstsicherheit vor allem in seiner technischen Bewährung auf dem erstarrten Grund des endgültig Bestimmbaren sucht, seine zwischenmenschlichen Beziehungen nach sachlicher Interessengemeinschaft einrichtet und nicht so sehr auf Glauben und Vertrauen stellt, ist offenbare Fundamentalangst aber unentrinnbar und offenbare Krisen der Existentialangst unvermeidlich." Auersperg (1958b, 194)

Auersperg spricht von einer empathischen Identifikation des Säuglings mit der von der Mutter konstellierten Welt. Die durch kinderpsychologische Beobachtungen belegte aktive Wahrnehmung der Mutter durch das Kind, bezeichnet er, unter Bezug auf eine Begriffsbildung von Jörg Zutt, als physiognomisch begründete Wahrnehmung[478].

Auersperg plädiert für einen Begriff des Eros im Sinne von Platons „dämonischem Eros" anstelle von Freuds triebdynamisch energetisch interpretiertem Eros. Im Sinne des „dämonischen Eros" führe lusthafte Bewegung des Säuglings zu einer Steigerung des Lebensgefühls und damit des Energieniveaus und nicht zu einer Abfuhr von Triebenergie im Sinne Freuds:

> „Doch glauben wir im Jauchzen des Säuglings nicht Entspannung (dynamische Lusttheorie), sondern Steigerung des Lebensgefühls (ontische Lust) zu erkennen; (...) Der Erfüllungscharakter übereinstimmenden Mögens im Tanze hat seinen Grund in der Empathie, im Erlebnis der Rückkehr zur ursprünglichen Einheit (Diotimas dämonischer Eros)." Auersperg (1958b, 197)

---

[477] Auersperg bezieht sich hier auf den Terminus der „Welthaftigkeit" im Sinne Jürg Zutts. Vgl. Zutt (1958).

[478] Vgl. Zutt (1952, 163).

Der Lustgewinn aus gemeinsamer Bewegung mit der Mutter resultiert, nach Auersperg, aus dem Erleben einer Rückkehr zur ursprünglichen Einheit. Auersperg macht hier seine kritische Distanz zur Freudschen Psychoanalyse deutlich. Diese ist ihm, besonders was Freuds Begriff des Triebes angeht, zu mechanistisch konzipiert. Die Auseinandersetzung mit Freuds Werk nimmt allerdings nur einen sehr geringen Anteil in Auerspergs theoretischen Schriften ein.

In dem 1964 erschienenen spanischsprachigen Aufsatz *El diagnostico pluridimensional bajo el enfoque fisiogenetico*[479] faßt Auersperg seine Ansichten zur anthropologischen Psychiatrie, zur Neurophysiologie, zur Aktualgenese und Gestaltkreislehre zusammen. Wie schon mehrfach zuvor vertritt er die Ansicht, daß Viktor von Weizsäcker in seiner Theorie des Gestaltkreises eine Verbindung von Neurophysiologie mit phänomenologischer Erkenntnis, genauer eine Verbindung der integrierenden „Funktion des Nervensystems"[480] mit der „Phänomenologie der Begegnung"[481], im Sinne einer umfassenden Kommunikationslehre gesucht habe.

Auersperg versucht vom Standpunkt seiner genetischen Informationstheorie eine einheitliche Sichtweise der verschiedenen Dimensionen der mehrdimensionalen Diagnostik in der Psychopathologie darzustellen. Unter dem Aspekt der Physiogenese gesehen sind exogene, endogene und psychogene Faktoren der Krankheitsverursachung für Auersperg keine Gegensätze mehr[482]. Dieser Aufsatz, den Auersperg gemeinsam mit zwei Assistenten seiner Klinik verfaßt hat, zeigt neben dem Versuch, Psychopathologie und mehrdimensionale Diagnostik vor dem einheitlichen Hintergrund der neurophysiologisch untermauerten Physiogenese zu deuten, thematisch starke Bezüge zu seiner 1965 erschienenen Monographie „Poesie und Forschung".

Auerspergs letzte zu seinen Lebzeiten veröffentlichte Arbeit ist der 1968 im „Jahrbuch für Psychologie, Psychotherapie und medizinische Anthropologie" erschienene Aufsatz: *Das Phänomen des Personalen in Goethes Biologie und seine pathologischen Abwandlungen*. Es handelt sich um eine der umgreifendsten, zugleich auch am schwersten referierbaren Arbeiten Auerspergs.

Auersperg versucht hier einen „Brückenschlag von der anthropologisch interessierten Psychiatrie zur biologisch orientierten Neuro-Psychiatrie", so der Untertitel des ersten Teiles. Zugleich macht er sich für die Aktualität von Goethes naturwissenschaftlicher Erkenntnismethode stark, die auf die Erkenntnis von „Urphänomenen" ausgerichtet ist. Diese gilt ihm als methodisches Vorbild einer wahrnehmungsgemäßen Wahrheitseinsicht und kann damit seiner Ansicht

---

[479] Deutsche Übersetzung: Die mehrdimensionale Diagnostik unter dem Gesichtspunkt der Physiogenese.
[480] Vgl. Adrian (1947).
[481] Vgl. Buytendijk (1950).
[482] Vgl. Auersperg et al. (1964, 84).

nach als Leitbild einer dem biologischen Phänomen angemessenen Naturwissenschaft dienen.

Goethes „Urphänomenologie" baut, so Auersperg, auf die durch genaue und präzise Anschauung des Naturobjektes gewonnene unmittelbare Wahrheitseinsicht auf. Seiner Ansicht nach, hebt diese Vorgehensweise, die Trennung von Subjekt und Objekt, den Dualismus von Wahrnehmendem und Wahrgenommenen auf. Statt dessen könne man von einem sich in der Begegnung von Kreatur und Natur ereignenden urphänomenalen Isomorphismus sprechen[483].

Es sei angemerkt, daß der von Auersperg hier vertretene Isomorphismus letztlich die Grundlage der Möglichkeit von Wahrnehmung überhaupt bildet. Es wäre aber falsch, den Isomorphismus Auerspergs als ein Wahrnehmungsgesetz zu interpretierten und damit dem Isomorphismus der Gestaltpsychologie, gegen deren Grundannahmen Auersperg immer eingetreten ist, gleichzusetzen. Er geht vielmehr von einem Verständnis des Isomorphismus als Wahrnehmungsgrundlage aus, wie übrigens auch Goethe, im Sinne des mystischen Prinzips, daß Gleiches nur von Gleichem erkannt wird[484].

Nach Auerspergs Auffassung geht Goethe nicht von einer objektiven Wirklichkeit aus, die mit messenden Methoden feststellbar ist, sondern von einer „anwesenden" Wirklichkeit[485]. Natur bedeutet demnach gegenwärtige, im Akt der Vergegenwärtigung wahrgenommene Natur. Diese offenbart sich als ein in personaler Präsenz gegebenes Urphänomen. Auersperg spricht, unter Hinweis auf Goethes Rede von den „Taten und Leiden des Lichtes"[486], von einem „personalen Charakter des ursprünglich Anwesenden". Die ursprüngliche Wahrnehmung im Sinne Goethes ist eine Wahrheitseinsicht, deren Konstitution sich mit einer mystischen Offenbarung vergleichen läßt.

Goethes ursprüngliche Wahrnehmungseinsicht meint nicht intellektuelle Analyse, sondern ursprüngliche Offenbarung, die sie mit dem theologischen Denken gemeinsam hat. In der Wahrnehmung offenbart sich das schöpferische Wesen der Natur:

> „Was sich offenbart, ist das sich im Vergänglichen mitteilende (in denkerisch unzugänglicher Weise) ewig gegenwärtige, schöpferische Wesen, welches Goethe bald als die ‚ganze Natur', bald als das ‚gegenwärtige Leben' einsichtig macht. (...) In dieser sinnfälligen Wahrheitseinsicht ist ‚alles

---

483 Auersperg lehnt sich in seiner Interpretation des Wahrnehmungsaktes als Begegnungsphänomen an die Auffassung Buytendijks an. Vgl. Buytendijk (1950) und Auersperg (1957).

484 „Wär' nicht das Aug' sonnenhaft, wie könnten wir das Licht erblicken? Lebt' nicht in uns des Gottes eigne Kraft, wie könnt' uns Göttliches entzücken." Goethe: Zur Farbenlehre, Didaktischer Teil.

485 Zu diesen Punkten vgl. auch den unter Auerspergs Mitarbeit verfaßten Aufsatz: „Die wesentliche Wirklichkeit im Wandel des biologischen Denken" von Therese zu Oettingen-Spielberg (1968).

486 Goethe in der Einleitung zu seiner Farbenlehre.

Vergängliche nur ein Gleichnis' der ursprünglichen Anwesenheit des im anthropologischen Sinne Personalen." Auersperg (1968, 37f.)

Die Wahrheitseinsicht Goethes erhebt im Unterschied zu den objektiven Wissenschaften nach Auersperg keinen Anspruch auf allein gültige Wahrheit oder auf Widerspruchsfreiheit:

> „Goethes biologische Wahrheitseinsicht dagegen ist an der gegenwärtigen, lebendigen Natur interessiert. Das Leben äußert sich aber nicht in dem nach menschlichen Maßen unveränderlich Bestimmten, sondern im ‚Widerspruch'; (im Antilogischen, wie V. v. Weizsäcker es ausgesprochen hat). Assimilation-Dissimilation, Systole-Diastole, Inspiration-Expiration, Wachen und Schlaf, die einander folgenden Gegenfarben: all dies im Stirb-Werde Aspekt konzipiert, in welchem alles Vergängliche nur ein Gleichnis ist." Auersperg (1968, 39)

In der messenden Naturforschung, die sich mit dem festgestellten Phänomen beschäftigt, darf, so Auersperg, das ursprüngliche Phänomen im Sinne Goethes nicht aus dem Blick verloren werden. Goethes Naturanschauung, und dies ist die Hauptthese des Aufsatzes, ist geeignet, das aktuelle naturwissenschaftlichen Denken und Forschen zu erweitern:

> „Goethes Lebenslehre ist somit, wie wir glauben, der zeitgemäße Horizont, in welchem sich unser Denken und unser naturwissenschaftliches Forschen zu erweitern hat." Auersperg (1968, 39)

Die personale Beziehung zwischen Menschen konstituiert sich mit Auersperg, in gleicher Weise, wie die Wechselbeziehung in der sich Wahrnehmung ereignet, als eine „urphänomenale Ordnung der personalen Rückverbundenheit". Den Begriff der Rückverbundenheit übersetzt Auersperg mit dem Ausdruck „Religiosität"[487].

Von diesen Ausführungen über die personale Beziehung und personale Rückverbundenheit ausgehend schildert Auersperg es als sein besonderes Anliegen, körperliche Erkrankung als pathologische Abwandlungen der Personifikation, d.h. als Depersonalisation zu fassen. Körperliches Leiden wird von Auersperg, im Sinne und unter Bezug auf Herbert Plügges Phänomenologie des Krankseins, als eine Abwandlung des Weltbezuges und der Erlebnisweise des eigenen Leibes charakterisiert.

Am Beispiel des Schmerzes habe er auf diesem Weg versucht, das krankhaft bedingte Schmerzgefühl von der exterozeptiven Schmerzempfindung zu unterscheiden. Auersperg spricht von einer Depersonalisation des Schmerzkranken im Sinne eines egozentrischen, auf sich und sein schmerzhaftes Körperteil verarmten Weltbezuges. Herbert Plügges Untersuchungen zur Phänomenologie krank-

---

[487] Die Bezeichnung „religios" wird von Auersperg im Sinne einer allgemeine Rückverbundenheit in Abgrenzung zu dem Begriff „religiös" gebraucht. Vgl. auch Oettingen-Spielberg (1968, 137).

hafter Befindlichkeitsweisen im Bereich der inneren Medizin weisen seiner Ansicht nach in die gleiche Richtung:

> „In Plügges phänomenologisch interessierter Krankheitslehre steht das Phänomen oben an, welches wir unter dem erweiterten Begriff der Depersonalisation zusammengefaßt haben: der egozentrischen Vereinsamung eines Sich-Fühlens entspricht Mißbefinden in einer Welt beschränkter Möglichkeiten und bestimmter Lästigkeiten." Auersperg (1968, 35)

Die mit der Krankheit einhergehende Depersonalisation beschränkt den Weltbezug, die Weltoffenheit des Kranken. Jedoch kommt der Sinn des Leidens nach Auersperg nicht innerhalb der Dimension der Depersonalisation, sondern allein in der Tragik des Leidens zu Wort.

8 Zusammenfassung

Alfred Auersperg wurde 1899 in Weithwörth bei Salzburg als Nachkomme einer ehemals einflußreichen Adelsfamilie geboren. Er war von seiner Familie für eine Karriere im Militär oder in der Politik vorgesehen. Nach Ende des ersten Weltkrieges, dessen letztes Jahr Auersperg als Feldartillerist erlebte, nahm er zunächst gegen den Wunsch seiner Familie ein Studium der Jurisprudenz und Philosophie auf. Enttäuscht über die neupositivistische Philosophie des Wiener Kreises, entschloß er sich nach fünf Jahren wenig zielgerichteter Studien dazu, im Jahr 1924 ein Studium der Medizin aufzunehmen. Schon in den ersten Studienjahren erwachte das Interesse Auerspergs für Neurologie und Neuropathologie und er wurde Demonstrator am neurologischen Institut der Universität, wo er noch vor Abschluß des Studiums seine ersten neuropathologischen Arbeiten verfertigte. Nach Abschluß des Medizinstudiums im Jahr 1929 und erster Tätigkeit als Hilfsarzt, fand Auersperg in dem Wiener Neurologen Otto Pötzl einen klinischen Lehrer und Förderer seiner weiteren Ausbildung. Auf Anraten Pötzls begab sich Auersperg im Jahr 1932 nach Innsbruck, um die damals neue elektrophysiologische Methodik bei Ernst Theodor von Brücke zu erlernen. Otto Pötzl, wie Ernst-Theodor von Brücke, gehörten einer Generation von Forschern an, die dem Anspruch nach Alleingültigkeit der naturwissenschaftlichen Methode innerhalb der biologischen Wissenschaften kritisch gegenüberstanden.

Schon in seinen frühen Arbeiten aus seiner Innsbrucker Zeit überschritt Auersperg die Grenzen seines Faches. Er begann, sich zunehmend für grundlegende Fragen des Erkenntnisgewinns innerhalb der biologischen Wissenschaften zu interessieren. Zunächst setzte er sich in Experimentalversuchen kritisch mit dem Reflexmodell auseinander.

Nach seinem Eintritt in die von Viktor von Weizsäcker geleitete neurologische Abteilung der Heidelberger Universitätsklinik im Herbst 1933 beschäftigte sich Alfred Auersperg intensiv mit der gerade im Entstehen begriffenen Gestaltkreislehre Weizsäckers. Auersperg wandte sich, angeregt durch Weizsäcker, sinnesphysiologischen Fragestellungen zu. In der knappen Zeit von zwei Jahren, die Auerspergs an Weizsäckers Abteilung verbrachte, entstanden insgesamt sechs Veröffentlichungen, von denen die beiden Arbeiten mit Sprockhoff (1935) und mit Buhrmester (1936) besonders hervorzuheben sind. In beiden Arbeiten handelt es sich um wahrnehmungsphänomenologische Untersuchungen des Sehens bei rascher Blickbewegung, beziehungsweise bei der Wahrnehmung bewegter Objekte. Die Experimentalergebnisse führten Auersperg zu einer grundlegenden Kritik der Anwendbarkeit des objektiven, physikalischen Zeitbegriffes auf den Bereich biologischer Phänomene und zur Einführung einer subjektiven, erlebten Zeit.

Die Folgerungen aus den Experimentalergebnissen der beiden Arbeiten mit Buhrmester und mit Sprockhoff, die für Auerspergs weitere wissenschaftliche Arbeit wegweisend sind, lassen sich in drei grundlegende Thesen fassen:

1. Die Sinneswahrnehmung beruht auf einem aktiven, synthetischen „kompositionellen Akt" und nicht auf passiver Rezeption der Sinneseindrücke. Das jeweils Wahrgenommene wird vom Organismus aus sukzessiven Reizmomenten als aktual Gegenwärtiges aktiv komponiert.

2. Das Vermögen der Wahrnehmungskomposition beruht auf einem antizipatorischen, der Zeit vorgreifenden Geschehen. Diese auf Erwartetes ausgerichtete, das Chaos der sinnlichen Gegebenheit strukturierende, unbewußte Leistung wird von Auersperg mit dem Begriff Prolepsis bezeichnet.

3. Der Wahrnehmungsakt entspricht in seiner zeitlichen Struktur einer „zeitüberbrückenden Gegenwart". Wahrnehmung vollzieht sich, im Gegensatz zum kontinuierlichen physikalischen Sinnesreiz, in diskontinuierlichen, rhythmisch gegliederten Zeitmomenten. In jedem Wahrnehmungsakt wird Gegenwärtigkeit mittels der antizipatorischen Wahrnehmungsfunktionen hergestellt.

Auersperg gibt seiner am zeitlichen Geschehen ausgerichteten Wahrnehmungstheorie den Namen „Koinzidentialparallelismus". Er versteht darunter, ein sich im biologischen Akt ereignendes Zusammenfallen von sich in physikalisch-kontinuierlicher Zeit vollziehendem Geschehen, mit einer aus erlebnishaft strukturierten Momenten bestehenden historischen Zeit. Der Koinzidentialparallelismus ist kein umfassendes Modell des psychophysischen Aktes. Er bezeichnet vielmehr eine forschungsmethodische Position, deren Vorteil darin liegt, daß die Koinzidenz von physikalisch vorgegebenen Umweltreizen mit phänomenalen Erlebnissen untersucht werden kann, ohne daß von einem Kausalzusammenhang zwischen beiden Wirklichkeitsbereichen ausgegangen werden muß. Auersperg änderte später die Bezeichnung Koinzidentialparallelismus in „Koinzidentialkorrespondenz". Er kam damit der Kritik nach, daß sein Begriff die Existenz eines psychophysischen Parallelismus suggeriert.

Auersperg kehrte im November 1935 nach Wien an die psychiatrisch-neurologische Universitätsklinik zurück. Er habilitierte sich 1937 für Neurologie und Psychiatrie.

Wenige Wochen nach dem Anschluß Österreichs an das deutsche Reich im März 1938 trat Auersperg der NSDAP und der SS bei. Als Motivation für sein Bekenntnis zum Nationalsozialismus dürfte neben einer anfänglichen Begeisterung für die nationalsozialistischen Ideale, die Hoffnung auf berufliches Fortkommen eine Rolle gespielt haben. Tatsächlich wurde Auersperg in den ersten Jahren nach 1938 durch den Dekan der Universität Eduard Pernkopf gefördert. Die erhoffte ordentliche Professur blieb Auersperg jedoch versagt, da er wegen seiner adeligen Herkunft als politisch unzuverlässig galt. Auersperg leitete ab 1938 kommissarisch das Neurologische Forschungsinstitut (Obersteiner Institut) der Universität, bis ihm 1940 die Leitung der Nervenklinik „Maria Theresienschlößl" übertragen wurde. Im Rahmen seiner militärdienstlichen Tätigkeit war Auersperg seit 1940 Leiter einer neurologischen Rehabilitationsabteilung des Luftwaffenlazarettes Wien. Er wurde 1943 zum außerplanmäßigen Professor für Neurologie und Psychiatrie ernannt.

Alfred Auersperg ist nie als nationalsozialistischer Aktivist hervorgetreten. Über Funktionen in nationalsozialistischen Parteiorganisationen, die über die SS-Mitgliedschaft hinausgehen, liegen keine Informationen vor. Auersperg hat in den letzten Kriegsjahren den Psychoanalytiker August Aichhorn unterstützt, der als Psychologe zur Ausübung seiner Tätigkeit auf die Hilfe eines Arztes angewiesen war. Wie mehrere Zeitgenossen berichten, war Auersperg auch an den Anfängen des Wiener Arbeitskreises für Tiefenpsychologie beteiligt.

In den Wiener Jahren bis 1945 befaßte er sich besonders mit Fragen der Psychophysiologie der Motorik und mit Untersuchungen zum Schmerzproblem. Während dieser Jahre blieb Alfred Auersperg der Heidelberger Schule verbunden.

1942 wurde ihm mit finanzieller Hilfe der Deutschen Forschungsgemeinschaft die Bewilligung zur Einrichtung einer Forschungsstelle für Biomotorik an der Nervenheilanstalt „Maria-Theresienschlössl" erteilt. Gemeinsam mit seinem Mitarbeiter Peter Dal Bianco untersuchte Auersperg die zeitliche Strukturierung von Bewegungsabläufen und die Aktualgenese des Tastaktes. Wie schon in seinen Arbeiten mit Sprockhoff und mit Buhrmester im Bereich der optischen Wahrnehmung, konnte er auch im Bereich der Motorik eine antizipatorische Gestaltung von Bewegungsabläufen experimentell nachweisen.

Auerspergs Darlegungen zum Thema Schmerz zeichnen sich durch eine durchgängige Unterscheidung von Schmerz und Schmerzhaftigkeit aus. Er hat sich für eine psychische und somatische Faktoren integrierende Sichtweise eingesetzt und in seinen Arbeiten immer wieder auf die Zwiespältigkeit des Schmerzphänomens zwischen den Polen Empfindung und Gefühl und zwischen lokalem Betroffensein und Allgemeinreaktion im Sinne einer Schmerzkrankheit aufmerksam gemacht. Auersperg betont dabei, daß dem vegetativen Nervensystem und der seelischen Befindlichkeit des Einzelnen eine besondere Bedeutung für die Entwicklung von Schmerzen zuzumessen ist.

Nach Kriegsende emigrierte Auersperg mit seiner Familie nach Brasilien, wo die Familie seiner Frau Landbesitz hatte. Im Jahr 1949 wurde er mit dem Aufbau der psychiatrischen Klinik Conception in Chile beauftragt, deren Leitung er bis zu seinem Tode innehatte. Seit 1953 hielt sich Alfred Auersperg in den Sommermonaten regelmäßig in Deutschland auf, er nutzte diese Zeit für Forschungsarbeiten und um Kontakte zu befreundeten Kollegen zu pflegen.

In seinen Arbeiten nach 1950 setzte sich Auersperg besonders mit Fragen der Biokybernetik und des Aktualgeschehens von Wahrnehmungs- und Bewegungsabläufen auseinander. Daneben beschäftigte er sich mit Untersuchungen zur Physiologie des Schmerzes und zum Schmerzerleben und seit der Übernahme der Leitung der psychiatrischen Klinik in Conception auch mit Fragen der transkulturell vergleichenden Psychiatrie und der anthropologischen Psychiatrie.

Im Jahr 1954 erschien eine, seinen wissenschaftlichen Standpunkt und seine Konzeption der Aktualgenese vorläufig zusammenfassende Arbeit mit dem Titel: „Die Coincidentialkorrespondenz als Ausgangspunkt der psycho-physiologischen Interpretation des bewußt Erlebten und des Bewußtseins". Dieser Aufsatz zählt zu den am häufigsten zitierten Arbeiten seines sonst eher spärlich rezipierten Werkes. Auersperg führte die hier angelegten Gedanken, besonders in seinen Arbeiten zur Motorik und zum Schema und in seiner kritischen Auseinandersetzung mit kybernetischen Modellvorstellungen, weiter aus.

Auerspergs forscherisches Interesse war seit etwa 1950 zunehmend von dem Bemühen geleitet, die klassische, objektivierende naturwissenschaftliche Neurophysiologie mit einer phänomenologischen Sichtweise zu verbinden, die vom erlebenden Subjekt Ausgang nimmt. Er knüpfte dabei an seine Arbeiten aus der Vorkriegs und Kriegszeit an. In den Jahren nach Kriegsende orientierte er sich zunehmend an der Phänomenologie, wie sie im medizinischen Bereich durch den Heidelberger Internisten Herbert Plügge und den holländischen Physiologen Frederik J.J. Buytendijk vertreten wurde. Da Auersperg in seinen, der Analyse des psychophysiologischen Aktgeschehens gewidmeten wissenschaftlichen Arbeiten, immer wieder auf die Bedeutung der genauen Beobachtung der Phänomene und auf die bereits im Phänomenalen enthaltende Wahrheit hinweist, ist es durchaus berechtigt, die von ihm intendierte Forschungsrichtung als „phänomenologische Biologie" zu bezeichnen.

Auerspergs Werk der Nachkriegsjahre, besonders aber seine späten Arbeiten, sind durch eine zunehmende Beschäftigung mit Gedanken des Jesuitenpaters Pierre Teilhard de Chardin gekennzeichnet. Auersperg erkannte in Teilhards Auffassung von der Evolution eine Verwandtschaft mit seiner eigenen Konzeption der aktualgenetischen Gestaltung von Wahrnehmungs- und Bewegungsabläufen. So sah er beispielsweise eine Entsprechung der eigentümlichen Energielehre Teilhards mit seiner eigenen Auffassung der zeitüberbrückenden Vergegenwärtigung im Wahrnehmungsakt.

Seit seiner Studienzeit war Auersperg von Goethes naturwissenschaftlichen Schriften tief beeindruckt. Goethes an der Wahrheit des Naturphänomens orientierte wissenschaftliche Erkenntnismethode hat Auersperg tief beeinflußt und war ihm zeitlebens ein Ideal. In seinen späten Schriften versucht Auersperg, eine in Goethes Tradition stehende wissenschaftliche Methode zu entwerfen, die jenseits der Trennung in Geistes- und Naturwissenschaften das Lebendige angemessen zu erfassen sucht. Seine Monographie „Poesie und Forschung" ist ein fragmentarisch anmutender Versuch eine am Erleben, wie am Phänomen orientierte Wissenschaft des Lebendigen zu begründen. Dabei versucht Auersperg besonders das Schöpferische und Kreative des Naturprozesses in die wissenschaftliche Betrachtung einzubeziehen.

Alfred Auersperg war mit seinen Experimentalarbeiten aus seiner Heidelberger Zeit maßgeblich an der Entwicklung einer am Wahrnehmungsphänomen orientierten eigenständigen Sinnestheorie beteiligt, wie sie später von den Heidelberger Sinnesphysiologen Herbert Hensel, Yrjö Reenpää und Hans Scheuerle weiterentwickelt wurde[488]. Ein besonderer Verdienst Auerspergs liegt darin, daß er auf die Struktur der erlebten Zeit in der Form der zeitüberbrückenden Vergegenwärtigung im Gegensatz zur reversiblen physikalischen Zeit hingewiesen hat und daß er experimentelle Belege für eine sich schrittweise vollziehende Gestaltung von Wahrnehmungsakten erbrachte.

Besonders in Auerspergs Arbeiten zur Gestaltung von Bewegungsabläufen und in seiner Auseinandersetzung mit dem Begriff des Schemas zeigt sich eine teilweise frappierende Nähe zu Jean Piagets Konzeption der kognitiven Schemata[489] und zu aktuellen konstruktivistischen Positionen anderer Autoren[490]. Auersperg hat nachdrücklich auf die Rolle der aktiven antizipatorischen Gestaltung von psychophysiologischen Abläufen hingewiesen. Die Bedeutung der Antizipation für Wahrnehmungs- und Bewegungsakte wurde von der modernen Neuropsychologie und Neurophysiologie ohne Bezug auf Auersperg „wiederentdeckt" und gilt heute als durchweg anerkannt[491]. Neuere Untersuchungen über die optische Wahrnehmung und über den Tastakt kommen aus einer eher konstruktivistischen Perspektive zu ähnlichen Ergebnissen wie Auersperg[492]. Im Gegensatz zu anderen Forschern hat Auersperg aber immer wieder auf die Beschränktheit deterministischer, insbesondere kybernetischer Erklärungsmodelle hingewiesen. Insofern ist sein Werk auch heute noch aktuell und die von ihm formulierte Kritik nach wie vor brisant.

Alfred Auersperg zeichnet sich als Forscherpersönlichkeit durch ein besonderes Maß an Vielseitigkeit aus. Er läßt sich als Anreger, Querdenker, Ideenproduzent und Jägernatur charakterisieren. Dabei ging er mit einer gewissen Unbekümmertheit und Leichtigkeit an seinen Forschungsgegenstand heran, eine Eigenart, die Herbert Plügge mit dem französischen Begriff „desinvolture" beschrieben hat[493]. Sorgfältige Forschung in Kleinarbeit, Absicherung und Ausbau einer Theorie oder eines methodischen Ansatzes waren nicht unbedingt die Stärken Alfred Auerspergs. So ist es auch recht bezeichnend, daß er wiederholt in seinen Arbeiten den Ausspruch seines Heidelberger Lehrers Viktor von Weizsäckers zitiert: „Mich freut es wo es nicht stimmt".

Alfred Auersperg ist neben Frederik J. Buytendijk, Herbert Plügge und Paul Christian, mit denen er auch in persönlicher Freundschaft und in regem Austausch verbunden war, einer der Hauptvertreter der von Viktor von Weizsäcker begründeten Heidelberger Schule der anthropologischen Medizin. Sein Weg von der Neurologie und Neuropathologie, über sinnesphysiologische Fragen hin zu einer phänomenologischen Betrachtungsweise, kennzeichnet einen wissen-

---

488 Vgl. Christian (1994, 29).
489 Vgl. Piaget (1967).
490 Vgl. z.B. Neisser (1979).
491 Vgl. Lurja (1992, 9ff.).
492 Vgl. Galley (1974), Matthies et. al. (1991).
493 Vgl. Plügge (1970a, 5).

schaftsgeschichtlich bedeutsamen Entwicklungsweg von Ideen, die aus der von Viktor von Weizsäcker initiierten Gestaltkreisforschung stammen.

Danksagungen

Das vorliegende Buch ist die überarbeitete Fassung einer Dissertation, die an der Freien Universität Berlin eingereicht wurde und am 29. März 1996 zur Promotion angenommen wurde. Den Anstoß zur Beschäftigung mit dem Werk Alfred Auerspergs verdanke ich Prof. Martin Schrenk (Homburg/Saar), bei dem ich in den ersten Semestern meines Medizinstudiums Seminare zur Medizingeschichte und zur Psychosomatischen Medizin besuchte. Wir lasen und diskutierten damals Schriften von Rudolf Virchow und von Sigmund Freud, Georg Groddecks „Buch vom Es" und den „Gestaltkreis" Viktor von Weizsäckers. Schrenk berichtete von seiner Zusammenarbeit mit Alfred Auersperg im Labor Albert Derworts in Freiburg. Er beschrieb Auersperg als eine originelle und höchst kreative Forscherpersönlichkeit. Besonders lebhaft blieb mir in Erinnerung, daß Auersperg bei der Durchführung seiner Experimentalversuche seine Aufmerksamkeit nicht auf die Bestätigung seiner Hypothesen, sondern vielmehr auf die Unstimmigkeiten der zuvor angenommenen Theoriemodelle gerichtet habe, weil er daran interessiert war, den Experimenten neue Anregungen abzugewinnen. In diesem Sinne habe Auersperg, wie Schrenk erzählte, einmal empathisch ausgerufen: „Ich liebe schlampige Experimente". Eine erste Lektüre von Auerspergs Monographie „Poesie und Forschung" beeindruckte mich sehr, obwohl ich das Gefühl hatte, nicht viel verstanden zu haben.

In den folgenden Jahren beschäftigte ich mich intensiver mit dem Werk Viktor von Weizsäckers sowie mit dem Umfeld der Heidelberger Schule der anthropologischen Medizin. Da ich mich inzwischen auch in meiner ärztlichen Tätigkeit der Heidelberger Schule verbunden fühle, entstand der Wunsch in einer Dissertation einen Beitrag zu deren Geschichte zu schreiben. Die Erstellung einer Werkbiographie Alfred Auerspergs war für mich, nicht zuletzt wegen der Vielseitigkeit seines Werkes, eine besonders reizvolle Herausforderung.

An dieser Stelle möchte ich mich besonders bei Herrn Prof. Dieter Janz (Berlin) und bei den Mitgliedern des Berliner Arbeitskreises für anthropologische Medizin für die fruchtbare Auseinandersetzung und für wertvolle Anregungen bedanken, die ich während mehrjähriger lebhafter Diskussion zum Werk Viktor von Weizsäckers und seiner Schüler erhielt.

Herrn Prof. Paul Christian (Heidelberg) und Herrn Prof. Aloys Goergen (München) danke ich herzlich für die Bereitschaft zum persönlichen Gespräch über Alfred Auersperg. Herr Johannes Auersperg (London) kam mir bei Fragen zur Biographie seines Vaters liebenswürdig entgegen. Frau Dr. Ursula Baatz (Wien) hat mir mit schriftlichen Auskünften weitergeholfen. Besonders unterstützt fühlte ich mich auch durch die hilfreichen Informationen, über Auerspergs Lebensgeschichte, die mir durch Herrn Prof. Otto Dörr-Zegers (Santiago/Chile) zuteil wurden. Herrn Bernhard Schmincke (Detmold) danke ich für kritische und überaus fachkundige Anregungen zum Kontext, in dem Auerspergs Werk steht.

Für die methodische Anleitung und Betreuung der Arbeit bedanke ich mich bei Prof. Rolf Winau (Berlin) und bei Prof. Heinz-Peter Schmiedebach (Greifswald). Auch meinem geschätzten ehemaligen Oberarzt Herrn Dr. Josef Eljaschewitsch (Berlin) möchte ich an dieser Stelle für wertvolle Ermunterung danken. Herrn Prof. Rudolf Prinz zur Lippe (Hude), einem der wenigen Kenner der Schriften Auerspergs, danke ich für seine Anteilnahme am Entstehen der Arbeit.

Archivalien

1. Archiv zur Geschichte der Max-Planck Gesellschaft

KWG, Abt. I, Rep. 1A, 1583.
KWG, Abt. I, Rep. 1A, 1585: „Ablehnung der Angliederung des Neurologischen Institutes der Universtität Wien".

2. Berlin Document Center

Akte Auersperg, Alfred
Akte Rostock, Paulus

3. Bundesarchiv Koblenz

DFG, Akt. Nr.: Au 2/10/1

4. Universitätsarchiv Heidelberg

H – III – 573
H – III – 507/6

5. Universitätsarchiv Wien

Med. Dekanat, Zl. 191 aus 1927/28: „Neurologisches Institut betr. Bestellung des stud. med. Alfred Auersperg als Demonstrator ex propriis für die Zeit vom 1. Dezember 1927 bis Ende November 1928".
Med. Dekanat, Zl. 308 aus 1935/36: „Ansuchen um Verleihung der venia legendi für Psychiatrie und Neurologie".
Med. Dekanat, Zl. 336 aus 1935/36: „Antrag auf Systemisierung einer 3. unbesoldeten a. o. Ass. Stelle und Besetzung derselben mit Dr. Alfred Auersperg vom 1. Januar 1936 bis 31 Dezember 1936".
Med. Dekanat, Zl. 1053 aus 1937/38: „Pd. Dr. Alfred Auersperg – Best. zum komissarischen Leiter der Neurologischen Institutes das der bisherige Vorstand Prof. Dr. Otto Marburg keinen Diensteid geleistet hat".

Med. Dekanat, Zl. 1160 aus 1937/38: „Angliederung der neurologischen Abteilung des Allg. Krankenhauses (vorm. Prof. Mattauschek) an das neurologische Institut".

Med. Dekanat, Zl. 1734 za 1937/38: „Pd. Dr. Alfred Auesperg – Antrag auf Ernennung zum Ersatzprüfer für Psychiatrie und Neurologie für das Stdj. 1938/39".

Med. Dekanat, Zl. 1200 aus 1938/39.

Med. Dekanat, Zl. 2119 aus 1939/40: „Doz. Dr. Alfred Auersperg, Ernennung zum außerplanmäßigen Professor".

Med. Dekanat, Zl. 2208 aus 1939/40: „Übernahme der Leitung der Nervenheilanstalt Döbling ab 1. Oktober 1940".

Med. Dekanat, Zl. 43 aus 1943/44: „Antrag auf Ernennung des Dozenten Dr. Alfred Auersperg zum ausserplanmäßigen Professor (Psychiatrie u. Neurologie)".

Med. Dekanat, Zl. 413 aus 1945/46: „Dr. Alfred Auersperg Strafsache".

Ausschuß für die ärztliche Prüfung in Wien: „Betr.: Alfred Auersperg" (Personalblatt 1945).

Rektoratskanzlei, GZ. 7449/946/II aus 1939/40.

Werkverzeichnis Alfred Auersperg

Das Verhalten der Kerne am Boden des 3. Ventrikels bei Hydrozephalus. Arbeiten aus dem neurolog. Institut der Universität Wien 30 (1927) 163–169.

Beobachtungen am menschlichen Plexus choroideus der Seitenventrikel. Arbeiten aus dem neurolog. Institut der Universität Wien 31 (1929) 55–95.

Zum Krankheitsbilde der isolierten Lähmung des Nervus suprascapularis. Wiener klin. Wschr. 43 (1930) 1001–1003.

Erwin Risak und Alfred Auersperg: Über die differentialdiagnostische Bedeutung der Xanthochromie im Liquor cerebrospinalis. Z. ges. Neurol. Psychiat. 124 (1930) 512–523.

Betrachtungen über einen Fall von funikulärer Myelose bei achylischer Chloranaemie. Wiener med. Wschr. 82 (1932a) 334–341.

Über die Erregbarkeitsverhältnisse im zentripetalen Ast verschiedener Reflexbogen. Pflügers Arch. ges. Physiol. 231 (1932b) 360–399.

Ernst Th. Brücke, Alfred Auersperg und E. Krannich: Umstimmungsvorgänge bei Facialisreflexen durch den Sympathicus und durch starke Reize. Pflügers Arch. ges. Physiol. 232 (1933) 199–211.

Alfred Auersperg und Johannes Stein: Experimenteller Beitrag zur Frage des Reizobjektes der chronaximetrischen Prüfung der Hautsensibilität. Dtsch. Z. Nervenheilk. 131 (1933) 236–250.

Messende Versuche am Schluckreflex und ihre prinzipiellen Voraussetzungen. Pflügers Arch. ges. Physiol. 233 (1934a) 549–583.

Zur Frage der Bedeutung des Lokalisationsprizips im Nervensystem. Med. Welt 8 (1934b) 471–473.

Alfred Auersperg und Viktor von Weizsäcker: Zum Begriffswandel der Biologie. Zeitschrift für die gesamten Naturwissenschaften 1 (1935) 316–322.

Kasuistischer Beitrag zur Pathologie der raum-zeitlichen Bestimmungen der Wirklichkeit. Dtsch. Z. Nervenheilk. 135 (1935) 106–128.

Alfred Auersperg und Helmut Sprockhoff: Experimentelle Beiträge zur Frage der Konstanz der Sehdinge und ihrer Fundierung. Pflügers Arch. ges. Physiol. 236 (1935) 301–320.

Alfred Auersperg und Harry C. Buhrmester jr.: Experimenteller Beitrag zur Frage des Bewegtsehens. Z. Sinnesphysiol. 66 (1936) 274–309.

Zur Frage der psychophysischen Fundierung der Großhirnpathologie als einer Grenzwissenschaft von Neurologie und Psychiatrie. Z. ges. Neurol. Psychiat. 155 (1936) 621–630.

Landschaft und Gegenstand in der optischen Wahrnehmung. Arch. ges. Psychol. 99 (1937a) 129–141.

Temperatursinn und Wärmeregulation. Wiener klin. Wschr. 50 (1937b) 330–333.

Ein Fall von Neurinom des N. trigeminus. Nervenarzt 10 (1937c) 341–347.

Casuistischer Beitrag zur Rückbildung der hemianopischen Lesestörung. Nervenarzt 10 (1937d) 454–460.

Alfred Auersperg und Auguste Flach: Zur Symptomatologie der Delirien bei occipitoparietalen Herden. Arch. Psychiat. Nervenkr. 107 (1937) 616–635.

Die Rückbildung der Funktion nach organischen Hirnstörungen des Menschen. Wiener klin. Wschr. 51 (1938a) 917–919.

Schmerzproblem und vegetatives Nervensystem. Wiener klin. Wschr. 51 (1938b) 1076–1080.

Ärztliche Beurteilung des Charakters. Wiener klin. Wschr. 51 (1938c) 1292–1296.

Blickbewegung und optischer Erfassungsakt. In: Paul Nitsche (Hrsg.): Verhandlungen der Gesellschaft deutscher Neurologen und Psychiater. Vierte Jahresversammlung in Köln 25–27.9.1938. Z. ges. Neurol. Psychiat. 165 (1939a) 209–213.

Zu dem Begriff „Freude in der Funktion". Wiener klin. Wschr. 52 (1939b) 693–695

Viktor von Weizsäcker: Der Gestaltkreis. Theorie der Einheit von Wahrnehmen und Bewegen. (Buchbesprechung): Dtsch. Z. Nervenheilk. 151 (1940a) 194–198.

Ischias. Wiener klin. Wschr. 53 (1940b) 951–953.

Die periphere Beeinflußbarkeit postcommotioneller Kopfschmerzen. Dtsch. Z. Nervenheilk. 155 (1942a) 153–166.

Die Psyche der Frau. Wiener klin. Wschr. 55 (1942b) 325–327.

Die Migraine und ihre Behandlung. Wiener klin. Wschr. 55 (1942c) 806–807.

Dal Biancos Formgesetz der schwunghaft durchgeführten Bewegung. Dtsch. Z. Nervenheilk. 156 (1944a) 213–222.

Die neuromuskulären Erkrankungen und ihre Behandlung. Wiener klin. Wschr. 57 (1944b) 287–290.

Kendrick McCullough und Alfred Auersperg: Effect of penicillin and antianthrax serum in experimental anthrax. Amer. J. Clin. Path. 17 (1947) 151–154.

Robert H. Shannahan, Joseph R. Griffin und Alfred Auersperg: Anthrax meningitis; report of case internal anthrax with recovery. Amer. J. Clin. Path. 17 (1947) 719–722.

Das Schema des getasteten Gegenstandes. In: H. J. Urban (Hrsg): Festschrift für Otto Pötzl. Wagner, Innsbruck 1949a, 82–97.

Contribuçao á fisiopathologia da dor referida. Arquivos Neuro-psiquiatr. Sao Paulo 7 (1949b) 1–5 (Zusammenfassung deutsch).

Jorge Hirschmann, Antonio B. Lefèvre, Alfred Auersperg und Orlando Aidar: Trombose bilateral das arterias cerebrais anteriores, com encefalomalácias, e meningoependimite purulenta, consequentes a sinusite maxilo-etmoidal purulenta operada. Arquivos Neuro-psiquiatr. Sao Paulo 7 (1949) 46–53.

Alfred Auersperg, Orlando Aidar und Eros A. Erhart: Disturbances of sensation occasioned by experimental arrest of blood flow. Arquivos Neuro-psiquiatr. Sao Paulo 7 (1949) 371–392.

Alfred Auersperg, Orlando Aidar und Sylvio de Barros: A „sensaçao de facada" como resposta estereotipada às exitaçoes do peritoneo parietal. Arquivos Neuro-psiquiatr. Sao Paulo 7 (1949) 393–400 (Zusammenfassung englisch).

Consideraciones sobre la psicofisiologia del dolor visceral. Boletin de la Sociedad de Biologia Concepcion/Chile 25 (1950a) 51–57

Beitrag zur Physiologie und Pathophysiologie des peripheren Substrates der Schmerzhaftigkeit. Acta neurovegetativa 1 (1950b) 530–551.

Beobachtungen am Amputationsphantom und ihre psychophysiologische Bedeutung. Nervenarzt 21 (1950c) 425–427.

Die Schmerzempfindung von prädilektivem Typus. Nervenarzt 22 (1951a) 22–26.

Erich Fischer-Brügge (Nachruf). Dtsch. Z. Nervenheilk. 169 (1951b) 337–339.

Zur Pathophysiologie der postcommotionellen Kopfschmerzen. Acta neurochirurgica 1 (1951c) 381–389.

Bemerkungen zu E. v. Holst's Begriff der Reafferenz. Nervenarzt 24 (1953a) 396.

Alfred Auersperg und Guido Solari: Brückensyndrome der akuten Alkoholhalluzinose zum Delirium tremens. Nervenarzt 24 (1953) 407–415.

Die pscho-physiologische Struktur der interoceptiven Schmerzen vom Standpunkt der Coincidentialkorrespondenz. Acta neurovegetativa 7 (1953b) 246–257.

Alfred Auersperg und Jorge Weibel: El dolor interoceptivo. Arquivos de psiquiatria (Santiago) 1953. Zit. nach Auersperg (1963a)

Niveles de degradación de la conciencia. Congr. internac. Neuropsiquiatr. 1 (1953c) 287–297. Zit. nach Zbl. Neur. Psychiat. 130 (1954) 224.

Die Coincidentialkorrespondenz als Ausgangspunkt der psycho-physiologischen Interpretation des bewußt Erlebten und des Bewußtseins. Nervenarzt 25 (1954) 1–11.

Alfred Auersperg und Jorge Weibel: Der Begriff Reaktion in Neurologie und Psychiatrie. In: Paul Vogel (Hrsg.): Arzt im Irrsal der Zeit. Festschrift zum 70. Geburtstag Viktor von Weizsäckers. Vandenhoeck & Ruprecht, Göttingen 1956a, 190–206.

Alfred Auersperg und Jorge Weibel: El substrato fisiologico del dolor referido. Rev. neuropsiquiat. (Lima) 19 (1956b) 205–214 (Zusammenfassung deutsch).

Zur Psychophysiologischen Bedeutung der Begegnung. In: Rencontre, Encounter, Begegnung, Contributions à une psychologie humaine. Dédiées au professeur F.J.J. Buytendijk. Spectrum, Utrecht/Antwerpen 1957, 11–22.

(Diskussionsbeitrag). In: Jörg Zutt und C. Kulenkampff (Hrsg.): Das paranoide Syndrom in anthropologischer Sicht. Symposion auf dem 2. internationalen Kongreß für Psychiatrie, Zürich, September 1957. Springer, Berlin/Göttingen/Heidelberg 1958a, 55–58.

Vom Werden der Angst. Nervenarzt 29 (1958b) 193–201.

Experiencias sobre alcoholismo de la clinica de la catedra de psiquiatria de la universidad de concepcion (Chile). Act. luso-esp. Neurol. 25 (1958c) 47–58.

Alfred Auersperg, Minerva Chamorro, Augusto Moreno, Jorge Weibel und Marcelino Varas: Delirio de amenaza y delirio de persecucion. Rev. neuropsiquiat. (Lima) 21 (1958) 418–444.

Schmerzformen. Z. Psychother. med. Psychol. 9 (1959) 209–223.

Körperbild und Körperschema. Nervenarzt 31 (1960a) 19–24.

Wesen und Formen des Schmerzes. Therapiewoche 10 (1960b) 204–210.

Die Krise vom Standpunkt der teleologisch interpretierten Aktualgenese. Nervenarzt 31 (1960c) 220–223.

Alfred Auersperg, Alfred Derwort und Martin Schrenk: Beitrag zu Psychophysiologie der intentionalen Blickbewegung. Nervenarzt 31 (1960) 241–253.

Diskussionsbemerkung zu Bilz: Das Belagerungserlebnis in den Alkoholhalluzinosen. Nervenarzt 31 (1960d) 417–418.

Alfred Auersperg und Augusto Moreno: Psicosis de abstinencia y epilepsia de abstinecia. Actas II. Congreso Latinoamericano de Neurologia. Santiago/Chile 1960, 496. Zit. nach Auersperg et al. (1967).

Kritische Vorbemerkung zur Lektüre Teilhard de Chardins „Le phénomen humain". Nervenarzt 32 (1961a) 229–230.

Vorläufige und rückläufige Bestimmung in der Physiogenese. Jb. Psychol. Psychother. med. Anthropol. 8 (1961b) 223–262.

Über Parästhesien. Dtsch. Z. Nervenheilk. 182 (1961c) 397–418.

Alfred Auersperg und Alfred Derwort: Beitrag zur vergleichenden Psychiatrie exogener Psychosen vom sozio-kulturellen Standpunkt. Nervenarzt 33 (1962) 22–27.

Der Gestaltkreis. In: L. Delius, H.P. Koepchen, E. Witzleb (Hrsg.): Probleme der zentralnervösen Regulation. Bad Oeynhauser Gespräche V, 27. und 28. Oktober 1961. Springer, Berlin/Göttingen/Heidelberg 1962, 95–102.

Schmerz und Schmerzhaftigkeit. Springer, Berlin/Göttingen/Heidelberg 1963a, 76 S.

Großhirnpathologische Syndrome als Zeitigungsstörung der Aktualgenese. In: Gustav Schaltenbrand (Hrsg.): Zeit in nervenärztlicher Sicht. Enke, Stuttgart 1963b, 19–31.

Alfred Auersperg und Therese zu Oettingen-Spielberg: Teilhard de Chardin und die moderne Anthropologie. In: Eckart Wiesenhütter (Hrsg.): Werden und Handeln. Festschrift zum 80. Geburtstag von V. E. Gebsattel. Hippokrates, Stuttgart 1963a, 111–143.

Alfred Auersperg und Therese zu Oettingen Spielberg: Versuch einer anthropologischen Deutung des Selektionsprinzipes im Sinne Teilhard de Chardins Phénomène humain. Jb. Psychol. Psychother. Med. Anthropol. 11 (1963b) 169–171.

Genetisch und kybernetisch interpretierte Informationstheorie. Nervenarzt 35 (1964) 212–214.

Alfred Auersperg, Ana Cid Araneda und Sergio Gacitúa: El diagnostico pluridimensional bajo el enfoque fisiogenetico. Actas luso-espanolas de Neurologia y Psiquiatria 23 (1964) 77–92.

Poesie und Forschung. (unter Mitarbeit von Therese zu Oettingen-Spielberg) Beiträge aus der allgemeinen Medizin Heft 18. Enke, Stuttgart 1965, 84 S.

Interprétation psycho-physiologique de la susceptibilité à la douleur. Cah. Anesth. 14 (1966) 203–213.

Die Krise in der Biologie. Jb. Psychol Psychother. med. Anthropol. 15 (1967a) 77–82.

Genetisch-interpretierte Informationstheorie und kybernetisch-orientierte Informationstheorie im Lichte der Energielehre von Teilhard de Chardin. Jb. Psychol. Psychother. med. Anthropol. 15 (1967b) 88–99.

Psychophysiologische Deutung der Schmerzhaftigkeit. In: Jean Lassner (Hrsg.): Hypnosis and Psychosomatic Medicine. Proceedings of the International Congress for Hypnosis and Psychosomatic Medicine, Paris 1965. Springer, Berlin/Heidelberg/New York 1967c, 12–24.

Gérman Aguilar, Alfred Auersperg und Marcelino Varas: Die neuropsychiatrisch orientierte pluridimensionale Diagnostik in der vergleichenden Psychiatrie. In: N. Petrilowitsch (Hrsg.): Beiträge zur vergleichenden Psychiatrie. Aktuelle Fragen der Psychiatrie und Neurologie Vol. 6. Karger, Basel 1967, 197–206.

Das Phänomen des Personalen in Goethes Biologie und seine pathologischen Abwandlungen. Jb. Psychol. Psychother. med. Anthropol. 16 (1968) 30–42.

Alfred Auersperg und Ana Cid-Araneda: Bedrohungsdelir und Verfolgungswahn. Nervenarzt 41 (1970) 209–215.

Alfred Auersperg und Ludwig von Bertalanffy: Über die Wahrnehmung. Ein Gespräch geführt im August 1966. In: Zeit und Stunde. Festschrift für Aloys Goergen. Mäander, München 1985, 13–32.

Zitierte Arbeiten Viktor von Weizsäckers[494]

Über einige Täuschungen in der Raumwahrnehmung bei Erkrankungen des Vestibularapparates. Dtsch. Z. Nervenheilk. 64 (1919) 1–25. Ges. Schriften Bd. 3: 151–176.

Neuere Forschungen und Anschauungen über Reflexe und ihre physiologische Bedeutung. Klin. Wschr. 1 (1922) 2217–2220. Ges. Schriften Bd. 3: 177–188.

Über den Funktionswandel, besonders des Drucksinns, bei organisch Nervenkranken und über Beziehungen zur Ataxie (Festgabe für Joh. von Kries zum 70. Geb.). Pflügers Archiv 201 (1923) 317–332. Ges. Schriften Bd. 3: 203–220.

Über eine systematische Raumsinnesstörung (Der Fall H.B.). Dtsch. Z. Nervenheilk. 84 (1924) 179–233. Ges. Schriften Bd. 3: 233–287.

Die Schmerzen. Stücke einer medizinischen Anthropologie. Kreatur 1 (1926a) 315–335. Ges. Schriften Bd. 5: 27–47.

Einleitung zur Physiologie der Sinne. In: Bethe, A., Bergmann, G. von (Hrsg.): Handbuch der normalen und pathologischen Physiologie Bd. 2: Receptionsorgane I. Springer, Berlin 1926b, 1–67. Ges. Schriften Bd. 3: 325–428.

Über medizinische Anthropologie. (Vortrag Kölner Kantgesellschaft, Februar 1927) Philosophischer Anzeiger 2 (1927a) 236–254. Ges. Schriften Bd. 5: 177–194.

Reflexgesetze. In: Bethe, A., Bergmann, G. von (Hrsg.): Handbuch der normalen und pathologischen Physiologie Bd. 10: Spezielle Physiologie des zentralen Nervensystems der Wirbeltiere. Springer, Berlin 1927b, 35–102.

(mit H. Stein): Der Abbau der sensiblen Funktionen. Dtsch. Z. Nervenheilk. (1927) 1–30. Ges. Schriften Bd. 3: 441–469.

Funktionswandel bei Störungen räumlicher Leistungen in der Wahrnehmung und Bewegung. Dtsch. Z. Nervenheilk. 116 (1930) 59–60

---

[494] Eine vollständige Bibliographie der Arbeiten Viktor von Weizsäckers findet sich in Band 1 der von Peter Achilles, Dieter Janz, Martin Schrenk und Carl Friedrich von Weizsäcker seit 1986 im Suhrkamp Verlag herausgegebenen Gesammelten Schriften.

Leitung, Form und Menge in der Lehre von den nervösen Funktionen. Nervenarzt 4 (1931a) 433–436 u. 526–530. Ges. Schriften Bd. 3: 509–523.

Ataxie und Funktionswandel (mit Bemerkungen zur Frage der Eigenreflexe).
Dtsch. Z. Nervenheilk. 120 (1931b) 117–130. Ges. Schriften Bd. 3: 493–508.

Der Gestaltkreis, dargestellt als psychophysiologische Analyse des optischen
Drehversuches. Pflügers Archiv 231 (1933) 630–661. Ges. Schriften Bd. 4:
23–61.

Wege psychophysischer Forschung. Sitzungsberichte der Heidelberger Akademie der Wissenschaften, mathematisch-naturwissenschaftliche Klasse 4.
Abh. Weiß, Heidelberg 1934. Ges. Schriften Bd. 6: 239–251.

Zur Klinik der Schmerzen. Nervenarzt 9 (1936) 553–559. Ges. Schriften Bd. 3:
537–548.

Geleitwort zur nachstehenden Abhandlung von Ernst Marx F. In: Marx, Ernst:
Die Entwicklung der Reflexlehre seit Albrecht von Haller bis zur 2. Hälfte
des 19. Jahrhunderts. Sitzungsberichte der Heidelberger Akademie der Wissenschaften, mathematisch-naturwissenschaftliche Klasse. 10. Abh. (1939a)
3–8. Ges. Schriften Bd. 4: 71–75.

Ohr und Nervensystem. Vortrag. 4. Jahresversammlung der Gesellschaft Deutscher Nervenärzte und Psychiater in Köln, 25.-27.9.1938. Z. ges. Neurol.
Psychiat. 165 (1939b) 132–148.

Der Gestaltkreis. Theorie der Einheit von Wahrnehmen und Bewegen. Thieme,
Leipzig (1940a). Zit. nach 4. Aufl. Thieme, Stuttgart 1950, 2. unveränd.
Nachdruck 1968. Ges. Schriften Bd. 4: 77–337.

Funktionswandel der Sinne. Berichte der physikalisch-medizinischen Gesellschaft zu Würzburg, Neue Folge 62 (1940b) 204–219. Ges. Schriften Bd. 3:
577–593.

Gestalt und Zeit. Max Niemeyer, Halle 1942, 42 S. Ges. Schriften Bd. 4: 339–
382.

Über Psychophysik. Nervenarzt 16 (1943) 465–476. Ges. Schriften Bd. 4: 445–
465

(mit Paul Christian): Über das Sehen figurierter Bewegungen von Lichtpunkten.
Z. Sinnesphysiol. 70 (1943) 30–51. Ges. Schriften Bd. 4: 421–443.

Funktionswandel und Gestaltkreis. Vortrag. Tagung der Gesellschaft Deutscher
Neurologen und Psychiater in Göttingen, 22.-25.9.1949. Dtsch. Z. Nervenheilk. 164 (1950) 43–53. Ges. Schriften Bd. 3: 619–631.

Natur und Geist. Erinnerungen eines Arztes. Vandenhoeck und Ruprecht, Göttingen 1954. Ges. Schriften Bd. 1: 11–184.

Literatur

(Um eine bessere zeitliche Orientierung zu ermöglichen, erfolgt die Angabe von Literaturzitaten nach der Jahreszahl der erstgenannten Veröffentlichung. Die Seitenangabe bezieht sich auf die jeweils zuletzt aufgeführte Ausgabe.)

Achelis, Johann Daniel: Die Physiologie der Schmerzen. Nervenarzt 9 (1936), 559–568.

Adrian, Edgar D.: The all-or-none principle in nerve. J. Physiol. (Lond.) 47 (1914), 460–474.

Adrian, Edgar D.: General principles of nervous activity. Brain 70 (1947), 1–17.

Arnim, Max; Hodes, Franz: Internationale Personalbibliographie. Hiersemann, Stuttgart 1981f.

Auersperg, Johannes: Erinnerungen an meinen Vater. Unveröff. Manuskript, London 1990.

Baatz, Ursula: Kybernetische und personale Erkenntnis des Lebendigen. Zur Ortsbestimmung des Werkes von Alfred Auersperg. In: Therese zu Oettingen-Spielberg, Hermann Lang (Hrsg.): Leibliche Bedingungen und personale Entfaltung der Wahrnehmung. Königshausen und Neumann, Würzburg 1994, 235–251.

Bertalanffy, Ludwig von: Robots, Men and Minds. Braziller, New York 1967. Deutsche Übersetzung: ... aber vom Menschen wissen wir nichts. Econ, Düsseldorf/Wien 1970.

Bertalanffy, Ludwig von: Theoretische Biologie Bd. 1. Borntraeger, Berlin 1932.

Bethe, Albrecht: Studien über die Plastizität des Nervensystems I. Mitteilung. Pflügers Arch. ges. Physiol. 224 (1930), 793–820.

Bethe, Albrecht: Plastizität und Zentrenlehre. In: Albrecht Bethe (Hrsg.): Handbuch der normalen und pathologischen Physiologie, Bd. 15/2. Springer, Berlin 1931, 1175–1220.

Bilz, Rudolf: Das Belagerungserlebnis in den Alkoholhalluzinosen. Nervenarzt 27 (1956) 402–409.

Bilz, Rudolf: Trinker. Reihe: Beiträge aus der allgemeinen Medizin, Heft 14. Enke, Stuttgart 1959.

Birkmayer, Walter: Taststörungen nach Hirnverletzungen. Dtsch. Z. Nervenheilk. 155 (1943), 264–295.

Birkmayer, Walter: Das kritische Detail in der sinnlichen Wahrnehmung. Dtsch. Z. Nervenheilk. 164 (1950), 76–79.

Birkmayer, Walter: Hirnverletzungen. Mechanismus, Spätkomplikationen, Funktionswandel. Springer, Wien 1951.

Blasius, Wilhelm: Zur Geschichte der Reflexlehre unter besonderer Würdigung des Beitrages von Paul Hoffmann. Dtsch. Z. Nervenheilk. 186 (1965), 475–495.

Brücke, Franz von: Über ein sensibles Phänomen nach peripheren Nervenverletzungen und seine Beziehungen zum Begriff des Amputationsphantoms. Wiener klin. Wschr. 58 (1946), 773–776.

Brücke, Franz von: Das Komplementärprinzip bei der Beschreibung der Amputationsphantome. Wiener med. Wschr. 109 (1959), 409–411.

Brücke, Ernst Th. von: Einflüsse des vegetativen Nervensystems auf Vorgänge innerhalb des animalischen Systems. Ergebn. Physiol. 34 (1932), 220–252.

Buber, Martin: Ich und Du. Lambert und Schneider, Freiburg 1923.

Bürger-Prinz, Hans: Zur Psychologie des Schmerzes. Nervenarzt 22 (1951), 376–380.

Buggle, H.: Der Begriff der ‚Zeit‘ bei Viktor von Weizsäcker und Martin Heidegger. Dissertation Universität Heidelberg 1964.

Buytendijk, Frederik J.J.: Kritik der Reflextheorie auf Grund der Erforschung der Verhaltungsweisen beim Tiere. Vortrag. 43 Kongreß der Deutschen Gesellschaft für Innere Medizin in Wiesbaden 13.-16.4.1931. Verh. Dtsch. Ges. Inn. Med. 43 (1931), 24–33.

Buytendijk, Frederik J.J.: L'expérience neuro-physiologique et son explication par S. Augustin et dans la science moderne. Comm. Pontif. Acad. Sci. 9 (1945), 299–325.

Buytendijk, Frederik J.J.: Über den Schmerz. Huber, Bern 1948.

Buytendijk, Frederik J.J.: Zur Phänomenologie der Begegnung. Eranos-Jahrbuch 19 (1950), 431–486.

Buytendijk, Frederik J.J.: Allgemeine Theorie der menschlichen Haltung und Bewegung. Springer, Berlin/Göttingen/ Heidelberg 1956.

Buytendijk, Frederik J.J.: Das Menschliche der menschlichen Bewegung. Nervenarzt 28 (1957), 1–7.

Buytendijk, Frederik J.J.: Prolegomena einer anthropologischen Physiologie. Salzburg 1967.

Buytendijk, Frederik J.J.; Christian, Paul: Kybernetik und Gestaltkreis als Erklärungsprinzipien des Verhaltens. Nervenarzt 34 (1963), 97–104.

Caruso, Igor A.: Religion und Psychotherapie. Sammlung Medizin – Philosophie – Theologie, Heft 2. Tyrolia, Innsbruck 1946.

Caruso, Igor A.: Psychoanalyse und Synthese der Existenz. Herder, Freiburg 1952.

Christian, Paul: Über unbewußte Vestibulariswirkung. Z. ges. Neurol. Psychiat. 165 (1939), 214–219.

Christian, Paul: Wirklichkeit und Erscheinung in der Wahrnehmung von Bewegung dargestellt an experimentellen Beispielen. Z. Sinnesphysiol. 68 (1940), 151–184.

Christian, Paul: Vom Wertbewußtsein im Tun. Ein Beitrag zur Psychophysik der Willkürbewegung. Beiträge aus der allgemeinen Medizin. Heft 4. Enke, Stuttgart 1948a, 1–20.

Christian, Paul: Die Willkürbewegung im Umgang mit beweglichen Mechanismen. Sitzungsberichte der Heidelberger Akademie der Wissenschaften, math.-nat.-wissenschaftliche Klasse, Jg. 1948, 4. Abh. Springer, Heidelberg 1948b.

Christian, Paul: Zur theoretischen Neurologie und medizinischen Anthropologie. Fiat review of German Science 80 (1948c), 138–150.

Christian, Paul: Die Wirklichkeit des Sehens und Goethes Farbenlehre. Studium Generale 2 (1949), 428–432.

Christian, Paul: Studien zur Willkürmotorik: I. Über die Objektbildung in der Motorik. Deutsche Z. Nervenheilk. 167 (1952), 237–252.

Christian, Paul: Möglichkeiten und Grenzen einer naturwissenschaftlichen Betrachtung der menschlichen Bewegung. Jb. Psychol. Psychother. 4 (1956), 346–356.

Christian, Paul: Die heilende Liebe (Zur Anthropologie der therapeutischen Begegnung). In: Paul Christian, Dieter Rössler (Hrsg.): Medicus Viator. Fragen und Gedanken am Weg Richard Siebecks (Festschrift zum 75. Geb.) Mohr, Tübingen 1959, 151–163.

Christian, Paul: Zur Phänomenologie des leiblichen Daseins. Jb. Psychol. Psychother. 7 (1960), 1–15.

Christian, Paul: Anthropologische Medizin. Theoretische Pathologie und Klinik psychosomatischer Krankheitsbilder. Springer, Berlin/Heidelberg/New York 1989.

Christian, Paul: Die Coincidentialkorrespondenz als Ausgangspunkt der psycho-physiologischen Interpretation des bewußt Erlebten und des Bewußtseins. zur gleichnahmigen Arbeit von Alfred Auersperg. In: Therese zu Oettingen-Spielberg, Hermann Lang (Hrsg.): Leibliche Bedingungen und personale Entfaltung der Wahrnehmung. Königshausen und Neumann, Würzburg 1994, 29–39.

Christian, Paul; Haas, Renate: Wesen und Formen der Bipersonalität. Beiträge aus der allgemeinen Medizin H. 7. Enke, Stuttgart 1949.

Christian, Paul; Pax, R.: Wahrnehmung und Gestaltung von Schwingungsvorgängen. Z. Sinnesphysiol. 70 (1943), 197–221.

Christian, Paul; Buytendijk, Frederik J.J.: Kybernetik und Gestaltkreis als Erklärungsprinzipien des Verhaltens. Nervenarzt 34 (1963), 97–104.

Cid Araneda, Ana: Vida y Obra de Alfred Prinz Auersperg. Universidad de Conception, Chile, Facultad de Medicina 1983.

Conrad, Klaus: Das Körperschema. Eine kritische Studie und der Versuch einer Revision. Z. ges. Neurol. Psychiat. 147 (1933), 346–369.

Conrad, Klaus: Über den Begriff der Vorgestalt und seine Bedeutung für die Hirnpathologie. Nervenarzt 18 (1947), 289–293.

Conrad, Klaus: Über den Begriff der Vorgestalt. Nervenarzt 21 (1950), 58–63.

Critchley, Macdonald: The body-image in neurology. Lancet (1950), 335–340.

Dal Bianco, Peter: Zur Koordination schwunghaft durchgeführter Bewegungen und ihrer Störung bei Kleinhirnschädigung. Dtsch. Z. Nervenheilk. 156 (1944), 184–211.

Dal Bianco, Peter: Willensfreiheit als naturwissenschaftliches Problem. Tyrolia, Innsbruck, Wien 1947.

Dal Bianco, Peter: Zur Koordination der Stoßbewegung. Ein experimenteller Beitrag zur Aktualphysiologie. Monatsschrift für Psychiatrie und Neurologie 116 (1948), 1–35.

Dal Bianco, Peter: Körperschema und Aktionsschema. In: H.J. Urban (Hrsg.): Festschrift für Otto Pötzl. Wagner, Innsbruck 1949, 108–118.

Derwort, Albert: Untersuchungen über den Zeitablauf figurierter Bewegungen beim Menschen. Pflügers Arch. ges. Physiol. 240 (1938), 661–675.

Derwort, Albert: Über die Formen unserer Bewegung gegen verschiedenartige Widerstände und ihre Bedeutung für die Wahrnehmung von Kräften. Z. Sinnesphysiol. 70 (1943), 135–183.

Derwort, Albert: Zur Psychophysik der handwerklichen Bewegungen bei Gesunden und Hirngeschädigten. Beiträge aus der allgemeinen Medizin Heft 4. Enke, Stuttgart 1948, 21–77.

Derwort, Albert: Über vestibulär induzierte Dysmorphopsien. Dtsch. Z. Nervenheilk. 170 (1953), 295–325.

Dörr-Zegers, Otto: Alfred von Auersperg, o la universidad como vocacion. Revista medica de chile 98 (1970), 30–33.

Dörr-Zegers, Otto: Leben und Werk. In: Therese zu Oettingen-Spielberg, Hermann Lang (Hrsg.): Leibliche Bedingungen und personale Entfaltung der Wahrnehmung. Königshausen und Neumann, Würzburg 1994a, 13–16.

Dörr-Zegers, Otto: Zwei wesentliche Beiträge Alfred Auerspergs für die Psychiatrie. Einführung – Vom Werden der Angst – Alkoholpsychosen. In: Therese zu Oettingen-Spielberg, Hermann Lang (Hrsg.): Leibliche Bedingungen und personale Entfaltung der Wahrnehmung. Königshausen und Neumann, Würzburg 1994b, 99–114.

Driesch, Hans: Philosophie des Organischen. 4. Aufl. Quelle und Meyer, Leipzig 1928.

Ehlert, Frank: Personalbibliographien von Professoren und Dozenten der Psychiatrie und Neurologie an der Medizinischen Fakultät Wien im ungefähren Zeitraum von 1925–1945. Med. Diss. Erlangen-Nürnberg 1972.

Emondts, Stephan: Menschwerden in Beziehung. Eine religionsphilosophische Untersuchung der medizinischen Anthropologie Viktor von Weizsäckers. Fromman-Holzboog, Stuttgart 1993.

Ey, Henri: La Conscience, Paris 1963. Dtsch.: Das Bewusstsein. Walter de Gruyter, Berlin 1967.

Fechner, Gustav Theodor: Elemente der Psychophysik (1860). 2. Aufl. Breitkopf und Härtel, Leipzig 1889.

Fechner, Gustav Theodor: In Sachen der Psychophysik. Leipzig (1877). Unveränderter Nachdruck: Bonset, Amsterdam 1968.

Feuerlein, Wilhelm: Neuere Ergebnisse der Alkoholdelir-Forschung. Nervenarzt 38 (1967), 492–500.

Feuerlein, Wilhelm: Alkoholismus in Chile. Eine transkulturelle Studie. Vortrag gehalten auf der 83. Wanderversammlung Südwestdeutscher Neurologen und Psychiater am 20. 5. 1967 in Baden-Baden (Autoreferat). Zbl. ges. Neurol. Psychiat. 191 (1968), 17.

Flach, Auguste: Über symbolische Schemata im produktiven Denkprozess. Archiv f. d. ges. Psychologie 52 (1925), 369–440.

Flach, Auguste: Psychomotorische Gestaltbildung im normalen und pathologischen Seelenleben. Archiv f. d. ges. Psychologie 91 (1934), 97–152.

Freud, Sigmund: Zur Auffassung der Aphasien. Eine kritische Studie. Deuticke, Leipzig und Wien (1891). Neuausgabe: Fischer, Frankfurt/M. 1992.

Gadamer, Hans-Georg: Behandlung und Gespräch. In: Ders.: Über die Verborgenheit der Gesundheit. Suhrkamp, Frankfurt/M. 1993, 133–148.

Galley, Niels: Die Richtungswahrnehmung von primärem Bild und Hering'schem Nachbild im Verlauf schneller Augenbewegungen. Med. Diss. FU Berlin 1974.

Garscha, Winfried: Der Weg zum „Anschluß". In: Historisches Museum der Stadt Wien (Hrsg.): Wien 1938. Österreichischer Bundesverlag, Wien 1938, 25–33.

Gebsattel, Victor Emil von: Prolegomena einer medizinischen Anthropologie. Springer, Berlin/Göttingen/Heidelberg 1954.

Gerneth, Gerhard M.: Personalbibliographien von Professoren und Dozenten der Neurologie und Psychiatrie, der Arbeitsmedizin und der physiologischen Chemie der Universität Erlangen-Nürnberg 1900–1968. Med. Diss Erlangen-Nürnberg 1969.

Goethe, Johann Wolfgang: Gesamtausgabe der Werke und Schriften in zweiundzwanzig Bänden. Band 18: Schriften zu Natur und Erfahrung, Schriften zur Morphologie 1. Cotta, Stuttgart 1959.

Goldstein, Kurt: Die Lokalisation in der Großhirnrinde. In: Albrecht Bethe (Hrsg.): Handbuch der normalen und pathologischen Physiologie, Bd. 10. Springer, Berlin 1927, 600–842.

Goldstein, Kurt: Der Aufbau des Organismus. Nijhoff, Den Haag 1934.

Goldstein, Kurt: Selected papers. Edited by Aron Gurwitsch. Nijhoff, Den Hague 1971.

Graumann, Carl-Friedrich: Aktualgenese. Die deskriptiven Grundlagen und theoretischen Wandlungen des aktualgenetischen Forschungsansatzes. Z. f. experimentelle u. angewandte Psychologie 6 (1959), 410–448.

Grüsser, Otto-Joachim: Interaction of efferent and afferent signals in visual perception. A history of ideas and experimental paradigms. Acta Psychologica 63 (1986), 3–21.

Hahn, Peter: Ärztliche Propädeutik. Springer, Berlin/Heidelberg/New York 1988.

Hansen, Karl; Staa, H.: Reflektorische und algetische Krankheitszeichen der inneren Organe. Thieme, Leipzig 1938.

Harrer, G.; Hoff, Hans: Otto Pötzl zum Gedenken. Wiener klin. Wschr. 80 (1968), 826–827.

Harrington, Anne: Psychiatrie und die Geschichte der Lokalisation geistiger Funktionen. Nervenarzt 60 (1989), 603–611.

Head, Henry: On disturbances of sensation with especial reference to the pain of visceral disease. Brain 19 (1896), 153–276.

Head, Henry; Holmes, Gordon: Sensory disturbances from cerebral lesions. Brain 34 (1911), 102–254.

Helmholtz, Hermann von: Das Denken in der Medizin. Rede gehalten zur Stiftungsfeier der militärärztlichen Bildungs-Anstalten am 2. Aug. 1877. Hirschwald, Berlin 1877.

Helmholtz, Hermann von: Die Tatsachen in der Wahrnehmung. Rede gehalten zur Stiftungsfeier der Friedrich-Wilhelm-Universität zu Berlin (1878). In: Paul Hertz, Moritz Schlick (Hrsg.): Hermann von Helmholtz. Schriften zur Erkenntnistheorie. Springer, Berlin 1921, 108–175.

Henatsch, H.-D.: Paradigmenwechsel und Paradigmenstreit in der Neurophysiologie der Motorik. Naturwissenschaften 75 (1988), 67–76.

Henkelmann, Thomas: Viktor von Weizsäcker. Materialien zu Leben und Werk. Springer, Berlin/Heidelberg/New York 1986.

Hensel, Herbert: Sinneswahrnehmung und Naturwissenschaft. Studium Generale 15 (1962), 747–758.

Hentschel, Uwe: Die Vorhersagbarkeit von Schmerztoleranz durch Ratings und psychologische Tests. In: Uwe Hentschel, Gudmund Smith (Hrsg.): Experimentelle Persönlichkeitspsychologie. Akademische Verlagsgesellschaft, Wiesbaden 1980, 205–218.

Hentschel, Uwe: Schmerz und Schmerzhaftigkeit. Zur gleichnamigen Arbeit von Alfred Auersperg. In: Therese zu Oettingen-Spielberg, Hermann Lang (Hrsg.): Leibliche Bedingungen und personale Entfaltung der Wahrnehmung. Königshausen und Neumann, Würzburg 1994, 81–98.

Hering, Ewald: Grundzüge einer Theorie des Lichtsinnes. Sitzungsberichte der math.-naturwiss. Classe der kaiserlichen Akademie der Wissenschaften Wien 69 (1874), 179–220.

Hoff, Hans; Seitelberger Franz: Die Geschichte der Wiener neurologischen Schule. In: Österreich-Institut, Wien (Hrsg.): Österreich lebt. Hollinek, Wien 1955, 151–163.

Holst, Erich von; Mittelstaedt, Horst: Das Reafferenzprinzip. Die Naturwissenschaften 37 (1950), 464–476.

Hubenstorf, Michael: Österreichische Ärzte-Emigration. In: Friedrich Stadler (Hrsg.): Vertriebene Vernunft I. Emigration und Exil österreichischer Wissenschaft 1930–1940. Verlag Jugend und Volk, Wien/München 1987, 359–415.

Hubenstorf, Michael: Medizinische Fakultät 1938–1945. In: Gernot Heiß, Siegfried Mattl, Sebastian Meissl, Edith Saues, Karl Stuhlpfarrer (Hrsg.): Willfährige Wissenschaft. Die Universität Wien 1938–1945. Verlag für Gesellschaftskritik, Wien 1989, 233–282.

Huber, Wolfgang: Psychoanalyse in Österreich seit 1933. Geyer-Edition, Wien/Salzburg 1977. (Veröffentlichungen des Ludwig Boltzmann-Institutes f. Geschichte der Gesellschaftswissenschaften Bd. 2)

Husserl, Edmund: Ideen zu einer reinen Phänomenologie und phänomenologischen Philosophie. Nachdruck der 2. Aufl. 1922. Niemeyer, Tübingen 1980.

Husserl, Edmund: Vorlesungen zur Phänomenologie des inneren Zeitbewußtseins. In: Martin Heidegger (Hrsg.): Jahrbuch für Philosophie und phänomenologische Forschung 1928, 367–498. 2. Aufl. Niemeyer, Tübingen 1980.

Jacob, Wolfgang: Der Teil und das Ganze – Aporien in den Denkbewegungen der medizinischen Moderne. In: Eduard Seidler (Hrsg.): Medizinische Anthropologie. Springer, Berlin/Heidelberg/New York 1984, 121–137.

Jasper, Hinrich: Maximiniam de Crinis (1889–1945). Matthiesen Verlag, Husum 1991. (Abhandlungen zur Geschichte der Medizin und der Naturwissenschaften, Heft 63)

Kauders, Otto: Nachruf für Prof. Dr. Otto Marburg. Wiener klin. Wschr. 60 (1948), 461–462.

Kant, Immanuel: Kritik der reinen Vernunft. Suhrkamp, Frankfurt 1981. Zit. nach 2. Aufl. (B) Hartknoch, Riga 1787.

Kries, Johannes von: Allgemeine Sinnesphysiologie. Vogel, Leipzig 1923.

Krug, Wilhelm Traugott: Allgemeines Handwörterbuch der philosophischen Wissenschaften. Leipzig 1832. Nachdruck, Frommann, Stuttgart (o.J.).

Küppers, Bruno: Komplementarität und Gestaltkreis – Viktor von Weizsäcker und die Bedeutung einer allgemeinen Krankheitstheorie. Psychother. med. Psychol. 42 (1992), 167–174.

Kütemeyer, Mechthilde: Anthropologische Medizin oder die Entstehung einer neuen Wissenschaft. Zur Geschichte der Heidelberger Schule. Med. Diss. Heidelberg 1973

Langer, Dieter: Kybernetische Verhaltensmodelle und der „Gestaltkreis". Nervenarzt 35 (1964), 113–120.

Lanjus, Friedrich: Die blühenden Geschlechter des österreichischen Uradels. Jahrbuch der Vereinigung katholischer Edelleute in Österreich. Tyrolia, Innsbruck/Wien 1931, 69–176.

Leriche, René: Chirurgie des Schmerzes. Barth, Leipzig 1958.

Lesky, Erna: Die Wiener medizinische Schule im 19. Jahrhundert. Böhlau, Graz/Köln 1965.

Liepmann, Hans: Das Krankheitsbild der Apraxie („motorischen Asymbolie') auf Grund eines Falles von einseitiger Apraxie. Mschr. Psychiat. Neurol. 8 (1900), 15–44, 103–132, 182–197.

Lohff, Brigitte: Johannes Müller (1801–1858) als akademischer Lehrer. Dissertation im Fach Geschichte der Naturwissenschaften, Hamburg 1977

Loimer, Norbert: Die Wiener Psychiatrische Universitätsklinik im Nationalsozialismus. Gemeindenahe Psychiatrie 9 (1988), 3–15.

Lolas, Fernando; Christian, Paul: Korrespondenztheorie: eine realwissenschaftliche Position bezüglich leib-seelischer Zusammenhänge in der Psychosomatik. Zeitschr. f. klin. Psychol. Psychopath. u. Psychother. 38 (1990), 146–154.

Lurja, Alexander R.: Das Gehirn in Aktion. Einführung in die Neuropsychologie. Rowohlt, Reinbeck 1992.

Mach, Ernst: Die Analyse der Empfindungen und das Verhältnis der Physischen zum Psychischen. Nachdruck der 9. Aufl. Jena 1922, Wiss. Buchgesellschaft, Darmstadt 1991.

MacLean, Paul: Psychosomatic Disease and the „Visceral Brain". Psychosom. Med. 11 (1949), 338–353.

Matthies, Ellen; Baecker, Jochen; Wiesner, Manfred: Erkenntniskonstruktion am Beispiel der Tastwahrnehmung. Vieweg, Braunschweig 1991.

Merleau-Ponty, Maurice: Phenomenologie de la Perception. Gallimard, Paris 1945. Deutsch: Phänomenologie der Wahrnehmung. de Gruyter, Berlin 1966.

Müller, Johannes: Handbuch der Physiologie des Menschen für Vorlesungen. Bd. 2. Hölscher, Coblenz 1840.

Neisser, Ulric: Kognition und Wirklichkeit. Klett-Cotta, Stuttgart 1979.

Neugebauer, Wolfgang: Zur Psychiatrie in Österreich 1938–1945. „Euthanasie" und Sterilisierung. In: Erika Weinzierl, Karl R. Stadler (Hrsg.): Justiz und Zeitgeschichte. Bundesministerium für Justiz, Wien 1983.

Niedermaier, Albert: Handbuch der speziellen Pastoralmedizin, Bd. 5. Herder, Wien 1952.

Nierhaus, Gerhard: Ludwig von Bertalanffy 1901–1972. Sudhoffs Archiv 65 1981, 144–172.

Oettingen-Spielberg, Therese zu: Die wesentliche Wirklichkeit im Wandel des biologischen Denkens. In: Johannes Tenzler (Hrsg.): Wirklichkeit der Mitte. Festgabe für August Vetter zum 80 Geburtstag. Alber, Freiburg/München 1968, 131–137.

Oettingen-Spielberg, Therese zu; Lang, Hermann (Hrsg.): Leibliche Bedingungen und personale Entfaltung der Wahrnehmung. Ein Symposium von Ärzten, Psychologen, Philosophen zum Werk von Alfred Auersperg. Königshausen und Neumann, Würzburg 1994.

Palagyi, Melchior: Wahrnehmungslehre. Barth, Leipzig 1925.

Pantel, J.: Von der Nervenabteilung zur Neurologischen Klinik – die Etablierung des Heidelberger Lehrstuhls für Neurologie 1883–1969. Fortschr. Neurol. Psychiat. 59 (1991), 468–476.

Pernkopf, Eduard: Nationalsozialismus und Wissenschaft. Wiener klin. Wschr. 51 (1938), 545–548.

Peters, Uwe Hendrik: Die Einführung der Schockbehandlungen und die psychiatrische Emigration. Fortschr. Neurol. Psychiat. 60 (1992), 356–365.

Pfeiffer, Wolfgang: Transkulturelle Psychiatrie. Thieme, Stuttgart 1971.

Piaget, Jean: La naissance de l'intelligence chez l'enfant. Delachaux et Niestlé, Neuchâtel 1959. Deutsch: Das Erwachen der Intelligenz beim Kinde. dtv, München 1992.

Piaget, Jean: Biologie et connaissance. Gallimard, Paris 1967. Deutsch: Biologie und Erkenntnis. Über die Beziehungen zwischen organischen Regulationen und kognitiven Prozessen. Fischer, Frankfurt 1992.

Plügge, Herbert: Wohlbefinden und Mißbefinden. Beiträge zu einer medizinischen Anthropologie. Niemeyer, Tübingen 1962.

Plügge, Herbert: Grazie und Anmut. Ein biologischer Exkurs über das Marionettentheater von Heinrich von Kleist. In: Frederik J.J. Buytendijk, Paul Christian, Herbert Plügge: Über die menschliche Bewegung als Einheit von Natur und Geist. Hofmann, Schorndorf 1963, 45–70.

Plügge, Herbert: In memoriam Alfred Prinz Auersperg. Nervenarzt 41 (1970a), 1–5.

Plügge, Herbert: Vom Spielraum des Leibes. Klinisch-phänomenologische Erwägungen über ‚Körperschema‘ und ‚Phantomglied‘. Müller, Salzburg 1970b.

Poeck, K., Orgass, B.: Über die Entwicklung des Körperschemas. Untersuchungen an gesunden, blinden und amputierten Kindern. Fortschr. Neurol. Psychiat. 32 (1964), 538–555.

Pötzl, Otto: Die optisch-agnostischen Störungen. In: G. Aschaffenburg (Hrsg.): Handbuch der Psychiatrie, Spezieller Teil, 3. Abteilung, 2. Hälfte, 2.Teil, 1. Band. Deuticke, Leipzig/Wien 1928.

Pötzl, Otto: Zur Anatomie und Patho-Physiologie des vorstehend beschriebenen Falles. Archiv für Psychiatrie 107 (1937), 636–650.

Pötzl, Otto: Psychiatrisch-neuropathologische Probleme zur Verhütung erbkranken Nachwuchses. Wiener klin. Wschr. 51 (1938), 1205–1209.

Pötzl, Otto: Zur Frage der Eigenleistung der Kleinhirnrinde. Dtsch. Z. Nervenheilk. 156 (1944), 171–183.

Pointer, Gisela: Personalbibliographien von Professoren und Dozenten der Psychiatrie und Neurologie an der Wiener Medizinischen Fakultät im ungefähren Zeitraum von 1880–1920. Med. Diss. Erlangen-Nürnberg 1972.

Portmann, Adolf: Der Pfeil des Humanen. Über P. Teilhard de Chardin. Alber, Freiburg/München 1960.

Redlich, Emil: Sechzig Jahre Neurologie im Vereine für Psychiatrie und Neurologie in Wien. Jahrbücher für Psychiatrie und Neurologie 46 (1929), 120–129.

Reenpää, Yrjö: Über die Lehre vom Wissen. Annales Academiae Scientiarium Fennicae, Ser. B, Tom. 145,1. Helsinki 1966.

Rorarius, Winfried: Viktor von Weizsäckers Pathosophie. Thieme, Stuttgart 1991.

Rosenfield, Israel: Neuronaler Darwinismus. Das Gedächtnis als Kategoriengenerator. Lettre International (1991) Nr. 14, 64–69.

Rothschuh, Karl Eduard: Geschichte der Physiologie. Springer, Berlin/Göttingen/Heidelberg 1953.

Sack, Martin: Viktor von Weizsäcker (1886–1957). In: Hans Schliack und Hanns Hippius (Hrsg.): Nervenärzte – Biographien. Thieme, Stuttgart/New York 1998.

Sauerbruch, Ferdinand; Wenke, Hans: Wesen und Bedeutung des Schmerzes. 2. erweiterte und veränderte Auflage. Athenäum, Frankfurt/Bonn 1961.

Schaefer, Hans: Der Schmerz in seiner menschlichen Dimension. In: Manfred Bergener und Claus E. Herzmann (Hrsg.): Das Schmerzsyndrom – eine interdisziplinäre Aufgabe. VCH Verlagsgesellschaft, Weinheim 1987, 1–16.

Scheurle, Hans Jürgen: Der Gestaltkreis Viktor von Weizsäckers als Ausgangspunkt einer neuen Sinneslehre. In: Friedhelm Lamprecht (Hrsg.): Spezialisierung und Integration in Psychosomatik und Psychotherapie. Springer, Berlin/Heidelberg/New York. 1987, 31–40.

Schiffter, Roland: Neurologie des vegetativen Systems. Springer, Berlin/Heidelberg/New York 1985.

Schilder, Paul: Das Körperschema. Ein Beitrag zur Lehre vom Bewußtsein des eigenen Köpers. Springer, Berlin 1923.

Schiller, Francis: The History of Algology, Algotherapie, and the Role of Inhibition. Hist. Phil. Life Sci. 12 (1990), 27–50.

Schmiedebach, Heinz-Peter: Der wahre Arzt und das Wunder der Heilkunde. Erwin Lieks ärztlich-heilkundliche Ganzheitsideen. In: Der ganze Mensch und die Medizin. Argument Sonderband 162 (1989), 33–53.

Schönbauer, Leopold: Das medizinische Wien. Geschichte, Werden, Würdigung. 2. Aufl. Urban & Schwarzenberg, Wien 1947.

Schrenk, Martin: Entwicklungsstufen der aufrechten Haltung. Nervenarzt 31 (1960), 186–188.

Sherrington, Charles: The integrative Action of the Nervous System. Charles Scribner's Sons, New York 1906. Reprint: Arno Press, New York 1973.

Solms-Rödelheim, Wilhelm: Psychoanalyse in Österreich. In: Dieter Eicke (Hrsg.): Psychologie des 20. Jhd. Band II: Freud und die Folgen (1). Kindler, Zürich 1976, 1180–1191.

Spiel, Hilde: Die hellen und die finsteren Zeiten. Erinnerungen (1911–1946). List, München 1989.

Spann, Othmar: Religionsphilosophie. Gallus-Verlag, Wien 1947. Othmar Spann Gesamtausgabe Band 16. Akademische Druck und Verlagsgesellschaft, Graz 1970.

Springer, Alfred: Historiography and history of psychiatry in Austria. History of Psychiatry 2 (1991), 251–261.

Stein, Johannes: Die Labilität der Drucksinnschwelle bei Sensibilitätsstörungen. Dtsch. Z. Nervenheilk. 80 (1923), 57–70.

Stock, Karl; Heilinger, Rudolf; Stock; Marylène: Personalbibliographien österreichischer Persönlichkeiten. Band 1: A-Be. Selbstverlag, Graz 1987.

Stockert, Franz Günther von: Theodor Meynert (1833–1892). In: Kurt Kolle (Hrsg.): Große Nervenärzte. Bd. 2, 2. Aufl. 1970, 98–105.

Stransky, Erwin: Medizinische Psychologie, Grenzzustände und Neurosen beim Weibe. In: Ludwig Seitz, Alfred Amreich (Hrsg.): Biologie und Pathologie des Weibes. Bd. 6. 2. Aufl., Urban und Schwarzenberg, Berlin 1954.

Tellenbach, Hubertus: Die psychophysischen Konzeptionen des Prinzen A. Auersperg. Z. f. klin. Psych. Psychopath. u. Psychother. 33 (1985), 270–277.

Tellenbach, Hubertus: Phänomenologisch-biologische Konzeptionen des Prinzen Auersperg. In: Zeit und Stunde. Festschrift für Aloys Goergen. Mäander, München 1985, 258–266.

Tellenbach, Hubertus: Zeitigung und Zeit. In: Therese zu Oettingen-Spielberg, Hermann Lang (Hrsg.): Leibliche Bedingungen und personale Entfaltung der Wahrnehmung. Königshausen und Neumann, Würzburg 1994, 171–175.

Teilhard de Chardin, Pierre: Le phénomène humain. Deutsche Übersetzung: Der Mensch im Kosmos. Beck, Nördlingen 1959.

Uexküll, Jakob von; Brock, Friedrich: Vorschläge zu einer subjektbezogenen Nomenklatur in der Biologie. Zeitschrift für die gesamte Naturwissenschaft 2 (1935), 36–47.

Uexküll, Jakob von: Theoretische Biologie. Springer, Berlin 1920. Nachdruck der 2. Aufl. 1928, Suhrkamp, Frankfurt 1973.

Uexküll, Jakob von: Kompositionslehre der Natur. Biologie als undogmatische Naturwissenschaft. Ausgewählte Schriften, herausgegeben und eingeleitet von Thure von Uexküll. Ullstein, Frankfurt/Main 1977.

Uexküll, Thure von: Rückmeldung als Modell interpersonaler Beziehungen: Psychosomatische Medizin als Beziehungsmedizin. Fundamenta Psychiatrica 7 (1993), 58–63.

Vogel, Paul: Studien über den Schwindel. Sitzungsberichte der Heidelberger Akademie der Wissenschaften, Math.-nat. Klasse, 5. Abh. de Gruyter, Berlin/Leipzig 1933.

Vogel, Paul: Sigmund Freuds Beitrag zur Gehirnpathologie. Psyche 9 (1955/56), 42–53.

Wachholder, Kurt: Beiträge zur Physiologie der willkürlichen Bewegung. I. Mitteilung. Pflügers Arch. ges. Physiol. 209 (1925), 218–247.

Weizsäcker, Carl Friedrich von: Gestaltkreis und Komplementarität. In: Paul Vogel (Hrsg.): Arzt im Irrsal der Zeit. Festschrift zu Viktor von Weizsäckers 70. Geburtstag. Vandenhoek & Ruprecht, Göttingen 1956, 21–53.

Weizsäcker, Ernst von: Erstmaligkeit und Bestätigung als Komponenten der pragmatischen Information. In: Ernst von Weizsäcker (Hrsg.): Offene Systeme I. Beiträge zur Zeitstruktur von Information, Entropie und Evolution. Klett, Stuttgart 1974, 82–113.

Wertheimer, Max: Experimentelle Studien über das Sehen von Bewegung. Z. f. Psychol. 61 (1912), 161–265.

Wertheimer, Max: Untersuchungen zur Lehre von der Gestalt. Psychologische Forschung 1 (1922), 47–58.

Wiener, Norbert: Cybernetics or control and communication in the animal and the machine. Massachusetts Institute of Technology. 2. ed 1961. Deutsch: Kybernetik: Regelung und Nachrichtenübertragung im Lebewesen und in der Maschine. (Reprint) Econ, Düsseldorf/Wien 1992.

Wittkower, Eric D.: Probleme, Aufgaben und Ergebnisse der transkulturellen Psychiatrie. In: Helmut E. Ehrhardt (Hrsg.): Perspektiven der heutigen Psychiatrie. Gerhards, Frankfurt (o.J).

Woodward, W.R.: Hermann Lotze's critique of Johannes Muller's doctrine of specific sense energies. Medical History 19 (1975), 147–157.

Wyss, Dieter: Die tiefenpsychologischen Schulen von den Anfängen bis zur Gegenwart. 5. erw. Aufl. Vandenhoeck & Ruprecht, Göttingen 1977.

Zutt, Jürg: Der ästhetische Erlebnisbereich und seine krankhaften Abwandlungen. Nervenarzt 23 (1952), 163–169.

Zutt, Jürg: Vom ästhetischen im Unterschied zum affektiven Erlebnisbereich. Wiener Z. Nervenheilk. 10 (1955), 285–298.

Zutt, Jürg: Vom gelebten welthaften Leibe. In: Jörg Zutt und Caspar Kulenkampff (Hrsg.): Das paranoide Syndrom in anthropologischer Sicht. Symposion auf dem 2. internationalen Kongreß für Psychiatrie, Zürich, September 1957. Springer, Berlin/Göttingen/Heidelberg 1958, 3–8.

Zutt, Jürg: Auf dem Weg zu einer anthropologischen Psychiatrie. Gesammelte Aufsätze. Springer, Berlin/Göttingen/Heidelberg 1963.

Personenverzeichnis

Achelis, Johann Daniel	28, 125f.
Adrian, Edgar D.	50, 89, 151
Aichhorn, August	31, 157
Amreich, Alfred	30
Auersperg, Ingeborg	36
Auersperg, Johannes	11–14, 36f., 40
Baeyer, Walter von	40f., 145f.
Bertalanffy, Ludwig von	42, 45, 92f., 109–111
Bethe, Albrecht	18, 44, 52, 62
Bilz, Rudolf	142f.
Binswanger, Ludwig	141
Birkmayer, Walter	84, 134
Blasius, Wilhelm	45
Broca, Paul	44
Brock, Friedrich	62
Brücke, Ernst Theodor von	18, 22, 47, 126, 155
Brücke, Ernst Wilhelm von	18
Brücke, Franz von	29, 134
Buber, Martin	90, 95, 123
Buggle, H.	69
Buhrmester, Harry C. jr.	21, 58, 65, 69–73, 76, 79, 85, 88, 90, 96, 101f., 114, 122, 155, 157
Buytendijk, Frederik J.J.	40, 45, 80, 93–97, 100, 103f., 109, 138, 151f., 158f.
Caruso, Igor A.	31f.
Christian, Paul	11, 40, 65, 77, 79f., 88, 94f., 107, 109, 147, 159
Chvostek, Franz	16, 46
Cid Araneda, Ana	12–14, 27, 36–39, 145f.
Conrad, Klaus	80–82, 88, 100
Critchley, Macdonald	80
Dal Bianco, Peter	29, 85, 87, 89, 134, 157
De Crinis, Maximinian	35
Derwort, Albert	39f., 65, 79, 83–85, 101–103, 107, 143f.
Dörr-Zegers, Otto	11–14, 22, 38f.
Driesch, Hans	69

Ehlert, Frank	16, 28
Eissler, Kurt	17
Emondts, Stephan	69
Ey, Henri	146
Fechner, Gustav Theodor	58f.
Feuerlein, Wilhelm	145
Fischer-Brügge, Erich	134
Flach, Auguste	29, 76f.
Foerster, Otto	20, 27f.
Freud, Sigmund	17, 32, 45, 150f.
Frey, Max von	125
Gagel, Oskar	27, 30
Gall, Franz	43f.
Galley, Niels	159
Gasser, H.	89
Gebsattel, Viktor Emil von	105, 113, 141
Gerneth, Gerhard	27
Gerstmann, Josef	16, 28
Goergen, Aloys	11, 40, 110f.
Goethe, Johann Wolfgang	7, 14f., 17, 41, 52, 76, 94f., 98, 109f., 116–121, 140, 151–153, 158
Goldscheider, Anton	125
Goldstein, Kurt	17, 43–45, 51
Göring, Matthias H.	31
Graumann, Carl-Friedrich	82
Grün, Anastasius	13
Grüsser, Otto-Joachim	56
Haas, Renate	79
Hahn, Peter	119
Hansen, Karl	126
Harrer, G.	17
Harrington, Anne	43
Head, Henry	17, 44, 48, 80f., 89f., 125f., 135
Heidegger, Martin	42, 94, 110, 141
Helmholtz, Hermann von	57, 92, 107
Henatsch, H.-D.	45, 78
Henkelmann, Thomas	19
Hensel, Herbert	56, 59, 158
Hering, Ewald	18, 57f., 66
Hernandez-Peon, Raul	54, 106, 148

Hoff, Hans	15, 17
Holst, Erich von	45, 93, 107
Hubenstorf, Michael	16, 18, 24, 28
Huber, Wolfgang	23, 26, 31f., 111
Husserl, Edmund	69, 94, 105
Jackson, Hughlin	7, 44f., 99
Jasper, Hinrich	35
Kant, Immanuel	82, 93
Kauders, Otto	15, 24
Kleist, Heinrich von	86, 96
Kleist, Karl	43
Köhler, Wolfgang	73f.
Kraepelin, Emil	140
Krehl, Ludof von	19
Kries, Johannes von	19, 59, 67, 128
Krug, Wilhelm	67
Kulenkampff, Caspar	141, 148
Küppers, Bruno	68
Kütemeyer, Mechthilde	19
Langer, Dieter	109
Lanjus, Friedrich	13
Lennander, K.L.	134f.
Leriche, René	133
Lesky, Erna	15–17
Lewin, Kurt	73
Lewis, Thomas	129
Liepmann, Hans	80
Lohff, Brigitte	56
Lolas, Fernando	147
Lopez Ibor, Juan	122
Lotze, Hermann	59
Ludwig, Carl	59
Lurja, Alexander R.	17, 43f., 72, 78, 159
Mach, Ernst	58, 65f.
Mackenzie, James	126
MacLean, Paul	99
Magoun, Horace	54, 106, 148
Marburg, Otto	15, 24, 26f., 43, 46
Mattauschek, Emil	24

Matthies, Ellen	159
Meduna, Ladislaus von	22
Melzack, Ronald	126
Merleau-Ponty, Maurice	81, 94, 96, 141
Meynert, Theodor	17, 26, 43
Mittelstaedt, Horst	45, 93, 107
Monakow, Constantin von	17, 44
Müller, Johannes von	56f., 59, 92, 98, 125, 133
Neisser, Ulric	159
Neugebauer, Wolfgang	35f.
Newton, Isaac	98, 119
Niedermaier, Albert	32
Nierhaus, Gerhard	93, 109
Nonne, Max	77
Obersteiner, Heinrich	15, 17, 26, 43
Oettingen-Spielberg, Therese zu	8, 11, 40, 42, 109, 111, 113f., 116f., 119, 152f.
Palagyi, Melchior	58, 72, 80
Pantel, J.	25, 28
Pascal, Blaise	104
Pernkopf, Eduard	24, 26f., 34f., 156
Peters, Uwe Hendrik	22
Pette, Heinrich	28
Pfeiffer, Wolfgang	140
Piaget, Jean	82, 159
Platon	150
Plügge, Herbert	7, 11, 20f., 40, 79–82, 86, 94, 105–108, 138, 146, 153f., 158f.
Poeck, Klaus	80
Pointer, Gisela	16f., 24, 30
Portmann, Adolf	95, 111, 113
Pötzl, Otto	16–18, 21f., 24–28, 30, 35, 44, 74, 76f., 87, 128, 155
Redlich, Emil	16
Reenpää, Yrjö	69, 158
Risak, Erwin	16, 46
Rorarius, Winfried	19
Rostand, Jean	115

Rothschuh, Karl Eduard   18
Ruffin, Hans   40

Sakel, Manfred   22
Sander, Friedrich   82
Sartre, Jean Paul   94, 141
Sauerbruch, Ferdinand   125
Scheurle, Hans Jürgen   59, 158
Schiffter, Roland   126
Schilder, Paul   54, 51, 81, 89f.
Schiller, Francis   125f.
Schmiedebach, Heinz Peter   34
Schönbauer, Leopold   15, 17
Schrenk, Martin   101–103
Sherrington, Charles Scott   49
Solari, Guido   38f., 41, 141–143
Solms-Rödelheim, Wilhelm   31
Spatz, Hugo   26f.
Spiegelfeld, Martha Gräfin von 15
Spiel, Hilde   39
Spitz, René   149
Springer, Alfred   17
Sprockhoff, Helmut   21, 58, 65f., 68–71, 73, 76, 85, 88, 90, 96f.,
                                101, 114, 122, 155, 157
Staa, Hans   126
Stein, Johannes   18–20, 47f., 59f.
Stock, Karl   13
Stockert, Franz Günther von   43
Stransky, Erwin   30
Szilasi, Wilhelm   94

Teilhard de Chardin, Pierre   7, 41, 95f., 103, 105, 111–119, 158
Tellenbach, Hubertus   12, 92, 94, 123
Telschow, Ernst   23, 26f., 35

Uexküll, Jakob von   61–63, 82, 92f.
Uexküll, Thure von   61
Urban, Hubert   23

Vogel, Paul   20, 28, 45, 60, 78

Wachholder, Kurt   78
Wagner-Jauregg, Julius   16f., 28, 30
Weibel, Jorge   39, 99, 134, 147
Weizsäcker, Carl Friedrich von   68, 105
Weizsäcker, Ernst von   121
Weizsäcker, Viktor von   7f., 19–21, 25, 27f., 31f., 39f., 44, 45, 50f.,
                                            56, 59–65, 68–71, 73f., 77–79, 82, 85, 87f.,
                                            90, 94, 96, 98, 101–103, 107f., 115–117,
                                            119f., 146–148, 151, 153, 155, 159f.

Wernicke, Karl   43
Wertheimer, Max   58f.
Wiener, Norbert   93, 107f.
Wiesenhütter, Eckart   41, 116f.
Wittkower, Eric D.   140f.
Wolf, Käthe   39, 148f.
Woodward, W.R.   59
Wyss, Dieter   146

Zutt, Jürg   105, 141, 148, 150